现代临床护理实践精要

主编◎林雪菊　林胜艳　班凤娇

孙建彩　蒋纪梅　潘维静

黑龙江科学技术出版社
HEILONGJIANG SCIENCE AND TECHNOLOGY PRESS

图书在版编目(CIP)数据

现代临床护理实践精要 / 林雪菊等主编. -- 哈尔滨：
黑龙江科学技术出版社，2023.7
ISBN 978-7-5719-1976-4

Ⅰ. ①现… Ⅱ. ①林… Ⅲ. ①护理学 Ⅳ. ①R47

中国国家版本馆CIP数据核字(2023)第107293号

现代临床护理实践精要
XIANDAI LINCHUANG HULI SHIJIAN JINGYAO

作　　者	林雪菊　林胜艳　班凤娇　孙建彩　蒋纪梅　潘维静	
责任编辑	孔　璐	
封面设计	邓姗姗	
出　　版	黑龙江科学技术出版社	
	地址：哈尔滨市南岗区公安街70-2号 邮编：150007	
	电话：（0451）53642106 传真：（0451）53642143	
	网址：www.lkcbs.cn	
发　　行	全国新华书店	
印　　刷	黑龙江龙江传媒有限责任公司	
开　　本	787mm×1092mm　1/16	
印　　张	21	
字　　数	494千字	
版　　次	2023年7月第1版	
印　　次	2023年7月第1次印刷	
书　　号	ISBN 978-7-5719-1976-4	
定　　价	128.00元	

《现代临床护理实践精要》
编委会

主　编

林雪菊	莒县中医医院
林胜艳	莒县中医医院
班凤娇	莒县中医医院
孙建彩	莒县中医医院
蒋纪梅	莒县中医医院
潘维静	莒县中医医院

副主编

周立莹	莒县中医医院
袁启梅	莒县龙山镇卫生院
黄永丽	莒县中医医院
徐加英	莒县城阳街道墩头社区卫生服务中心
于祥征	莒县中医医院
李桂兰	莒县中医医院
周丽丽	莒县中医医院
牛晓梅	莒县中医医院
曹晓云	莒县中医医院
战立娜	莒县中医医院
荆才玉	莒县中医医院
崔久平	莒县中医医院
马艺飞	莒县中医医院

前　言

近年来,医学护理基础理论、基本技术的飞速发展,为临床护理治疗技术的提高提供了迅猛发展的机遇,护理工作也不断在我国医疗卫生事业的发展中发挥着重要的作用,广大护理工作者在协助临床诊疗、救治生命、促进康复、减轻疼痛及增进医患关系和谐方面肩负着重大责任,同时我国经济的飞速发展和人民群众对健康状况重视程度的不断加强,对护理工作者提出了更高的要求。

本书系统总结了近年来护理领域发展的最新成果,涵盖了护理学各个领域的护理要求。本书主要从消化内科、神经内科、神经外科、骨科、儿科、风湿免疫科等疾病方面入手进行相关护理工作的阐述,同时还增加了医学科研的相关基础内容。本书内容丰富、层次分明、详略得当,科学性与实用性强,在贴近临床护理工作实际的同时,又紧密结合了国家医疗卫生事业的最新进展和护理学的发展趋势。本书可作为临床护理人员的指导用书,也可供相关学习者学习和参考。

由于编者经验水平有限,加之编撰时间仓促等诸多因素,本书还存在很多不足,竭诚希望广大读者提出宝贵意见和建议,以便不断完善。

编　者

目　录

第一章　消化内科疾病护理

第一节　急性胃炎

急性胃炎是由多种病因引起的急性胃黏膜炎症。临床上急性发病,常表现为上腹部症状。内镜检查可见胃黏膜充血、水肿、出血、糜烂(可伴有浅表溃疡)等一过性病变。

一、临床表现

(一)上消化道出血

临床表现重者通常以上消化道出血为首发表现。上述应激因素发生后,常在应激后24h出现黏膜糜烂,2～4d出现呕血及黑便,也有24h内或2～3周后发生者,出血量一般不大,常呈间歇性。

可伴有上腹隐痛、烧灼痛、腹胀、恶心、呕吐。大量出血者占1‰～10‰,可出现昏厥或休克等循环血容量不足的表现。体检可有上腹或脐周压痛。

(二)症状与体征

轻者多无症状或仅有上腹不适、疼痛及食欲下降、恶心、呕吐等消化不良表现。胃部出血一般呈少量、间歇,可自行停止。大出血时呈呕血、黑便。持续少量渗血可致贫血。

(三)急性单纯性胃炎

急性单纯性胃炎起病急,主要表现为上腹饱胀、隐痛、呕吐,吸气重者出现血性呕吐物,若由细菌或毒素导致者则于进食后数小时或24h内发病,并伴有腹泻、发热,严重者出现脱水、酸中毒,甚至休克。

(四)急性糜烂性胃炎

轻者无明显症状,或仅有上腹部不适、食欲缺乏等消化不良症状。严重者起病急骤,在原发病的病程中突发上消化道出血,可有呕血及黑便,一般为少量、间歇性,可自止,但少数也可发生大量出血,甚至出血性休克。

(五)急性腐蚀性胃炎

早期为口腔、咽喉、胸骨后、上腹部剧烈疼痛,咽下困难,伴恶心、呕吐,重者呕血,甚至虚脱或休克,严重者可出现食管穿孔和狭窄。

二、诊断

(一)诊断

根据各种严重疾病史,典型临床表现及急诊胃镜可诊断。

(二)辅助检查

X线上消化道造影检查缺乏实际诊断价值,确诊有赖急诊胃镜检查。镜下见到胃黏膜糜烂、出血或浅表溃疡可确诊,如内镜检查结果阴性而出血不止应行血管造影检查,明确出血部位同时可栓塞止血。

(三)内镜检查时机

强调内镜检查宜在出血发生后 24～48h 内进行,因病变可在短期内消失,延迟胃镜检查可能无法确定出血病因。有近期服用非甾体抗炎药治疗史、严重疾病状态或大量饮酒患者,如发生呕血和(或)黑便,应考虑急性糜烂出血性胃炎的可能。

三、治疗

(一)去除病因或诱因

如由药物引起者应立即停止用药;酗酒者宜戒酒。

(二)急性糜烂出血性胃炎

应针对原发病和病因采取防治措施。

(三)处于急性应激状态的上述严重疾病患者

除积极治疗原发病外,应常规给予抑制胃酸分泌的 H_2 受体拮抗药或质子泵抑制药,或具有黏膜保护作用的硫糖铝作为预防措施。

(四)服用非甾体抗炎药治疗药的患者

应视情况应用 H_2 受体拮抗药、质子泵抑制药或米索前列醇预防。

(五)已发生上消化道大出血者

按上消化道出血治疗原则采取综合措施进行治疗,质子泵抑制药或 H_2 受体拮抗药静脉给药可促进病变愈合和有助止血,积极补充血容量,必要时输血,纠正休克。

(六)止血

静脉用抑酸药提高胃内 pH;弥散性胃黏膜出血可用 8mg/dL 去甲肾上腺素冰盐水溶液,分次口服;呕血停止后可予以胃黏膜保护药;小动脉出血者可胃镜直视下采取金属止血夹、高频电凝、激光凝固或氩离子凝固术(APc)止血,也可用肾上腺素盐水或硬化剂注射,如经上述治仍未能控制的大出血者,可考虑手术治疗。

四、护理措施

(一)一般护理措施

(1)患者要注意休息,减少活动,避免劳累。急性出血时应卧床休息。

(2)一般进无渣、温热、半流质饮食。少量出血时可给牛奶、米汤等流质饮食,以中和胃酸,有利于胃黏膜的修复。呕血者应暂禁食,可静脉补充营养。

(3)为患者创造整洁、舒适、安静的环境,定时开窗通风,保证空气新鲜及温湿度适宜,使其心情舒畅。

(4)观察:出血期间监测生命体征的变化并记录。观察腹痛的性质,部位、是否有压痛及反跳痛,观察有无上消化道出血等并发症,发现异常及时告知医师并配合处理。

(5)出血期间协助患者用 0.9％氯化钠溶液漱口,每天 2 次。

(6)评估患者的心理状态,有针对性地疏导,解除患者的紧张情绪。

(二)重点护理措施

1.病情观察

观察上腹部不适的部位,疼痛的性质、程度不同,有无上消化道出血等。

2.评估

(1)询问患者的饮食习惯、用药史以及有无应激因素等,了解与本疾病有关的诱因。评估患者有无吸气、反酸、食欲减退、上腹饱胀、隐痛、恶心、呕吐等胃肠道症状。

(2)评估患者有无黑便或呕血,并评估呕吐物和排泄物的量及性状。密切观察各种药物作用和不良反应。

(3)评估患者对疾病的认知程度及心理状态,有无焦虑、抑郁等情绪。

3.药物治疗护理

观察药物的作用、不良反应、服用时的注意事项,如抑制胃酸的药物多于饭前服用,抗生素类多于饭后服用;并询问患者有无过敏史,严密观察用药后的反应;应用止泻药时应注意观察排便情况,观察大便的颜色、性状、次数及量,腹泻控制时应及时停药;保护胃黏膜的药物大多数是餐前服用,个别药例外;应用解痉止痛药,如山莨菪碱或阿托品时,会出现口干等不良反应,并且青光眼及前列腺肥大者禁用。保证患者每天的液体入量,根据患者情况和药物性质调节滴注速度,合理安排所用药物的前后顺序。

4.高热

高热39℃以上者,应行物理降温,如头置冰袋或用冰水冷敷、乙醇或温水擦浴。

效果不理想者,遵医嘱给予解热药。对畏寒患者应注意保暖。注意禁用解热止痛药物。患者退热时往往大量出汗,应及时给予更换衣裤、被盖,并给予保暖,防止湿冷受凉而感冒。

(三)治疗过程中可能出现的情况及应急措施

1.消化道出血的急救

(1)患者有呕血、便血等出血病史,出现面色苍白,表情淡漠,出冷汗,脉搏细速,肠鸣音亢进,应首先考虑有出血情况,严密观察血压。

(2)患者出现呕血,立即去枕平卧,头偏向一侧,绝对卧床,禁食,及时备好吸引器。

(3)立即通知值班医师或主管医师。

(4)迅速建立静脉通路(大号针头),同时验血型、交叉配血,如已有输液的患者,则加快输液速度,如已有备血立即取血。

(5)测血压、脉搏、体温,每隔15～30min监测1次并做好记录。

(6)给予吸氧,保持呼吸道通畅,同时注意保暖。

(7)密切观察病情变化,注意呕吐物及大便的颜色、性质、量,做好记录。

(8)食道静脉曲张破裂出血,备好三腔二囊管,配合医师插三腔二囊管进行止血。

(9)按医嘱给予止血药及扩容药。

(10)正确记录24h出入量,必要时留置导尿,做好重病护理记录。做好心理指导,消除紧张、焦虑情绪。如经内科治疗出血不止,应考虑手术治疗,做好术前准备。

2.窒息的预防及抢救配合

(1)应向患者说明呕血时不要屏气,应尽量将血轻轻呕出,以防窒息。

(2)准备好抢救用品,如吸引器、鼻导管、气管插管和气管切开包等。

(3)一旦出现窒息,开放气道是抢救的关键一环,上开口器。

(4)立即清除口腔、鼻腔内血凝块,用吸引器吸出呼吸道内的血液及分泌物。

（5）迅速抬高患者床脚，使成头低足高位。如患者意识清楚，鼓励用力咳嗽，并用手轻叩背部帮助支气管内瘀血排出。如患者意识不清则应迅速将患者上半身垂于床边并一手托扶，另一手轻拍患侧背部。

（6）清除患者口、鼻腔内之瘀血。用压舌板刺激其咽喉部，引起呕吐反射，使其能咯出阻塞于咽喉部的血块，对牙关紧闭者用开口器及舌钳协助。

（7）如以上措施不能使血块排出，则应立即用吸引器吸出淤血及血块，必要时立即行气管插管或气管镜直视下吸取血块。气道通畅后，若患者自主呼吸未恢复，应行人工呼吸，给高流量吸氧或按医嘱应用呼吸中枢兴奋药。

3.腹痛

（1）应观察其发生的时间、部位、性质、程度及其有否发热、腹泻、呕吐等伴随症状和体征。

（2）明确诊断后可遵医嘱给予局部热敷、按摩、针灸，或给予止痛药物等缓解腹痛症状，同时应安慰、陪伴患者使其精神放松，消除紧张、恐惧心理，保持情绪稳定，从而增强患者对疼痛的耐受性。

（3）非药物止痛方法还可以用分散注意力法，如数数、谈话、深呼吸等。

4.恶心、呕吐、上腹不适

（1）评估症状是否与精神因素有关，关心和帮助患者，消除紧张情绪。

（2）观察患者呕吐的次数及呕吐物的性质和量的情况。

（3）及时为患者清理呕吐物、更换衣物，协助患者采取舒适体位。

（4）避免不良刺激。严重呕吐患者要密切观察和及时纠正水、电解质平衡紊乱。一般呕吐物为消化液和食物时有酸臭味，混有大量胆汁时呈绿色，混有血液呈鲜红色或棕色残渣。

5.呕血、黑便

（1）排除鼻腔出血及进食大量动物血、铁剂等所致呕吐物呈咖啡色或黑便。

（2）观察患者呕血与黑便的颜色、性状和量的情况，必要时遵医嘱给予输血、补液、补充血容量治疗。

五、健康教育

（一）饮食指导

（1）急性期病情较重，排便次数多，常伴呕吐，严重者会出现脱水和电解质紊乱。此时应禁食，使胃肠道彻底休息，依靠静脉输液以补充水和电解质。

（2）病情较轻的患者，可饮糖盐水，补充水和盐，纠正水盐代谢紊乱。

（3）病情缓解后的恢复期，首先试食流质饮食。

（4）一般患者呕吐停止后可选用清流质饮食，注意少量多餐，以每天 6～7 餐为宜。开始可给少量米汤、藕粉、杏仁霜等，待症状缓解，排便次数减少，可改为半流质食物。

（5）尽量少用产气及含脂肪多的食物，如牛奶及奶制品、蔗糖、过甜食物以及肉类。

（二）心理指导

1.解释症状出现的原因

患者因出现呕血、黑便或症状反复发作而产生紧张、焦虑、恐惧心理。护理人员应向其耐心说明出血原因，并给予解释和安慰。应告知患者，通过有效治疗，出血会很快停止；并通过自我护理和保健。可减少本病的复发次数。

2.心理疏导

耐心解答患者及家属提出的问题,向患者解释精神紧张不利于呕吐的缓解,特别是有的呕吐与精神因素有关,紧张、焦虑还会影响食欲和消化能力,而树立信心及情绪稳定则有利于症状的缓解。

3.应用放松技术

利用深呼吸、转移注意力等放松技术,减少呕吐的发生。

(三)出院指导

向患者及家属进行卫生宣教,本病为胃的一种急性损害,只要祛除病因和诱因,是能治愈的,也是可以防止发展为慢性胃炎的。

应向患者及家属讲明病因,如是药物引起,应告诫今后禁用此药;如疾病需要必须用该药,必须遵医嘱配合服用制酸药以及胃黏膜保护药。指导患者饮食要有规律性,要少食多餐,避免刺激性食物和对胃有损害的药物,或遵医嘱从小量开始、饭后服药;要节制烟酒。遵医嘱坚持服药,如有不适,及时来院就医,并定期门诊复查。嘱患者进食要有规律,避免食生、冷、硬及刺激性食物和饮料。

第二节 慢性胃炎

慢性胃炎是指不同病因引起的胃黏膜慢性炎症。本病临床上十分常见,发病率为各种胃病之首,男性多于女性。慢性胃炎的分类方法很多,目前采用国际上悉尼胃炎新分类系统的分类方法,结合临床、内镜和组织学将慢性胃炎分为浅表性(又称非萎缩性)、萎缩性和特殊类型三大类。慢性浅表性胃炎是指不伴有胃黏膜萎缩性改变,胃黏膜层以淋巴细胞和浆细胞为主的慢性炎症细胞浸润的慢性胃炎,幽门螺杆菌感染是主要病因。

慢性萎缩性胃炎是指胃黏膜已发生了萎缩性改变的慢性胃炎,常伴有肠上皮化生。慢性萎缩性胃炎又可分为多灶萎缩性胃炎和自身免疫性胃炎,前者的萎缩性改变在胃内呈多灶性分布,但以胃窦为主,此类型胃炎相当以往命名的 B 型胃炎,大多由幽门螺杆菌引起慢性浅表性胃炎发展而来;后者的胃黏膜萎缩主要发生在胃体部,多由自身免疫引起,该类型胃炎相当以往命名的 A 型胃炎。特殊类型胃炎种类很多,但临床上较少见。

一、护理评估

(一)健康史及相关因素

1.病因和发病机制

尚未完全明了,可能的主要致病因素有以下几种。

(1)幽门螺杆菌(HP)感染:是目前认为慢性胃炎最主要的病因。发病机制可能通过 Hp 的鞭毛运动及黏附素直接侵袭胃黏膜;或其产生的尿素酶分解尿素产生氨而损害胃黏膜;或通过该菌产生的蛋白酶、脂肪酶和磷脂酶 A 降解胃液中的黏液糖蛋白、脂质和脂蛋白,破坏黏液层的完整性;或通过产生的毒素,如细胞空泡毒素 A 使上皮细胞受损,细胞毒素相关基因蛋白引起强烈的炎症反应;Hp 菌体胞壁可作为抗原产生免疫反应。这些因素长期存在可引起胃黏膜的慢性炎症。

(2)免疫因素:可能是萎缩性胃炎中自身免疫性胃炎的病因,患者血液中可检测到壁细胞抗体,伴有恶性贫血者还可检出内因子抗体。壁细胞损伤后作为自身抗原激发机体产生壁细胞抗体和内因子抗体,壁细胞抗原和壁细胞抗体形成免疫复合体在补体的参与下,破坏壁细胞,使壁细胞总数减少,导致胃酸分泌减少或缺乏。内因子抗体与内因子结合阻断了维生素 B_{12} 与内因子结合,引起维生素 B_{12} 吸收不良而致恶性贫血。

(3)理化因素:长期饮酒、浓茶、咖啡和吸烟,食用过冷、过热、过于粗糙的食物均可导致胃黏膜损害;经常服用非甾体抗炎药,糖皮质激素等药物可抑制胃黏膜前列腺素的合成,破坏胃黏膜屏障,为幽门螺杆菌和其他因素的致病创造了条件。

(4)其他因素:幽门功能不全造成的胆汁反流;老年人胃黏膜退行性病变;胃黏膜营养因子缺乏,如促胃液素缺乏;高盐饮食以及某些疾病,如心力衰竭、肝硬化门静脉高压、尿毒症等均可使胃黏膜受损。

2.病理

主要组织病理学改变是炎症、萎缩和肠化生。在慢性胃炎发展过程中,增生的上皮或肠化生的上皮发生、发育异常,可形成异型增生或不典型增生,中度以上的不典型增生被认为是胃癌的癌前病变。

(二)身体状况

1.临床表现

慢性胃炎病程迁延,进展缓慢,缺乏特异性症状,症状轻重与胃黏膜病变程度并非一致。多数患者常无明显症状或有程度不等的消化不良症状,如上腹痛或不适、饱胀、食欲缺乏、嗳气、反酸恶心和呕吐等。

自身免疫性胃炎患者可有厌食、贫血、消瘦、舌炎等症状。少数患者可有反复小量上消化道出血。

2.辅助检查

(1)胃液分析:浅表性胃炎胃酸多正常。胃酸一般正常或有时增多。

(2)血清学检查:自身免疫性胃炎时血清促胃泌素水平明显升高,抗壁细胞抗体和抗内因子抗体可阳性,维生素 B_{12} 浓度明显低下。多灶萎缩性胃炎时血清促胃泌素水平视 G 细胞破坏程度而定,可正常或偏低。

(3)Hp 检测:可通过胃镜检查获取胃黏膜标本做培养、涂片、尿素酶试验及血清 Hp 抗体测定、^{13}C 或 ^{14}C 尿素呼吸试验等方法进行检测,阳性提示炎症的活动性。

(4)胃镜及胃黏膜活组织检查:是诊断慢性胃炎的最可靠方法。浅表性胃炎病变以胃窦部最明显,病变黏膜充血、水肿、呈花斑状红白相间的改变,以红为主,可有局限性糜烂和出血点;活检可见黏膜浅层炎性细胞浸润,腺体多正常。萎缩性胃炎胃黏膜呈淡红色、灰色、灰黄色或灰绿色,也可红白相间,但以白色为主,黏膜层变薄,可透见黏膜下树枝状或网状紫蓝色血管纹,黏膜表面无炎症渗出物,活检显示腺体减少,伴不同程度的炎性细胞浸润,可有肠腺化生、假性幽门腺化生及不典型增生等。

(三)治疗要点

慢性胃炎尚无特效治疗。对无症状的慢性浅表性胃炎无须进行治疗,有症状的慢性胃炎治疗包括病因治疗和对症治疗。

1.根除 Hp 感染

根除 Hp 治疗适用于慢性萎缩性胃炎、合并肠上皮化生或不典型增生、有胃癌家族史患者及其他慢性胃炎合并 Hp 感染者。根据具体情况选择进行根除幽门螺杆菌治疗。目前推荐三联疗法,即以质子泵抑制药(PPI)或胶体铋药为基础加上两种抗生素。奥美拉唑或枸橼酸铋(CBS)加上阿莫西林和甲硝唑,疗程为7d。三联治疗失败者,可用铋剂、质子泵抑制药加两种抗生素组成的四联疗法。

2.对症治疗

因 NSAIDs 引起者,应停该药并给予抗酸药和胃黏膜保护药。浅表性胃炎以反酸、腹痛为主要表现者,可给予黏膜保护药,如硫糖铝、抑酸药,如 H_2 受体拮抗药或质子泵抑制药。黏膜萎缩伴明显肠上皮化生和轻、中度不典型增生患者,治疗宜以黏膜保护药为主;同时给予 β 胡萝卜素、维生素 C、维生素 E、叶酸等抗氧化维生素及锌、硒等微量元素以助其逆转,并定期随访。有胃动力学改变者,可应用促胃肠动力药,如多潘立酮、西沙必利等;对胃酸缺乏者,可应用胃蛋白酶合剂或1%稀盐酸溶液;萎缩性胃炎伴恶性贫血者,可给予维生素 B_{12} 和叶酸治疗。

3.手术治疗

萎缩性胃炎伴重度不典型增生可选择预防性手术切除或内镜下胃黏膜切除术。

(四)心理和社会支持状况

由于本病的病程迁延,病情反复发作,症状时轻时重,治疗效果欠佳,患者担心恶变等,可出现紧张、不安、失眠忧虑、焦急和情绪不稳定等心理反应,甚至产生"疑癌"心理,表现为情绪抑郁或低落,四处求医等。

二、常见护理诊断/医护合作问题

(1)腹痛与胃黏膜炎性病变有关。

(2)营养低于机体需要量与食欲缺乏、厌食、消化吸收不良等有关。

(3)焦虑与病程迁延、病情反复,担心癌变等有关。

三、护理目标

(1)腹痛缓解或消失。

(2)食欲增加,能合理摄取营养,体质量增加。

(3)能正确面对疾病,采取有效应对措施,消除焦虑心理。

四、护理措施

(一)一般护理

1.休息与活动指导

患者日常生活要有规律,慢性胃炎轻症者可适当活动,但应避免过度劳累。急性发作时或伴有上消化道出血者应卧床休息,并注意环境安静舒适,同时密切观察腹痛部位、性质、呕吐物与大便的颜色和量,以便掌握病情。

2.饮食护理

以高热量、高蛋白、高维生素、易消化的饮食为原则。向患者说明摄取足够营养素的重要性,与患者共同制订饮食计划,注意饮食卫生,纠正不良卫生习惯,养成少量多餐、定时进餐、细嚼慢咽的饮食习惯;忌暴饮暴食及餐后从事重体力劳动,避免粗糙、辛辣、过冷、过热等刺激性食物和饮料,尽量少吃或不吃烟熏腌制食物,减少食盐摄入量,多吃蔬菜水果,戒烟、酒;指导患者和家属改进烹饪技巧,注意食物或食品的色、香、味调配,刺激患者食欲,并鼓励患者进食;胃酸缺乏患者最好食用完全煮熟的食物,以利消化吸收,并可食用刺激胃酸分泌的食物,如浓肉汤、鸡汤等;胃酸偏高者应避免食用浓肉汤酸性食品、多脂肪食物,以免引起胃酸分泌过多,可食用牛奶、菜泥、面包等,口味要清淡;提供舒适的进餐环境,避免不良刺激,鼓励患者晨起睡前、进食前后刷牙或漱口,保持口腔清洁舒适、促进食欲。

(二)对症护理

对腹胀和腹痛患者,注意腹部保暖,避免腹部受凉,可用热水袋局部热敷,并可轻轻按摩上腹部;腹痛较严重者,应遵医嘱给予解痉抑酸药物以缓解疼痛。

(三)用药护理

遵医嘱正确使用药物并注意观察药物的疗效和不良反应。使用促胃动力药因可促进胃排空,应在餐前 1h 与睡前服用,不宜与阿托品、山莨菪碱等解痉药合用。用抗胆碱药缓解上腹痛时,应注意口干、心率加快、汗闭、胃排空延缓等不良反应。用 H_2 受体拮抗药或质子泵抑制药应注意不良反应的观察。胃酸缺乏者服用 1% 稀盐酸时,宜用吸管将药物送至舌根部咽下,服后温开水漱口。使用枸橼酸铋钾治疗时,应餐前 30min 服用,不得与牛奶同服,不宜与强制酸药同服,服药过程可使牙齿舌变黑,宜用吸管直接吸入,服药后大便可呈黑褐色,停药后可自行消失,少数患者可有恶心、一过性血清转氨酶升高等。阿莫西林服用前应询问患者有无青霉素过敏史,用药过程中注意有无过敏反应。甲硝唑可引起恶心、呕吐等胃肠道反应、口腔金属味、舌炎和排尿困难等不良反应,对其胃肠道反应可遵医嘱用甲氧氯普胺等拮抗剂。

(四)心理护理

安慰患者,多与患者沟通,使患者了解本病的可能原因、疾病经过与转归,说明本病经过正规治疗后病情是可以逆转的,即使是中度以上的不典型增生,经严密随访完全能够早期发现癌变,若及时手术仍能获得满意的疗效,使患者树立治疗信心,配合治疗,消除忧虑恐惧心理。

五、护理评价

(1)腹痛是否减轻或已缓解。

(2)饮食是否恢复正常,摄入的营养是否能满足机体需要,体质量是否增加。

(2)能否正确认识疾病引起的不适心理压力是否减轻,情绪是否稳定。

六、健康教育

(一)疾病知识指导

向患者及其家属讲解本病的病因和诱发因素,指导患者避免诱发因素,对患者提出的有关本病的诊治预后等方面的质疑,应耐心解释,解除患者的思想顾虑,配合治疗,促进康复。

(二)生活指导

指导患者生活要有规律,保持乐观的情绪,避免过度紧张和劳累;合理饮食与营养,注意饮食卫生,戒烟、酒,忌暴饮暴食,避免摄入刺激性食物和饮料。

(三)药物指导

患者按医嘱用药,坚持治疗,向患者及家属介绍有关治疗药物的作用、不良反应及防范措施,忌用或慎用对胃黏膜有损害的药物,如阿司匹林、吲哚美辛、糖皮质激素等。

(四)定期复诊

对胃黏膜萎缩严重的患者,尤其是伴肠上皮化生及不典型增生者,应定期到医院做胃镜及胃黏膜活组织检查,以便早期发现癌变,及时手术治疗。

第三节　食管癌

一、概述

食管指连接下咽到胃之间的生理管道。原发于食管的恶性肿瘤,绝大多数发生在食管黏膜上皮,称为食管癌,少数发生于食管中胚层组织的称为肉瘤。

二、临床表现

早期食管癌的症状往往并不明显,很多患者因此而忽略,这也是食管癌早期发现困难的主要原因。早期的主要症状有:胸骨后不适、进食后轻度哽噎感、疼痛、异物感、闷胀不适感、烧灼感或进食后食物停滞感等。上述症状常间断出现,也可以持续数年。亦有患者仅表现为吞咽时疼痛不适或有异物感。临床上,很多早期食管癌患者常常在确诊后,经医生提示询问时才发觉有上述症状。

进展期食管癌因肿瘤生长浸润,造成管腔狭窄而出现食管癌的典型症状,归纳有以下几点:①进行性的吞咽困难;②胸骨后疼痛;③呕吐;④贫血、体质量下降、泛酸等。

晚期食管癌的症状多为肿瘤压迫、浸润周围组织和器官而产生。①压迫气管引起咳嗽,呼吸困难。穿破气管而发生气管食管瘘时,可发生进食呛咳、发热、咳脓臭痰、肺炎或肺脓肿形成;②侵犯喉返神经引起声音嘶哑,侵犯膈神经而致膈神经麻痹,则发生呼吸困难或膈肌反常运动。③侵犯纵隔则可引起纵隔炎和致命性大呕血。④肿瘤转移可引起锁骨上淋巴结肿大、肝大、黄疸、腹块、腹腔积液及骨骼疼痛等。极少数病例肿瘤向食管腔内生长较慢,而向食管外侵犯和转移出现较早,吞咽困难症状不明显,首先引起患者注意的是声音嘶哑,或者是颈部淋巴结肿大,此类患者往往以声音嘶哑前来就诊。⑤恶病质,表现为极度消瘦和衰竭。

三、主要检查

(1)胃镜检查是必不可少的检查。

(2)食管钡餐造影检查最常用,主要用于那些不适合做胃镜检查的患者。

(3)CT 检查可辅助判断肿瘤侵犯范围及局部生长状况,对于外科医生判断手术是否进行或者采取何种手术途径具有重要意义。

(4)正电子发射断层显像(即 PET-CT 检查)对判断食管癌是否有全身转移简单而方便。

(5)MRI 检查可在冠状面及矢状面上显示肿瘤的长度,在诊断食管癌方面不如 CT 检查。

四、病理

食管恶性肿瘤绝大多数发生于食管黏膜上皮,以鳞癌为主,少数为发生于食管中胚层组织来源的肉瘤。早期食管癌病理形态类型分为隐伏型、糜烂型、斑块型、乳头型或隆起型。中晚期食管癌大体形态学类型有髓质型、蕈伞型、溃疡型、缩窄型、腔内型。

五、治疗方法

食管癌治疗方法有手术治疗、放疗、化疗等,早期食管癌首选手术切除,中晚期食管癌采用以放化疗为主的综合治疗,局部晚期患者治疗方法复杂,可结合手术治疗及手术前后放化疗。

六、化疗方案

(一)PF 方案

顺铂 80~100mg/m²,静脉滴注,第 1 天;氟尿嘧啶 750~1000mg/m²,静脉滴注,第 1~5 天。每 3 周为 1 个周期。

(二)DDP+5-Fu/CF 方案

顺铂 14~20mg/m²,静脉滴注,第 1~5 天;氟尿嘧啶 350~400mg/m²,静脉滴注,第 1~5 天;亚叶酸钙 70~140mg/m²,静脉注射,第 1~5 天。每 3 周为 1 个周期。

(三)TP 方案

(1)紫杉醇 135~175mg/m²,持续静脉滴注 3h,第 1 天;顺铂 80~100mg/m²,静脉滴注,第 2 天。每 3 周为 1 个周期。

(2)多西紫杉醇 60~75mg/m²,静脉滴注,第 1 天;顺铂 60~75mg/m²,静脉滴注,第 1 天。每 3 周为 1 个周期。

(四)IP 方案

伊立替康 65mg/m²,静脉滴注,第 1、8 天;顺铂 30mg/m²,静脉滴注,第 1、8 天。每 3 周为 1 个周期。

(五)GP 方案

吉西他滨 800~1000mg/m²,静脉滴注,第 1、8 天;顺铂 40mg/m²,静脉滴注,第 2、9 天。每 3 周为 1 个周期。

(六)NP 方案

长春瑞滨 25mg/m²,静脉滴注,第 1、8 天;顺铂 25mg/m²,静脉滴注,第 1~3 天。每 3 周,为 1 个周期。

(七)mFOLFOX6 方案

奥沙利铂 85mg/m²,静脉滴注,第 1 天;氟尿嘧啶 400mg/m²,静脉滴注,第 1 天;氟尿嘧啶 2400mg/m²,持续静脉滴注 46h;亚叶酸钙 400mg/m²,静脉滴注,第 1 天。每 2 周为 1 个周期。

(八)NDP+CAP 方案

奈达铂 75~80mg/m²,静脉滴注,第 1 天;卡培他滨 100mg/m²,2 次/天,口服,第 1~14 天。每 3 周为 1 个周期。

(九)NDP+5-Fu 方案

奈达铂 75~80mg/m²,静脉滴注,第 1 天;氟尿嘧啶 500mg/m²,静脉滴注,第 1~5d。每 3 周为 1 个周期。

（十）ECF 方案

表柔比星 60mg/m²，静脉滴注，第 1 天；顺铂 60～75mg/m²，静脉滴注，第 1 天；5－Fu 500～600mg/m²，静脉滴注 4～6h，第 1～4 天。每 3 周为 1 个周期。

七、症状的观察与护理

食管癌早期常无明显症状，进食时有轻微的哽噎感，随着肿瘤的增大及病情的不断发展，会引起一系列症状，进行性吞咽困难是最常见也是最典型的临床表现。胸背部灼烧样疼痛声音嘶哑、呕血、食管气管瘘，吞咽食物或水时剧烈呛咳。

（一）吞咽困难的观察与护理

食管癌晚期症状之吞咽困难随病情逐渐加重，开始是固体食物不能顺利咽下，到半流质食物下咽困难，最后进流质饮食同样下咽不利。进行性咽下困难是绝大多数患者就诊时的主要症状，但却是本病的较晚期表现。因为食管壁富有弹性和扩张能力，只有当约 2/3 的食管周径被癌肿浸润时，才出现咽下困难。因此，在上述早期症状出现后，在数月内病情逐渐加重，由不能咽下固体食物发展至液体食物亦不能咽下。如癌肿伴有食管壁炎症、水肿、痉挛等，可加重咽下困难。

（1）患者应避免精神刺激，少食多餐，低脂肪、清淡饮食，避免刺激性食物；不宜吃得过饱，特别是晚餐。

（2）忌烟和酒，餐后不要立即平躺，睡眠时应把床头抬高，以减少胃酸反流的机会，必要时可手术治疗或扩张治疗，改善食管下括约肌功能。

（3）当患者出现哽噎感时，不要强行吞咽，否则会刺激局部癌组织出血、扩散、转移和疼痛。在哽噎严重时应进流食或半流食。要避免进食冷流食，放置较长时间的偏冷的面条、牛奶、蛋汤等也不能喝。因为食管狭窄的部位对冷食刺激十分敏感，容易引起食管痉挛，发生恶心、呕吐，疼痛和胀麻等感觉。所以进食以温食为好。不能吃辛、辣、臭、腥的刺激性食物，因为这食物同样能引起食管痉挛，使患者产生不适。

（4）当患者出现重度吞咽困难时，及时报告医生，必要时行手术治疗。

（二）胸骨后疼痛的观察与护理

1.注意力转移

可根据患者的爱好，放一些欢快节奏的音乐，让患者边欣赏边随节奏做拍手动作；或可让患者看一些笑话、幽默小说，说一段相声取乐。还可以让患者坐在舒适的椅子上，闭上双眼，回想自己童年有趣的乐事，或者想自己愿意想的任何事，每次 15min，一般在进食后 2h 进行，事后闭目静坐 2min，这些都可以达到转移止痛的目的。

2.体表止痛法

可通过刺激疼痛部位周围的皮肤或相对应的健侧达到止痛目的。刺激方法可采用按摩、涂清凉止痛药等，也可采用各种温度的刺激，或用 65℃热水袋放在湿毛巾上做局部热敷，每次 20min，可取得一定的止痛效果。

3.食管癌晚期肿瘤浸润导致疼痛的患者

应尽量满足他们的止痛要求，不要害怕麻醉止痛剂的成瘾性，以提高其生活质量。

(三)意识状态及心理状况的观察与护理

(1)密切观察晚期食管癌患者的生命体征,若发现患者忽然失语、面色改变、呼吸停止,必须马上报告医生,紧急抢救。

(2)保持室内环境安静舒适,床铺干燥整洁,尤其是护理生活不能自理的食管癌患者一定要定期翻身,用温水擦洗,时常按摩受压部位,预防压疮的发生。

(3)合理膳食。食管癌患者到了晚期由于肿瘤消耗等原因,一般患者的营养欠缺比较严重,故饮食应丰富多样,以清淡和高营养为原则,可嘱患者多食新鲜的蔬菜和水果,忌食辛辣和刺激性强的食物,在保证营养供给的同时增强患者的免疫抗病能力。

(4)注意观察晚期食管癌患者的精神和心理活动。晚期食管癌患者往往容易自暴自弃,丧失生活的勇气和信心,我们要不断鼓励患者,多给予患者精神和心理安慰,消除他们对死亡的惧怕感,树立晚期食管癌患者战胜疾病的自信心。

(5)鼓励患者在身体状况允许的情况下多做一些力所能及的活动,使其能积极地尽快融入社会活动中,但一定要注意切勿活动过度。

八、化疗时的护理

(1)鼓励患者进食,向患者解释加强营养能够促进组织的修复、提高治疗效果及减轻不良反应,嘱患者在化疗期间大量饮水,以减轻药物对消化道黏膜的刺激并有利于毒物排泄,饮食以高蛋白、高维生素、易消化、无刺激、清淡可口的半流质饮食为主,少食多餐。每次进食后,可饮温开水冲洗食管,以减轻炎症及水肿。

(2)减轻肾毒性的护理:给予充分的液体和利尿剂保证足够的尿量,是预防顺铂肾毒性反应最基本、最重要的策略。鼓励患者多饮水,准确记录出入水量,如发现尿量减少,可通知医生,按医嘱给予利尿剂,以减轻对肾脏的毒性反应。

(3)加强基础护理,保持口腔、会阴部皮肤清洁,避免感染,必要时实行保护性隔离,限制患者活动及家属探视。

(4)室内经常通风,保持温度适宜。避免去人多的公共场合,外出戴口罩。

第二章　神经内科疾病护理

第一节　癫痫

癫痫是大脑神经元突发性异常放电,导致短暂的大脑功能障碍的一种慢性脑部疾病,具有突然发作、反复发作的特点,临床上表现为运动感觉、意识行为和自主神经等不同程度的障碍,可为一种或同时几种表现发作。癫痫是神经系统最常见的疾病之一,人群发病率为(50～70)/10 万,年患病率约为 0.5%。

一、常见病因

(1)原发性癫痫主要由遗传因素所致,可为单基因或多基因遗传,药物治疗效果较好。

(2)继发性癫痫的病因比较复杂,主要由各种原因的脑外伤所致,遗传也可能起一定的作用,药物疗效较差。

二、临床表现

(一)全身强直－阵挛发作(大发作)

突然意识丧失,继之先强直后阵挛性痉挛。常伴尖叫、面色发绀、尿失禁、舌咬伤、口吐白沫或血沫、瞳孔散大。持续数十秒或数分钟后痉挛发作自然停止,进入昏睡状态。醒后有短时间的头昏、烦躁、疲乏,对发作过程不能回忆。若发作持续不断,一直处于昏迷状态者称大发作持续状态,常危及生命。

(二)失神发作(小发作)

突发性精神活动中断、意识丧失,可伴肌阵挛或自动症。一次发作数秒至十余秒。脑电图出现每秒钟 3 次棘慢波或尖慢波综合。

(三)单纯部分性发作

某一局部或一侧肢体的强直、阵挛性发作,或感觉异常发作,历时短暂,意识清楚。若发作范围沿运动区扩及其他肢体或全身时可伴意识丧失,称杰克森发作。发作后患肢可有暂时性瘫痪,称 Todd 麻痹。

三、辅助检查

(1)脑电图:脑电地形图、动态脑电图监测,可见明确病理波、棘波尖波、棘－慢波或尖－慢波。

(2)脑 CT、MRI、MRA、DSA 等检查,可发现相应的病灶。

四、治疗原则

(一)病因治疗

如低血糖、低血钙等代谢紊乱需要加以调整;颅内占位性病变首选手术治疗,但术后瘢痕或残余病灶仍可使半数患者继续发作,故还需要药物治疗。

(二)对症治疗

(1)根据发作形式、频率、发病时间先选一种药物,从低剂量开始,逐渐加量,并按发作情况调节剂量、次数及时间,直到发作控制。

(2)若一种药物不能控制发作,一般应观察 2 个月方可改用另一种药物。如有两种类型发作,也可同时用两种药物。合并用药不宜超过 3 种。

(3)更换药物时应先加新药,再逐渐减少原来的药物。两药重叠应用 1 个月左右。应避免突然停药,以免导致癫痫持续发作。

(4)定期血药浓度监测。

(5)症状控制后一般应维持用药 2 年。

(6)女患者妊娠头 3 个月宜减量,以防畸胎。

(7)抗癫痫药的选择,主要取决于癫痫类型。

(三)癫痫持续状态的治疗

(1)迅速控制发作,是治疗的关键,可选用地西泮。地西泮是最有效的首选药物,成人10～20mg,小儿 0.25～1mg/kg,缓慢静脉注射至抽搐停止。

(2)处理并发症:利尿脱水减轻脑水肿,可给予 20％甘露醇静脉滴注;保持呼吸道通畅,给氧,必要时气管插管或切开;高热可给予物理降温;保持水、电解质平衡,纠正酸中毒等。

五、护理

(一)护理评估

1.评估主观资料

(1)现病史,如首次发作时间、地点、诱因,每次发作的前驱症状、频率、时间、场所;发作先兆,发作时意识状态、抽搐、摔倒情况及痉挛部位,有无口腔分泌物、小便失禁、发绀等。发作起止时间、发作时及发作后的精神躯体情况等;发作间歇期的精神状态,如性格改变、怪异的感知、智能损害、情绪改变、不良行为等。

(2)既往史,如外伤史、冲动行为史、自杀自伤史;可能受伤的危险性;对自身所处环境的认识;对癫痫的防护知识。

(3)治疗情况。

(4)继发性癫痫的相关病史,如脑病、脑缺氧、高热等;心源性脑缺血;全身感染、内分泌或代谢障碍性疾病、中毒等。

(二)评估客观资料

1.查体

生命体征、意识状态、瞳孔大小及对光反应、心肺体征、肢体运动情况、脑膜刺激征、神经反射。

2.认知障碍

如错觉、幻觉或片断妄想。

3.情感障碍

如激动、易激惹、自控力缺损。

4.实验室检查

如 EEG 报告是否异常等。

(三)护理要点及措施

1.安全护理和生活护理

(1)提供安全的环境,备好牙垫、舌钳及床栏等;协助患者确认现实环境,指导使用避免伤害的方法,如有发作先兆时,急避危险地点或请护士帮助;平时应取出口腔中的活动义齿。

(2)安排有规律的作息生活,参加适宜的作业劳动和文化、娱乐、体育活动,以促进人际交往,调节情绪,避免焦虑、孤独、退缩等。

2.心理护理

(1)对人格改变者,在关心、理解的基础上,予以耐心帮助,使其认识自身不足,鼓励其纠正。可作行为疗法,对其点滴改进及时肯定。

(2)帮助患者消除心理负担,正确对待疾病,配合治疗。

3.专科护理

(1)密切观察病情变化,及时发现发作先兆,尽早采取防范措施。

(2)抽搐发作时保证呼吸通畅,让患者就地平卧,松开衣服和领口,头转向一侧,用纱布包裹压舌板放于上、下臼齿之间(如来不及,可用手紧托患者下颌,使口紧闭),以免咬伤舌头。抽搐时切勿用力按压患者肢体,以防骨折。注射药物时针头外留 1/3。

(3)抽搐停止后患者侧卧,以免吸入分泌物或胃内容物;用吸引器吸引口鼻腔分泌物及呕吐物,取出口中的活动义齿;加强皮肤护理,注意保护易受损伤的关节;如抽搐停止,意识恢复过程中发生兴奋躁动,应有专人守护,并设床档;持续吸氧。

(4)持续癫痫发作:立即报告医师组织抢救;给氧,随时吸痰,保持气道通畅;建立静脉通道;遵医嘱使用抗癫痫药和其他对症或对因药物;密切观察生命体征及病情变化,做好护理记录;落实各项安全措施,避免亮光和声响刺激;预防感染和各类并发症。

(5)密切观察发作情况并作记录,包括生命体征、意识状态、瞳孔反应、神经系统反射;癫痫发作的形态、类型、抽搐部位、程度,有无大小便失禁等;发作起止时间、清醒时间;发作时有无受伤及发作后患者的感觉等。

(6)对精神运动性发作、意识蒙眬或频繁癫痫发作者,应立即报告医师并迅速移开周围物品;保护患者;按医嘱予以肌内注射抗癫痫药物;密切观察直至清醒。

(7)注意冲动行为和自杀、自伤行为的防范,如移开危险物品,密切观察患者情绪变化;要以和蔼的态度接纳患者,避免刺激性言语对患者的激惹;对谵妄、冲动的患者或受幻觉支配冲动的患者,要保护他人安全。

(8)如有精神病性症状(幻觉、妄想等),可采取转移注意力暂时中断妄想思维的方法,帮助患者回到现实中来,并要根据幻觉、妄想的内容,预防各种意外。

(四)健康教育

(1)告诉患者癫痫是可治性疾病,大多预后良好。

(2)宣教防治癫痫的知识,使患者了解发生抽搐的可能性及抽搐对人体的危害,取得他们的配合,按时按量用药。教会家属观察抽搐先兆、发作时防止窒息和外伤的方法,以及发作后护理。

（3）向患者介绍自我保健的方法：必须按医嘱服药，不能擅自减药或停药；生活作息有规律，保证睡眠充足；不吸烟，不喝酒、不吃刺激性食物；进食不宜过饱或过饥；避免在强光下活动；参加适宜的工作和社交活动，避免紧张和过度疲劳；遇到紧急事件应保持心态平衡或寻找知己和亲人倾诉。

（4）让患者重视工作和活动场所的安全，切忌参加登高、游泳、驾驶等活动，不在河边、火炉旁、高压电器及无防护设施的机器旁作业或活动，以免癫痫发作导致意外。

（5）告知患者随身携带个人资料，写明姓名、地址、病史、联系电话等，以备癫痫发作时及时了解和联系。

（6）告知家属可能发生的意外（如自伤、伤人、行为紊乱、毁物等），并交代防范措施。

第二节　多发性硬化

多发性硬化（MS）是指一种以中枢神经系统的炎性脱髓鞘型为特征的自身免疫性疾病。多见于青壮年，特点为反复多次的发作与缓解交替的病程。病变最常侵犯的部位是脑室周围的白质，视神经、脊髓和脑干传导束以及小脑白质等处，表现为运动障碍、感觉异常、括约肌障碍等。本病好发于北半球的寒冷与温带地区，我国属中发地区。最多的发病年龄为 20～40岁，女性稍多，其比例为（2～3）：1。

一、常见病因
本病的病因目前尚不完全清楚，目前主要有 3 种学说：

（一）病毒感染
机体抗病毒免疫反应引起组织损伤和炎性反应。

（二）遗传因素
多发性硬化有家族易感性。

（三）环境因素
某些环境因素在多发性硬化的发病中同样起重要作用。

二、临床表现

（一）感觉障碍
是患者的最常见症状，常由脊髓后索或脊髓丘脑束病损引起，病灶多见于皮质型感觉障碍。最常见的主诉为麻木感，也可有束带感、烧灼感、疼痛感或寒冷感。

（二）运动障碍
包括皮质脊髓束损害引起的痉挛性瘫痪，小脑或脊髓小脑通路病损引起的小脑性共济失调，深感觉障碍引起的感觉性共济失调。

（三）视觉障碍
多见于球后视神经炎而引起的症状，表现为视力减退或视野障碍。但很少致盲。

(四)膀胱功能障碍

包括尿急或尿不畅、排空不全、尿失禁等。

(五)脑干症状

可有脑干损害的体征,包括复视和核间性眼肌麻痹、面部感觉缺失、面瘫、构音障碍、眩晕、延髓性麻痹等。

(六)其他

精神症状、痴呆及认知功能障碍。

三、辅助检查

(一)脑脊液检查

急性期约 60% 的患者脑脊液单核细胞轻度增多,约有 70% 的患者 IgG 指数增高。脑脊液寡克隆区带阳性。

(二)特殊检查

部分患者视觉诱发电位均有一项或多项异常。

(三)脑 CT 扫描

可检查出脑部早期病损。

(四)脑 MRI 扫描

为本病最有效的检查手段,主要分布于白质片状长 T_1、长 T_2 信号。

四、治疗原则

控制疾病的急性发作,阻止病情进展,对症支持治疗。

(1)首选糖皮质激素治疗。最常使用甲泼尼龙、地塞米松等激素,可以减低多发性硬化恶化期的严重程度和时间。

(2)免疫抑制药:常用环孢霉素 A(CyclosporinA)、硫唑嘌呤口服。

(3)进展型多发性硬化,慢性进展型多发性硬化可采用免疫抑制药疗法,如氨甲蝶呤、环磷酰胺。

(4)预防多发性硬化。硫唑嘌呤、环孢霉素 A、β 干扰素(IFN－β)。

(5)对症治疗。

五、护理

(一)护理评估

1.一般情况

患者的年龄、性别、职业、婚姻状况、健康史、心理、自理能力等。

2.身体状况

(1)进食情况:吞咽困难,可进食物性状,咽下疼痛、呕吐等情况。

(2)全身情况:生命体征,神志、精神状态,有无衰弱、消瘦、恶病质、水与电解质平衡紊乱等表现。

3.评估

评估疾病临床类型、严重程度及病变范围。

(二)护理要点及措施

1.定时评估

针对患者的身体感觉障碍的部位与程度应定时评估,并做好安全措施。

(1)应向患者介绍入院环境并将患者安排在离护士站较近且安静的病房,并把餐具、水、呼叫器、便器放在患者的视线范围内。有精神症状应给予必要的约束或由家人/护理员24h进行陪护。

(2)使用气垫床和带棉套的床档,防止压疮及患者坠床。保持床单位清洁、平整、干燥、无渣屑,防止感觉障碍的部位受损。

(3)给予患者功能位,防止患者的肢体功能缺失。根据患者的感觉缺失的部位和程度,定时翻身,并注意肢体的保暖。

(4)每天用温水擦洗感觉障碍的身体部位,以促进血液循环和感觉恢复。

(5)给患者肢体进行保暖,慎用暖水袋,防止烫伤。

(6)经常给患者做肢体按摩和肢体被动活动。

2.提高患者肢体活动能力

(1)为患者讲解活动的重要性,并鼓励和协助患者定时更换体位,操作时动作要轻柔。

(2)鼓励患者进行自主功能锻炼,帮助患者进行被动肢体活动,并保持关节功能位,防止关节变形而导致功能丧失。

(3)恢复期患者鼓励并协助做渐进性活动:协助患者在床上慢慢坐起,坐在床边摆动腿数分钟,下床时有人搀扶。

3.皮肤护理

由于患者卧床时间较长,又因膀胱功能障碍,因此皮肤护理非常重要。

(1)保持床单位清洁、平整、干燥、无渣屑,防止感觉障碍的部位受损。膀胱功能障碍而引起的尿失禁,男性患者可使用假性导尿,必要时给予留置导尿。

(2)留置导尿患者应随时保证会阴部清洁,定时进行消毒,每4h进行尿管开放1次,以训练膀胱功能。

(3)每天进行会阴冲洗1次。

4.保证患者正常营养的供给

(1)由于患者出现脑干病变,会因延髓性麻痹引起吞咽困难,因此当患者进食缓慢时可由普通饮食改为高热量半流食或乳糜食,主要是保证患者每天的热量。

(2)鼻饲,给予高热量、高蛋白质、高纤维的饮食,进行鼻饲时应注意抽取胃内容物,并检测残留物的量、性质、颜色,异常时应立即通知医师。

(3)肠外营养:可根据患者的病情加用肠外高营养。

5.排除焦虑,积极配合医护的治疗

(1)让患者说出自己紧张、焦虑的原因,如因疾病的反复或迁延不愈等原因,应加强与患者的沟通,取得患者信赖,做好心理护理,树立战胜疾病的信心。

(2)满足患者的合理要求,医护人员主动帮助或协助照顾好患者。

(3)给患者讲解疾病知识,让年轻患者逐渐能够承受,并与家属做好沟通,尽可能让家属多做患者的心理工作。

(4)积极让患者参与制订护理计划,并鼓励患者自理。

6.防止并发症发生

(1)防止误吸。

(2)肺炎。给予患者更换体位,定时进行翻身、叩背、排痰。肺炎加重者应及时给予雾化吸入,促使肺内深部痰液的及时排除。排痰时注意观察患者痰液的性质、量,出现三度感染时,应立即通知医师,给予相应的护理。

(3)压疮的预防及护理。

1)压疮的预防:①对活动能力受限或长期卧床患者,定时变换体位,使用充气床垫或者采取局部减压措施;②保持患者皮肤清洁、无汗液,衣服和床单位清洁、干燥、无皱褶;③大小便失禁患者应及时清洁局部皮肤,肛周可涂皮肤保护剂;④高危人群的骨突处皮肤,可使用半透膜敷料或者水胶体敷料保护,皮肤脆薄者慎用;⑤根据病情需要限制体位的患者,采取可行的压疮预防措施;⑥每班严密观察并严格交接患者皮肤状况。

2)压疮护理:①长期卧床患者可使用充气床垫或者采取局部减压措施,定期变换体位,避免压疮加重或出现新的压疮;②Ⅰ期压疮患者局部使用半透膜敷料或者水胶体敷料加以保护;③Ⅱ~Ⅳ期压疮患者采取针对性的治疗和护理措施,定时换药,清除坏死组织,选择合适的敷料,皮肤脆薄者禁用半透膜敷料或者水胶体敷料;④对无法判断的压疮和怀疑深层组织损伤的压疮须进一步全面评估,采取必要的清创措施,根据组织损伤程度选择相应的护理方法;⑤根据患者情况加强营养。

(三)健康教育

(1)针对本疾病的特点对患者进行讲解,并注意做好心理护理。

(2)做好预防措施,一般患者在出现神经症状之前的数月或数周多有疲劳、感冒、感染、拔牙等病史,因此应避免诱因的发生。

(3)向患者介绍用药方法及药物作用,同时应讲解激素类药物的不良反应,指导患者预防不良反应的发生。

(4)指导患者尽可能维持正常活动,避免用过热的水洗澡。

第三节　重症肌无力

重症肌无力是累及神经－肌肉接头处突触膜上乙酰胆碱受体(AchR),主要由乙酰胆碱受体抗体介导、细胞免疫依赖、补体参与的自身免疫性疾病。临床特征为部分或全身骨骼肌易于疲劳,具有活动后加重、休息后减轻和晨轻暮重等特点。

一、常见病因

重症肌无力是人类疾病中发病原因研究得最清楚.最具代表性的自身免疫性疾病。胸腺是激活和维持重症肌无力自身免疫反应的重要因素,某些遗传及环境因素也与重症肌无力的发病机制密切相关。

二、临床表现

(1)各种年龄组均发生,男女性别比约为1∶2。

(2)起病急缓不一,多隐袭,首发症状为一侧或双侧眼外肌麻痹,如眼睑下垂、斜视和复视,重者眼球运动明显受限,甚至眼球固定,但瞳孔括约肌一般不受累。

(3)主要表现为骨骼肌异常,易于疲劳,往往晨起时肌力较好,到下午或傍晚症状加重,称为较规律的晨轻暮重波动性变化。

(4)常因延髓支配肌、颈肌、肩胛带肌、躯干肌及上下肢诸肌累及,出现声音逐渐低沉,构音不清而带鼻音,抬头困难。

(5)呼吸肌、膈肌受累可出现咳嗽无力、呼吸困难,重症可因呼吸麻痹或继发吸入性肺炎而死亡。

三、临床分型

国际上通常采用改良的 Osserman 分型。

(一)Ⅰ型

只有眼肌的症状和体征。

(二)ⅡA型

轻度全身肌无力,发作慢,常累及眼肌,逐渐影响骨髓肌及延髓肌。无呼吸困难,对药物反应差。活动受限,病死率极少。

(三)ⅡB型

中度全身肌无力,累及延髓肌,呼吸尚好,对药物反应差。活动受限,病死率低。

(四)Ⅲ型

急性暴发性发作,早期累及呼吸肌,延髓和骨髓肌受损严重,胸腺瘤发现率最高。活动受限,药物疗效差,但病死率较低。

(五)Ⅳ型

后期严重的全身型重症肌无力。对药物反应差,预后不佳。

四、辅助检查

(一)肌电图检查

肌电图提示肌内收缩力量降低,振幅变小。肌肉动作电位幅度降低 10% 以上,单纤维兴奋传导延缓或阻滞。

(二)血液检查

辅助性 T 细胞/抑制性 T 细胞(Th/Ts)比值升高,80% 患者 AchR-Ab 滴度升高,2/3 患者 IgG 升高;伴甲状腺功能亢进症者 T_3、T_4 升高。

(三)免疫学检查

有 70%～93% 的患者可查出血清抗乙酰胆碱受体抗体阳性。

(四)抗胆碱酯酶药物试验

症状可一过性改善。抗胆碱酯酶药物试验:阳性。

(五)胸腺影像学检查

90％患者有胸腺增生或胸腺肿瘤,可行 X 线、CT 或 MRI 检查。

(六)肌肉活检

神经肌肉接头处突触后膜皱褶减少变平坦,AchR 数目减少。

五、治疗原则

(一)抗胆碱酯酶药物

有新斯的明、溴吡斯的明等药物。

(二)病因治疗

(1)肾上腺皮质激素类:主要有泼尼松、甲泼尼龙等。

(2)免疫抑制药:主要有硫唑嘌呤、环磷酰胺等。

(3)血浆置换。

(4)免疫球蛋白。

(5)手术疗法:适合于胸腺瘤患者。

(三)危象的处理

当病情突然加重或治疗不当,引起呼吸肌无力或麻痹而致严重呼吸困难时,称为重症肌无力危象。一旦发生危象,出现呼吸机麻痹,应立即气管插管或气管切开,机械通气。

六、护理

(一)护理评估

1.一般情况

如年龄、性别、职业、婚姻状况、健康史、心理、自理能力等。

2.身体评估

患者肌肉受累情况。

(1)眼外肌受累:一侧或两侧眼睑下垂,复视,斜视等。

(2)面部表情肌和咀嚼肌受累:闭眼不紧,患者面无表情,常常见到苦笑面容,称为"面具样面容",不能鼓腮吹气,吃东西时咀嚼无力,尤其是进干食时更为严重。

(3)四肢肌群受累:上肢受累时,两臂上举无力,梳头、刷牙、穿衣困难;下肢受累时,上、下楼梯两腿无力发软,抬不起来,易跌倒,蹲下后起立困难、行走困难等。

(4)延髓肌(包括吞咽肌)受累:吐字不清,言语不利,伸舌不出和运动不灵,以至于食物在口腔内搅拌困难;讲话声音会随讲话时间延长逐渐变小。严重时,患者仅有唇动听不到声音,食物吞咽困难,喝水呛咳。

(5)颈肌受累:颈项酸软,抬头困难,将头部靠在墙上或垂下休息后有好转。

(6)呼吸肌群受累:早期表现为用力活动后气短,严重时静坐、休息也觉得气短、胸闷、呼吸困难、口唇发绀,甚至危及生命。

(二)护理要点及措施

1.病情观察

(1)意识状态、呼吸频率、节律。

(2)有无肌无力加重,吞咽、视觉障碍程度。

(3)自理能力。

2.症状护理

(1)监测生命体征、血氧饱和度及用药反应,观察肌无力危象等并发症。

(2)保持呼吸道通畅,床边备好吸引器,特别是激素药物冲击治疗时有无症状加重,应密切观察,必要时准备气管插管等用物及呼吸机。

(3)重症患者,卧床休息取半卧位,加用床挡。

(4)定时协助改变体位、叩背。咳嗽、咳痰无力时给予吸引,必要时给予雾化吸入。

(5)严格执行用药时间和剂量。服用溴吡斯的明按照时间药执行,饭前30min服用,自觉吞咽功能改善时方可进食。禁止使用一切加重神经肌肉传导功能障碍的药物,如吗啡、利多卡因、链霉素、卡那霉素、庆大霉素和磺胺类药物。

3.休息及饮食

轻症者充分休息,避免疲劳、受凉、感染、创伤、激怒。病情进行性加重者需卧床休息。饮食上给予高热量、高蛋白质、高维生素食物,避免干硬和粗糙食物。吞咽困难或咀嚼无力者给予流食或半流食,必要时鼻饲。

4.心理护理

鼓励患者表达心中的焦虑,给其提供适当的帮助。

(三)健康教育

(1)劳逸结合。

(2)不能过饥或过饱,同时各种营养调配要适当,不能偏食,少食寒凉。

(3)避风寒、防感冒。感冒后有细菌感染证据时可选用青霉素、头孢类抗生素静脉滴注或口服阿莫西林、头孢氨苄、头孢羟氨苄等。解热药可选用柴胡针剂肌内注射。

(4)保持心情舒畅,提高战胜疾病的信心,在冬春季节注意防寒保暖,合理应用治疗重症肌无力的有效药物,预防病情的反复;指导患者明确尽可能维持正常活动的重要性,避免用过热的水洗澡。

(5)体育锻炼:重症肌无力患者不主张参加体育锻炼,如锻炼不当,可使病情加重,甚至诱发危象,故应适当运动。

第四节　周期性瘫痪

周期性瘫痪(periodic paralysis)是指以反复发作性的骨骼肌弛缓性瘫痪为主要表现的疾病。按发作时血清钾含量的变化可分为低钾型、正钾型和高钾型3种。按病因可分为原发性和继发性两类。原发性系指发病机制尚不明了和具有遗传性者;继发性则是继发于其他疾病引起的血钾改变而致病者。

一、常见病因

其与肌细胞膜功能异常有关,发作时细胞膜的 Na^+-K^+ 泵兴奋性增加,使大量K离子内移至细胞内引起细胞膜的去极化和对电刺激的无反应性,导致瘫痪发作,甲状腺功能亢进、醛固酮增多症等,均通过钠通道机制引起本病发作。家族发病的周期性瘫痪呈常染色体显性遗传。

二、临床表现

(一)低血钾型周期性瘫痪

任何年龄均可发病,以青壮年(20～40岁)发病居多,男多于女,随年龄增长而发病次数减少。饱餐(尤其是糖类进食过多)、酗酒、剧烈运动、过劳、寒冷或情绪紧张等均可诱发。多在夜间或清晨醒来时发病,表现为四肢弛缓性瘫痪,程度可轻可重,肌无力常出双下肢开始,后延及双上肢,两侧对称,近端较重;肌张力减低,腱反射减弱或消失。严重病例,可累及膈肌、呼吸肌、心肌等,甚至可造成死亡。发作时血清钾一般降到3.5mmol/L以下,尿钾也减少,血钠可升高。心电图可呈低血钾改变,如出现U波、QT间期延长、ST段下降等。肌电图显示电位幅度降低或消失,严重者电刺激无反应。

(二)高血钾型周期性瘫痪

该病较少见,有遗传史,童年起病,常因寒冷或服钾盐诱发,白天发病。发作期钾离子自肌肉进入血浆,因而血钾升高,可达5～7mmol/L,也以下肢近端较重,持续时间较短。部分患者发作时可有强直体征,累及颜面和手部,因而面部"强直",眼半合,手肌僵硬,手指屈曲和外展。进食、一般活动及静脉注射钙剂、胰岛素或肾上腺素均可终止发作。增加钾排泄的醋氮酰胺及氢氯噻嗪等利尿药可预防发作。

发作时心电图改变,初是T波增高,QT间期延长,以后逐渐出现R波降低,S波增深,ST段下降,P－R间期及QRS时间延长。

(三)正常血钾型周期性瘫痪

该病很少见,发作前常有极度嗜盐、烦渴等表现。其症状表现类似低血钾型周期性瘫痪,但持续时间大都在10d以上;又类似高血钾型周期性瘫痪,给予钾盐可诱发。但与两者不同之处为发作期间血钾浓度正常,以及给予氧化钠可使肌无力减轻,若减少食盐量可诱致临床发作。

三、辅助检查

(1)低血钾型周期性瘫痪,发病时血清钾降低。

(2)高血钾型周期性瘫痪,发病时血清钾升高,可为5～7mmol/L。

(3)正常血钾型周期性瘫痪,血钾正常。

(4)低血钾型周期性瘫痪发作时,心电图上常有低血钾改变如Q－T间期延长、T段下降、T波降低、U波明显且常与T波融合,其低钾的表现常比血清钾降低为早。高血钾型周期性瘫痪发作时,心电图改变,初是T波增高,Q－T间期延长,以后逐渐出现R波降低,S波增深,ST段下降,P－R间期及QRS时间延长。

四、治疗原则

(1)低钾型患者要及时补钾。对有呼吸肌麻痹者,应及时给予人工呼吸,吸痰、给氧。心律失常者可应用10％氯化钾30mL、胰岛素10U加入5％葡萄糖注射液1000mL静脉滴注。平时应避免过劳、过饱和受寒等诱因。

（2）高钾型患者要及时补钙对抗钾毒性，用高糖静脉滴注降低血钾，平时控制钾的摄入。10％葡萄糖酸钙 10～20mL 静脉注射；胰岛素 10～20U 加入葡萄糖注射液 500～1000mL 内静脉滴注；4％碳酸氢钠注射液 200～300mL 静脉滴注；醋氮酰胺 250mg 口服，每天 3 次，或氢氯噻嗪 25mg 口服，每天 3 次。

（3）正常血钾型患者及时补钠，平时应该采用高盐高糖饮食。生理盐水或 5％葡萄糖盐水 1000～2000mL 静脉滴注，并尽量服用盐。发作频繁者可适当服用排钾潴钠类药物，以预防或减少其发作。

五、护理

(一)护理评估

（1）评估患者血钾指标，有无门、急诊的血钾监测结果，入院前是否补钾治疗过。

（2）发病时肌无力开始的部位以及发生瘫痪的时间。

（3）是否有复发的历史，询问患者亲属中有无类似的瘫痪发生。

（4）低血钾型周期性瘫痪伴甲状腺功能亢进症者，在评估时间可进一步了解患者在发病前是否有消瘦、心悸、失眠、怕热、汗多等现象，观察基础代谢率、心率等变化。

(二)护理要点及措施

（1）心理支持：耐心解释病因、前期症状、诱发因素及自我防护知识，减少患者心理压力，使其保持乐观心态，配合治疗，减少发作。

（2）用药护理：静脉滴注 10％氯化钾时，滴速宜慢，1h 不超过 1g，严重心律失常者在心电监护下给药治疗。

（3）密切观察心率、心律、呼吸、血压、意识状态及肢体瘫痪程度及血钾指标。

（4）观察排尿情况，记录尿量，必要时遵医嘱导尿。

（5）饮食指导：进食低钠高钾食物，少食多餐，多食蔬菜、水果，忌高糖类或大量饮食，避免过饱，应戒酒。

（6）气管切开者按气管切开术后护理。

（7）对发作频繁者，按医嘱指导患者正确用药，预防复发。

（8）嘱患者生活有规律，适当运动，避免受寒或过度劳累。

(三)健康教育

1.减少或避免诱发因素

指导患者改变不良生活习惯的同时，尽快建立良好的健康行为，少食多餐，给予低钠高钾饮食，如带茎蔬菜、橘子、大枣等；勿暴食高糖或大量糖类食物，避免不恰当的饮食摄入，如睡前不进食，勿酗酒；避免劳累、受凉、剧烈运动及情绪激动等。

2.提高患者的遵医行为

加强健康教育指导，帮助和指导患者积极做血清钾、甲状腺功能检查，减少低钾周期性瘫痪的反复发作；指导患者定期门诊复查，特别是伴有甲状腺功能亢进症的低血钾型周期性瘫痪患者应定时检测甲状腺功能，明确其重要意义。

3.周期性瘫痪患者的饮食调护

多食豆芽菜、菠菜、白菜、萝卜、西红柿等蔬菜。水果宜多食山楂、大枣、橘柑之类。有饮酒习惯者,可适量饮用果酒如葡萄酒。饮食宜五味得当,不可偏嗜。避免暴饮、暴食,尤其是饱餐高糖饮食应当禁忌。同时还要注意食品可口,易于消化吸收,特别是对一些吞咽难者,要少食多餐,给予半流质饮食,既有利于吞咽和消化吸收,又避免流质饮食引起的呛咳。

4.指导正确用药

应在专科医师指导下调整用药。

第五节　吉兰－巴雷综合征

吉兰－巴雷综合征(GBS)又称急性炎症性脱髓鞘性多发性神经病,是周围神经和神经根的脱髓鞘及小血管周围淋巴细胞、巨噬细胞的炎性反应为病理特点的自身免疫病。

一、常见病因

GBS患者病前多有非特异性病毒感染或疫苗接种史,常见为空肠弯曲菌(CJ),此外,还有巨细胞病毒、EB病毒、肺炎支原体、乙型肝炎病毒和人类免疫缺陷病毒等。CJ感染常与急性运动轴索型神经病有关。

二、临床表现

(1)发病前1～4周有胃肠道或呼吸道感染症状,或有疫苗接种史。

(2)为急性或亚急性起病,出现四肢完全性瘫痪及呼吸肌麻痹,瘫痪可始于下肢、上肢或四肢同时发生,下肢常较早出现,可自肢体近端或远端开始,多于数日至2周达高峰;肢体呈弛缓性瘫痪,健反射减低或消失。

(3)发病时多有肢体感觉异常,如烧灼感、麻木刺痛和不适感,可先于瘫痪或仅与之同时出现;感觉缺失较少见,呈手套袜子样分布。

(4)有的患者以脑神经麻痹为首发症状,双侧周围性面瘫最常见,其次是延髓麻痹,眼肌及舌肌瘫痪较少见,因数日内必然要出现肢体瘫痪,故易于鉴别。

(5)自主神经症状常见皮肤潮红、出汗增多、手足肿胀及营养障碍,严重者可见窦性心动过速、直立性低血、高血压和暂时性尿潴留。

(6)发病4周时肌力开始恢复,恢复中可有短暂波动。

三、辅助检查

(1)脑脊液蛋白细胞分离:即蛋白含量增高而细胞数正常,是本病的特征之一。起病时蛋白含量正常,至发病后3周蛋白增高最明显,少数病例脑脊液细胞数可为$(20～30)\times10^6/L$。

(2)严重的病例可出现心电图异常,以窦性心动过速和T波改变常见,如T波低平,QRS波电压增高,可能是自主神经异常所致。

(3)神经传导速度和肌电图检查:对GBS的诊断及确定原发性脱髓鞘很重要。F波改变常代表神经近端或神经根损害。

(4)腓肠神经活检:发现脱髓鞘及炎性细胞浸润可提示GBS,但腓肠神经是感觉神经,GBS以运动神经受累为主,因此活检结果仅作为诊断参考。

四、治疗原则

(一)病因治疗

目的是抑制免疫反应,消除致病因子对神经的损害,并促进神经再生。主要手段有血浆置换,静脉注射免疫球蛋白、糖皮质激素。

(二)对症治疗

(1)重症患者持续监护,窦性心动过速常见,通常无须处理。

(2)高血压可用小剂量β受体阻断药,低血压者可扩容或调整患者体位。

(3)穿长弹力袜预防深静脉血栓形成,小剂量肝素有助于预防肺栓塞。

(4)应用抗生素预防和治疗坠积性肺炎。

(5)疼痛常用非阿片类镇痛药或卡马西平和阿米替林。

(三)辅助呼吸

密切观察患者的呼吸困难程度,当出现缺氧症状或呼吸衰竭时,应立即行气管插管或气管切开,使用人工呼吸器或呼吸机辅助呼吸。

(四)康复治疗

可进行被动或主动运动,针灸按摩理疗及步态训练等及早开始。

五、护理

(一)护理评估

1.一般情况

如患者的年龄性别、职业、婚姻状况、健康史、心理、自理能力等。

2.身体状况

(1)进食情况:吞咽困难,可进食食物的性状,咽下疼痛、呕吐等情况

(2)全身情况:生命体征,意识、精神状态,有无衰弱、消瘦、恶病质、水与电解质平衡紊乱等表现。

3.评估

评估疾病临床类型、严重程度及病变范围。

4.询问

询问患者病前1~4周有无呼吸道、肠道感染病史,有无疫苗接种史。

(二)护理要点及措施

1.病情观察

抬高床头,出现明显的呼吸无力、呕吐反射减弱及吞咽困难时,立即通知医师,并给予吸氧。

注意保持呼吸道通畅,定时拍背,稀释痰液,及时排出呼吸道分泌物。如有缺氧症状、血氧饱和度降低应及早使用呼吸机。

2.饮食

吞咽困难,给予插胃管,以高蛋白质、高维生素、高热量且易消化的鼻饲流质饮食,保证每天所需的热量、蛋白质,保证机体足够的营养。

3.药物护理

药物的使用时间、方法、不良反应应向患者解释清楚,密切观察药物不良反应;使用激素时,应注意消化道出血,防止应激性溃疡,不要轻易用安眠、镇静药。

4.躯体活动障碍的护理

应向患者及家属说明翻身及肢体运动的重要性,每2h翻身1次,保证肢体的轻度伸展,帮助患者被动运动,防止肌肉萎缩。保持床单平整、干燥,帮助患者寻找一个舒适的卧位。

5.心理护理

患者常产生焦虑、恐惧、失望的心理,长期情绪低洛会给疾病的康复带来不利,护士应了解患者的心理状况,积极主动关心患者,认真、耐心倾听患者的诉说,了解患者的苦闷、烦恼,给予安慰和鼓励,取得患者的信任。

(三)健康教育

1.疾病知识指导

指导患者及家属掌握本疾病有关的知识及自我护理知识,认识肢体功能锻炼的重要性。

2.生活指导

建立健康的生活方式,注意营养均衡,避免受凉、感冒、疲劳和创伤等诱因。

3.其他

进行疫苗接种时应咨询医师。

第三章　结核内科疾病护理

第一节　肺结核

一、护理评估

(一)健康史

询问患者的健康史时,如出现下列情况应警惕结核病的存在。

(1)近期有结核病接触史,尤其是与排菌肺结核患者密切接触者。

(2)近期反复感冒迁延不愈者或咳嗽、咳痰 2 周以上和(或)痰中带血者。

(3)有肺外结核病、糖尿病、硅沉着病、麻疹、胃大部切除、感染艾滋病等病史。

(4)近期内有长期使用肾上腺皮质激素或免疫抑制药等药物。

(5)近期内生活不规律、过度劳累、营养不良、妊娠、分娩等。

(6)对儿童要询问其卡介苗接种史、结核菌素试验结果。3 岁以内结核菌素试验阳性、15 岁以内强阳性及近期结核菌素试验阳转者,都应进一步检查。

(二)身体状况

1.症状

肺结核的临床表现可多种多样、轻重不等,有 20% 患者可无症状或症状轻微而被忽视,其影响因素包括患者的年龄、机体的免疫力、营养状况、并存疾病、有无接种过卡介苗、入侵结核杆菌的毒力和菌量、病变的部位及严重程度等。

(1)全身症状:典型肺结核的全身毒性症状表现为午后低热、乏力、食欲减退、体质量减轻、盗汗等。有些女性患者还会伴有月经不调、易怒、心悸、面颊潮红等表现。发热的特点多为长期低热,易于午后或傍晚开始,次日晨降至正常;有的表现为体温不稳定,可能于轻微活动后或妇女月经前体温略升高;当肺部病灶急剧进展播散时,可出现高热。

(2)呼吸系统症状。

1)咳嗽咳痰:多为干咳或只有少量黏液痰。若继发感染,则呈黏液性痰或脓性痰。

2)咯血:约有 1/3 患者在不同病期有咯血,这是由于结核病灶的炎症使毛细血管通透性增高,导致痰中带血。如病变损伤小血管则血量增加,若空洞壁的肺动脉瘤破裂则引起大咯血。有时硬结钙化的结核病灶可因机械损伤血管,或因为结核性支气管扩张而咯血。咯血易引起结核播散,特别是中、大量咯血时。咯血后会有持续高热。大咯血可造成失血性休克,还可使血块阻塞大气道导致窒息。

3)胸痛:当炎症累及壁胸膜时,胸壁局部有固定性针刺样痛,随呼吸和咳嗽而加重,患侧卧位症状减轻。

4)呼吸困难:慢性重症肺结核时,呼吸功能受损,可出现渐进性呼吸困难。当发生气胸、大量胸腔积液、重症肺结核呼吸功能受损等时，也可出现呼吸困难。

2.体征

取决于病变性质部位、范围及程度。早期多无明显体征，若病变范围较大，患侧肺部呼吸运动减弱，叩诊呈浊音，听诊时呼吸音减弱。继发性肺结核好发于上叶尖后段，听诊肩胛间区闻及细湿啰音有很大诊断价值。慢性纤维空洞型肺结核的体征有患侧胸壁塌陷，气管和纵隔移位，叩诊呈浊音，听诊呼吸音降低或有湿啰音，对侧有肺气肿体征。

(三)辅助检查

1.痰结核杆菌检查

痰结核杆菌检查是确诊肺结核的特异性方法。痰菌阳性提示很可能具有传染性，检查方法可分为涂片法和培养法。培养法更敏感，培养阳性者还应做药物敏感试验和菌型鉴定，可为治疗提供参考。在采集痰标本时，对于无痰和不会咳痰的儿童，可于清晨抽取胃液检查结核杆菌(吞咽至胃中)。对于成人可应用雾化诱导痰液产生、纤支镜或经气管穿刺吸引法采样。

痰菌检查阳性以(＋)表示，阴性以(－)表示。需注明查痰方法，如涂片(涂)、培养(培)等，以涂(－)、涂(＋)、培(－)、培(＋)表示。

2.X 线检查诊断

胸部 X 线正位片与侧位片能诊断绝大多数肺结核，与病理诊断符合率高达 95％；胸部 X 线断层片对微小病灶、小空洞、胸内肿大淋巴结显影更清晰，发现率更高；若同时拍胸部 X 线正位片、侧位片、断层片检查，有相当于 CT 检查的诊断作用。目前胸部 X 线透视与摄胸部 X 线片，仍然是诊断肺结核的首选和常规方法。

3.CT 检查诊断

CT 对肺结核的发现诊断和定位诊断的准确率可达 100％，定性诊断的准确性却较一般 X 线差。CT 检查对肺结核有以下诊断价值：

(1)CT 能发现一般 X 线难以发现的胸部隐蔽部位的病变，如气管内、肺尖区、肺门旁、脊柱旁、心脏后、胸膜缘、膈面上、膈面后、胸腔积液掩盖处。

(2)CT 尤其是薄层 CT 能清楚显示急性粟粒型肺结核粟粒样病灶的分布、大小与密度均匀，即"三均匀"的特征，此特征可与其他弥散性肺病相鉴别。

(3)对肺或胸膜的结核球与其他孤立性球形病灶有很好的鉴别诊断作用。

(4)能区别结核性空洞的类型，对结核性空洞与非结核性空洞有鉴别诊断作用。

(5)对囊性病灶与实质性病灶有很好的鉴别诊断作用。

(6)CT 尤其是纵隔窗层面，能发现很小的钙化灶，若发现钙化灶，是诊断结核病的重要依据。

(7)对胸内淋巴结结核有很好的发现与诊断作用，淋巴结结核直径多为 15～20mm，＞20mm 者多为肿瘤，胸内淋巴结结核有"六多"表现，即单侧多、右侧多、单组多、单个多、肺门多、肿瘤型多，CT 还能发现体检难以发现的锁骨上窝与腋窝淋巴结结核。

(8)对支气管结核的肉芽型和瘢痕狭窄型显示很好，对不能做纤维支气管镜检查的患者，有很好的诊断作用，对结核性支气管扩张和结核性瘘管的诊断，CT 可以取代支气管或瘘管的造影检查。

(9)对胸膜结核的诊断,CT发现胸腔积液的敏感性仅次于B超检查,对少量(<150mL)、包裹性胸腔积液、叶间积液、纵隔积液、胸膜肥厚的发现,均优于一般X线检查。CT的优点虽然很多,但不是诊断肺结核的首选方法,更不能取代传统的常规X线检查。

4.磁共振成像(MRI)检查诊断

MRI是一种无创性检查技术,MRI的最佳应用范围包括中枢神经(脑与脊髓)、纵隔的肿瘤和淋巴结病变。MRI和CT一样能发现一般X线难以发现的胸部10个隐蔽部位的病变,对胸壁结核、纵隔淋巴结核也有很好的诊断作用,肺结核病变的MRI检查,还不如普通X线,尤其是CT检查清楚,通常对已出现胸部症状,而胸部普通X线检查阴性的患者,必须进行胸部CT检查。若CT发现病变后,就没有必要再做胸部MRI检查,只在肺结核鉴别诊断困难时,才做MRI检查。

5.超声检查诊断

超声是一种无创、简便且经济的检查技术,是结核性胸膜炎必不可少的、首选的诊断方法且优于X线检查,可与CT媲美。B超能精确地查出胸腔0.5~1.0mL的微量积液,对胸腔积液能精确地立体(上下、左右、前后)定位,能区分渗出性、血性和脓性积液,能区分胸腔积液与胸膜肥厚,能区分包裹性积液与实质性包块,对肺底积液尤其是肺底微量积液和包裹性积液,确诊率高达100%,具有独特的诊断作用,对肺实质的结核病变与含液囊肿只有一定的鉴别诊断作用。

6.结核菌素(结素)试验

结核菌素是在液体培养基中提炼出来的结核杆菌的代谢产物。旧结素(OT)抗原不纯,可引起非特异性反应。结核杆菌素纯蛋白衍化物(PPD)为纯结素,它优于OT。PPD已经取代了OT。在国际上广泛应用,0.1mL为5U。

方法:结核菌素试验常用皮内注射法,以0.1mL结素稀释液在左前臂内侧皮内注射,使局部形成皮丘,72h后观察和记录局部硬结直径大小,硬结<5mm为阴性,5~9mm为弱阳性,10~19mm为阳性,>20mm或虽<20mm但局部出现水疱和淋巴管炎为强阳性反应。

阳性反应仅表示结核杆菌感染,并不一定患病,成人结核菌素反应并无诊断意义。而3岁以下婴幼儿结素阳性反应,即使无症状也应视为活动性结核病,应予以治疗。

对于结核菌素试验的阴性反应结果应予以分析,因为除无结核杆菌感染反应为阴性外,还有一些情况也会出现阴性反应,如应用免疫抑制药,糖皮质激素或患麻疹、百日咳者,结核杆菌感染后变态反应充分建立之前时,淋巴细胞免疫系统缺陷者和老年人等。

7.支气管镜

支气管镜作为一种诊断技术已应用于肺结核的诊断,采用支气管镜检查,不仅可在镜下观察到支气管内膜的异常表现及部位,而且可在病变部位直接取分泌物涂片及病变部位组织活检,提高诊断的敏感性和特异性,使肺结核患者有可能获得病原学或病理学的诊断。

8.免疫学诊断和基因诊断

这种诊断技术具有敏感性高、特异性强、快速、不依赖培养、便于检出低活力菌等优点。但目前仍处于研究探索阶段,预期它将为结核病的诊断开辟新的途径。

9.结核病感染 T 细胞(T−SPOT.TB)检测

结核病感染 T 细胞(T−SPOT.TB)检测是一项国际最前沿的结核病感染诊断技术,目前是全球最权威的结核病感染诊断技术,在欧美国家推广应用,并纳入诊疗常规检测项目,用于结核病感染的筛查、结核病鉴别诊断及疗效评估等,其检测原理是干扰素释放实验(IFN−γ)。因此,检测效应 T 淋巴细胞可用于结核病或结核潜伏感染者的诊断。T−SPOT.TB 用于结核病感染诊断具有很强的优势,其灵敏度与特异性都在 95％以上,其不受环境分枝杆菌感染和卡介苗(BCG)接种的影响,不受机体免疫抑制影响,使用于 HIV 感染和免疫抑制药治疗人群,并且可 24h 快速报告结果。

10.其他

其他如放射性核素扫描与数字减影血管造影(DSA)技术,只在个别肺结核与非结核性肺病的鉴别诊断时使用。

(四)心理−社会状况

肺结核患者由于病程长、具有传染性,而与社会隔绝。患者感觉自卑、孤独无助,因而会产生悲观厌世情绪,不愿意与医护人员合作,但同时又强烈渴望与人进行交流,希望得到别人的支持与理解。

护士应评估患者家庭、经济能力和社会支持状况,以及疾病带来的变化。

二、常见护理诊断/问题

(一)低效性呼吸形态

与痰多或咯血有关。

(二)有窒息的危险

与大咯血有关。

(三)营养失调低于机体需要量

与结核病消耗增加、摄入不足有关。

(四)焦虑

与疾病病程长有关。

(五)恐惧

与咯血或疾病恶化有关。

(六)知识缺乏

与医疗知识的复杂性有关。

(七)遵守治疗方案无效

与长期化疗及药物的不良反应有关。

(八)娱乐活动缺乏

与病程长、疾病有传染性有关。

三、护理措施

(一)一般护理

1.休息与活动

早期中毒症状明显,需卧床休息;随体温恢复,症状减轻,可下床活动,参加户外活动及适度的体育锻炼,部分轻症患者可在坚持化疗下继续从事轻工作,以不引起疲劳或不适为宜。

2.饮食护理

结核病是一种慢性消耗性疾病,宣传饮食营养的重要性,指导患者及其家属采取优良的均衡饮食,给予高热量、高蛋白、富含维生素的食物,多食肉类、蛋类、牛奶及水果等高蛋白及富含钙、维生素的食物,有助于增强抵抗力,增进机体的修复能力。若有大量盗汗应监测患者液体摄入量与排出量,给予足够的液体。每周测量、记录体质量1次。

3.环境的护理

清洁与舒适,尽力改善患者的生活条件与居住环境,室内应定时通风,特别是晨起、午后、夜间睡觉前。有盗汗者应及时用温毛巾擦干汗液,勤换内衣,必要时每天更换床单,有条件者每天淋浴。

4.观察患者呼吸

观察患者呼吸的频率、深度及发绀的情况,了解患者血气指标。根据病情给予不同流量氧气吸入并观察用氧效果。密切观察咳嗽、咳痰情况,详细记录痰液的色、量、质。正确收集痰标本并及时送检。

5.做好发热的护理

高热、寒战时注意保暖,及时添加被褥,给予热水袋时防止烫伤。高热时采用酒精擦浴、冰袋和冰帽进行物理降温,预防惊厥。患者出汗时,及时协助擦汗、更衣,但应避免受凉。

6.消毒隔离

肺结核合并咯血患者应隔离治疗,做好地面、墙壁和用物的消毒,咯血患者使用过的体温表用2000mg/L的含氯消毒液浸泡;血压计用紫外线照射消毒60min;被咯血患者的血渍污染的衣物、被褥等物品用2000mg/L的含氯消毒液浸泡45~60min,再做清洁消毒处理;地面特别是被血渍污染的地面用2000mg/L的含氯消毒液浸湿60min后进行清洁消毒处理;房间每日循环风消毒机照射消毒60min;出院或死亡患者的床单位要做好终末消毒。定期做好细菌培养,防止交叉感染。

7.保持排便通畅

肺结核咯血患者避免用力排便或做屏气动作,向患者说明发生便秘的可能性和危害性,鼓励患者多食纤维素多的食物,如水果、蔬菜等。对便秘者应及时给予缓泻药,如口服酚酞(果导)或番泻叶代茶饮,亦可外用开塞露灌肠。

(二)对症护理

1.结核毒性症状的护理

遵医嘱应用抗结核药物,一般不需要特殊处理,高热者遵医嘱用糖皮质激素,做好退热护理。

2.咯血的护理

(1)咯血量的评估:咯血量的多少与疾病严重程度不完全一致,少量间断咯血,不致造成严重后果,但可能是严重疾病或肿瘤的早期信号。一次大量咯血,可因窒息致死。

1)痰血或血染痰:痰中带血丝或点状血块,但以痰为主,视为"痰血"。"血染痰"是指痰被血染成红色,以血为主。

2)小量咯血:一次或 24h 内咯血量在 100mL 以内者。

3)中量咯血:一次咯血量在 100mL 以上,或 24h 内咯血量在 500mL 以内者,反复、多次少量咯血,持续数日。

4)大咯血:一次咯血量在 300mL 以上,或 24h 内咯血量在 500mL 以上者。

(2)安慰患者,避免屏气。患侧卧位,保持呼吸道通畅,嘱患者轻轻将气管内存留的积血咯出。

1)如有窒息征象,立即取头低足高体位,轻拍背部,迅速排出血块,必要时机械吸痰,做好气管插管或气管切开的准备与配合工作。

2)大咯血不止者,经纤维支气管镜注射凝血酶或气囊压迫止血。

3)极度紧张、咳嗽剧烈者,遵医嘱给予小剂量镇静药、止咳药,年老体弱、肺功能不全者慎用强镇咳药。

4)咯血量过多者配血备用,酌情输血。

(3)中到大量咯血患者应绝对卧床休息,小量咯血患者亦应卧床休息为主,减少活动,向患侧卧位,一般要求患者在咯血停止后继续卧床休息 5~7d,再逐渐下床活动。在大咯血期间暂时禁止饮食,咯血停止后此类患者应进易消化的温凉饮食,避免进热食,鼓励患者少食多餐。

3.促进排痰

除按医嘱用祛痰药外,还应采取协助患者排痰措施:

(1)指导患者有效咳嗽:适用于神志清醒、尚能咳嗽的患者。患者取舒适体位,先行 5~6 次深呼吸,然后于深吸气末保持张口状,连续咳嗽数次使痰到咽部附近,再用力咳嗽将痰排出;或患者取坐位,两腿上置一枕顶住腹部,咳嗽时身体前倾,头、颈屈曲,张口咳嗽将痰液排出。嘱患者取侧卧深屈膝位,有利于膈肌、腹肌收缩和增加腹压,并经常变换体位有利于痰液咳出。

(2)拍背与胸壁震荡:适用于长期卧床、久病体弱、排痰无力的患者。患者取侧卧位,医护人员叩击时五指并拢呈空杯状,利用腕力从肺底由外向内、由下向上轻拍胸壁震动气道,边拍边鼓励患者咳嗽,以利于痰液排出;或指导患者双侧前臂屈曲,两手掌置于锁骨下,咳嗽时以上前臂同时叩击前胸及侧胸壁,振动气管分泌物,以增加咳嗽、排痰效率。

(3)吸入疗法:分湿化和雾化治疗法,适于痰液黏稠和排痰困难者。湿化治疗法是通过湿化器装置,将水或溶液蒸发成水蒸气或小水滴,以提高吸入气体的湿度,达到湿润气道黏膜、稀释痰液的目的。雾化治疗法常用超声发生器薄膜的高频震荡,使液体成为雾滴,其高密度而均匀的气雾颗粒能到达末梢气道,排痰效果好。若在雾化液中加入某些药物如痰溶解药、平喘药、抗生素等,排痰、平喘、消炎的效果更佳。

(4)体位引流:是利用重力作用使肺/支气管内分泌物排出体外。适用于痰液量较多、呼吸功能尚好者,根据患者病灶部位,采取相应的体位,使痰液潴留部位高于主支气管,同时辅以拍背,以便借助重力使痰液流出。

(5)机械吸痰:适用于痰量较多、排痰困难、咳嗽反射弱的患者,尤其是昏迷患者行气管插管或气管切开时,可预防窒息。

4.潜在并发症的预防与处理

(1)窒息的预防:咯血时注意观察病情变化,准确记录咯血量,定时监测呼吸、血压、脉搏,了解双肺呼吸音的变化等。指导患者进行有效咳嗽,劝告患者身心放松,不宜屏气,防止声门痉挛。禁用呼吸抑制药、镇咳药,以免抑制咳嗽反射及呼吸中枢,使血块不能咳出而发生窒息。

准备好抢救用品如吸痰器、鼻导管、气管插管和气管切开包等。对年老体弱、咳嗽无力、心肺功能不良者应注意窒息先兆,一旦出现即用手指套上纱布将咽喉、鼻部血块清除;如效果不明显,可使用张口器将舌牵出,清除积血,或用导管将呼吸道分泌物和血液吸出;严重者立即行气管插管或气管切开,以吸尽积血,保持呼吸道通畅。

(2)窒息的抢救配合:立即置患者于头低足高位,轻拍背部以利血块排出。清除口、鼻腔内血凝块,或迅速用鼻导管接吸引器插入气管内抽吸,以清除呼吸道内积血。必要时立即行气管插管或气管镜直视下吸取血块。气管血块清除后,若患者自主呼吸未恢复,应行人工呼吸,给高流量吸氧或按医嘱应用呼吸中枢兴奋药。同时密切观察病情变化,监测血气分析和凝血指标,警惕再窒息的可能。

(三)用药护理

1.用药后不良反应

(1)消化道反应:患者服药后出现恶心、呕吐等消化道症状,为抗结核药常见不良反应。

(2)过敏反应:患者出现皮疹、皮肤瘙痒等症状。

(3)肝功能损害:患者出现皮肤黄染,ALT升高,肝功能损害占抗结核药物不良反应首位。

(4)白细胞减少:患者出现外周白细胞减少。

(5)其他:视力下降及关节疼痛,发生率较低。

2.不良反应的护理

(1)患者出现消化道反应时,如反应较轻可分次饭后服用,消化道症状严重或体质弱者宜减量,必要时应该停药。如无消化道症状应按规定空腹服药。

(2)督促患者定期复查肝功能及外周血白细胞。肝功能受损,ALT高于正常值2倍,可予保肝治疗,治疗1~2周肝功能无好转,肝损害进一步加重者,应告知医生换药。

(3)外周血白细胞减少的患者口服地榆升白片,严重时注射重组人粒细胞集落刺激因子等。血白细胞低于$3.0 \times 10^9/L$时,应暂停引起白细胞降低药物。出现视力下降时也应及时与医生联系,以便调整用药。

3.加强用药督导

要求患者留下联系方式,以便随访患者用药情况。可以采用全程督导治疗方法。未按时用药者,在24h内采取补服措施,使患者尽可能完成疗程。告知患者服药的注意事项、服药时间、方法及剂量,不可擅自停药。较轻的不良反应一般不需要处理,不良反应较严重者及时与医生联系。

(四)营养支持

肺结核患者身体处于慢性消耗状态,营养状态极差,需要合理的营养来增强机体的抵抗力,促进疾病的痊愈。

1.进食高热量、高蛋白质、富含维生素的食物

结核病患者由于长期发热、盗汗等增加了能量的消耗,对能量的需要较常人高,因此患者应进高热量饮食,每日总热量在8368~12552kJ。结核杆菌长期感染造成组织破坏、蛋白丢失,患者多消瘦体弱,需要进食高蛋白饮食,15~20g/(kg·d)为宜,其中优质蛋白最好达到1/2。可以选择瘦肉、家禽、鱼类、蛋类、豆类、乳类及其制品。其中首选推荐的是牛乳,因其含有丰富而全面的营养,不仅含有 8 种人体必需的氨基酸,还含有多种维生素及较多钙、磷、铁等矿物质。不宜食用过多脂肪,因为过多的脂肪可增加消化系统的负担,尤其是肝,而且有些抗结核药物即有肝损害,更应注意保护肝功能。

2.调理饮食,增进患者食欲

有些患者服用抗结核药物后,常会感到胃中不适、反酸、恶心、食欲缺乏、进食少,造成营养摄入更加不足。可嘱患者饭后服用对胃肠道有刺激的药物。营养师或家人尽量提供色香味美、细软易消化的食物,以增加患者食欲。患者进食时还应做到心情愉快、细嚼慢咽、少食多餐,以减轻胃肠负担。

(五)心理护理

患者多为青年人,有些患者症状又不很明显,突然被诊断为肺结核后往往难以接受,从健康人到患者的角色转换需要一定的时间和医护人员的帮助。疾病造成的身体不适及疾病的传染性使患者焦虑、敏感、自卑,医护人员应充分理解和尊重患者,主动与患者交流,了解患者的需求。向患者介绍有关的病情、治疗、护理的知识,使患者对疾病有良好的控制感。要引导患者减少对疾病的关注,增加对外界信息的了解,选择适合患者的娱乐消遣方式,丰富患者的生活。疾病急性期则应多休息。同时要做好患者家属的工作,保证家属既能做好消毒隔离,又能关心爱护患者,给予患者精神和经济上的支持,不能冷淡或歧视患者。

(六)健康指导

1.教育与指导患者正确服用抗结核药

(1)让患者知道抗结核药物的使用原则,患者每天服用药物的数量较多,往往会产生恐惧心理。因结核病疗程较长,尤其是复治患者,会产生悲观心理。告诉患者现代的治疗手段能使多数患者获愈,同时列举成功的例子以鼓励患者,增强患者的信心。

(2)向患者讲明不遵医嘱服药会导致复发难治的严重后果,尤其是经短期治疗后症状减轻或消失的患者,加强教育和管理,说明症状改善不是治愈的客观指标。有的患者虽然知道遵照医嘱服药的效果,但却不能主动服药,对这类患者,护理人员要发挥督导作用,确保规律服药。

(3)有些患者在出现药物不良反应后不愿继续服药,如服用利福平会出现食欲缺乏、恶心等消化道症状,可遵医嘱调整药物剂量和服药时间,同时应为患者制订合理的食谱,以保证患者能够配合药物治疗。

2.消毒隔离知识的教育

(1)嘱患者不要随地吐痰,有痰吐在卫生纸里后放入收集袋,统一焚烧或深埋。

(2)告诉患者不要对着别人咳嗽、打喷嚏,咳嗽、打喷嚏时用手帕遮住口鼻,以减少结核杆菌的传播。

(3)房间每日开窗通风 30min,并用含氯消毒剂空气消毒,可以减少和杀灭房间空气中的病原微生物。

(4)单独使用餐具并定期煮沸消毒,患者使用过的物品可在阳光下暴晒 2h 以上。

3.生活指导

住院患者的生活指导:告诉患者应加强营养,多吃蛋白质丰富的食物,多吃水果、蔬菜,以补充维生素,满足机体的营养需求。教育患者养成规律的生活习惯,保证足够的睡眠。让患者每日进行适量的户外活动,同样有利于机体的康复。

四、护理评价

通过积极的治疗,观察患者是否达到以下的标准。

(1)按照化疗原则遵医嘱服药。

(2)科学膳食,规律生活。

(3)病灶消退,肺功能正常,无并发症发生。

(4)停止治疗前能恢复正常的活动。

(5)有良好的心理状态,正确面对疾病。

(6)采取预防传播的方法。

第二节　耐药结核病

一、护理评估

(一)健康史

耐药结核病的产生原因如下。

1.不合理化疗

不合理化疗,如对有初始耐异烟肼或利福平的新发涂阳患者,在强化期仅给 2~3 种药物,造成强化期不强。强化期一般至少要有 2 种敏感的杀菌药物,加上 1~2 种抑菌药物才能发挥有效的杀菌作用。如对治疗失败者增加 1 种其他药物,或对复发病例重新单一加药,结果造成单药化疗,极易产生耐药性。

2.化疗管理不善

化疗过程中,未实施督导管理,特别是在强化期,患者依从性差,造成不规则服药,中断治疗,随意更改方案,甚至未满疗程而过早停药。这是产生耐药性的常见且重要的原因。

3.药品供应问题

贫困患者由于经济上的原因或缺乏社会保障而不能获得所需要的全部抗结核病药物;抗结核药由于管理上的失误,或发展中国家经费有限等原因而致短缺频繁或长期缺货,以及药品质量致药物生物利用度差,影响疗效。

4.耐药结核的多发人群

(1)复治失败患者或慢性患者。

(2)耐药结核病患者接触者。

(3)初治失败。

(4)短程化疗 2 或 3 个月末痰菌仍阳性患者。

（5）复发或复治患者。

（6）暴露于耐药结核病暴发或流行地区者。

（7）耐药结核病高流行地区。

（8）服用质量差或质量不明抗结核药物史者。

对以上患者均应行痰的结核杆菌培养及药物敏感试验，明确是否为耐药结核病患者。

(二)身体状况

1.全身性结核病中毒症状

全身性结核病中毒症状最主要表现是发热和盗汗，最早期的症状是困倦和乏力，最普遍的症状是食欲缺乏，体质量减轻。女性患者还可能出现月经不调、自主神经功能紊乱等表现。少数急性发展的肺结核可能出现高热等急性发病症状。

2.呼吸系统症状

呼吸系统症状最主要的表现是不同程度的咳嗽、咳痰或伴有不同程度的咯血。次要症状是间断反复"感冒"或胸部隐痛，呼吸困难，胸痛常与病变牵扯胸膜有关。呼吸困难在病变广泛或伴有胸腔积液、自发性气胸等情况时出现。

(三)辅助检查

判断结核病患者是否耐药，需要进行痰或胸腔积液、脑脊液、尿液等体液的结核杆菌培养及药物敏感试验，如体外试验结果证实对一种或多种抗结核药耐药即可诊断为耐药结核病。

如果培养阴性，无法获得细菌学耐药结果，根据临床表现及影像学等检查结果可综合判断是否治疗有效及有无耐药可能，并酌情按照耐药方案进行治疗。

(四)心理－社会状况

耐药结核病是一种慢性传染病，病死率高，故一旦患了结核病，患者就认为是患了不治之症，会出现紧张、恐惧、焦虑的心理，常担心疾病是否可以治好、治疗需多长时间和治疗费用等问题，且因活动期具有传染性，常需要隔离治疗，易产生焦虑、抑郁、孤寂和被人嫌弃感及自卑、多疑心理；而不良的精神、心理因素又影响疾病的治疗和康复。因此，应根据患者的性格特征进行心理护理，教会患者保持情绪稳定，不可有悲观情绪，让患者保持乐观、积极的心理，增强战胜疾病的信心。家庭成员应注意患者的心理变化，尽量为患者创造一个温馨、轻松的家庭氛围，与患者一起多了解结核病的防治知识，使其保持积极的生活态度和良好的心理状态。

二、常见护理诊断/问题
(一)低效性呼吸形态
与痰多或咯血有关。
(二)有窒息的危险
与大咯血有关。
(三)营养失调低于机体需要量
与结核病消耗增加、摄入不足有关。
(四)焦虑
与疾病病程长有关。

(五)恐惧

与咯血或疾病恶化有关。

(六)知识缺乏

与医疗知识的复杂性有关。

(七)遵守治疗方案无效

与长期化疗及药物的不良反应有关。

(八)娱乐活动缺乏

与病程长、疾病有传染性有关。

三、护理措施

(一)一般护理

1.做好消毒、隔离工作

做好耐药结核病患者与其他患者、医务人员和工作人员的隔离工作,以防止耐药结核病在医院内传播。告知患者不能随地吐痰,可将痰吐于纸上回收焚烧处理,咳嗽、打喷嚏时要遮住口鼻,减少耐药结核菌的传播。家属与患者接触不可避免,易感性高,如感染耐药结核杆菌,要让家属掌握消毒隔离方法,保护易感人群。

2.床位安排

根据痰检结果,将痰菌阳性患者通过调换床位,集中安置在一定区域;对耐药结核病患者,安排在病房下风侧,通过卫生宣教,督促其戴口罩、不相互串病房,以减少交叉感染。

3.饮食指导

耐药肺结核是一种慢性消耗性疾病,丰富的营养对疾病的恢复起着重要作用,应鼓励患者进高蛋白、高热量、高维生素的饮食,如牛奶、豆浆、鸡蛋、瘦肉、蔬菜水果等。饮食应当尽量多样化,不吃刺激性强的食物。

4.休息、活动指导

保持充足的睡眠,进行适宜的活动锻炼。咯血者应卧床休息,待症状明显改善后进行活动,活动量应根据患者的病情而定。

(二)病情观察

严密观察患者的生命体征及病情变化。由于患者长期用药,注意观察有无巩膜及皮肤的黄染,若出现不良反应应及时向医生报告予以对症处理。

(三)用药护理

(1)耐药结核病的治疗同样应坚持早期、联合、适量、规律、全程的原则,要向患者宣传不规则治疗的危害性及对预后的影响,使患者在治疗中能积极主动地接受治疗、配合治疗、规则治疗、完成治疗。嘱患者及其家属切记规范服药和谨遵医嘱,做到按时、按量,不自行增、减药量和药物种类,不能漏服。

(2)对年龄偏大或记忆力减退的患者,应让家属全面了解所用药物的治疗作用及不良反应,以做好监督工作。

(3)由于临床患者对抗结核药的耐受性和肝肾功能情况不同及耐药结核病患者的存在,因此,治疗方案应个体化,要注意观察药物的不良反应,确保合理化疗的完成及提高耐药结核病痰菌阴转率。

(四)对症护理

1.咯血的护理

嘱患者卧床休息,避免下床活动而诱发咯血加重。患者应该患侧卧位,有咯血时,嘱患者尽量咳出,以避免吸入和误吸。饮食以清淡易消化、温冷的食物为主。患者要保持大便通畅,向其交代咯血注意事项,缓解患者紧张情绪。观察患者生命体征及记录咯血量,观察有无胸闷、胸痛、呼吸困难症状。

2.促进排痰

除按医嘱用祛痰药外,还应采取协助患者排痰措施。

(1)指导患者有效咳嗽:适用于神志清醒、尚能咳嗽的患者。患者取舒适体位,先行5～6次深呼吸,然后于深吸气末保持张口状,连续咳嗽数次使痰到咽部附近,再用力咳嗽将痰排出;或患者取坐位,两腿上置一枕顶住腹部,咳嗽时身体前倾,头、颈屈曲,张口咳嗽将痰液排出。嘱患者取侧卧屈膝位,有利于膈肌、腹肌收缩和增加腹压,并经常变换体位有利于痰液咳出。

(2)拍背与胸壁震荡:适用于长期卧床、排痰无力的患者。患者取侧卧位,医护人员指关节微屈、手呈扶碗状,从肺底由外向内、由下向上轻拍胸壁震动气道,边拍边鼓励患者咳嗽,以利于痰液排出;或指导患者双侧前臂屈曲,两手掌置于锁骨下,咳嗽时以上前臂同时叩击前胸及侧胸壁,振动气管分泌物,以增加咳嗽、排痰效率。

(3)吸入疗法:分湿化和雾化治疗法,适于痰液黏稠和排痰困难者。湿化治疗法是通过湿化器装置,将水或溶液蒸发成水蒸气或小水滴,以提高吸入气体的湿度,达到湿润气道黏膜、稀释痰液的目的。雾化治疗法常用超声发生器薄膜的高频震荡,使液体成为雾滴,其高密度而均匀的气雾颗粒能到达末梢气道,排痰效果好。若在雾化液中加入某些药物如痰溶解剂、平喘药、抗生素等,排痰、平喘、消炎的效果更佳。

(4)体位引流:是利用重力作用使肺、支气管内分泌物排出体外。适用于痰液量较多、呼吸功能尚好者,根据患者病灶部位,采取相应的体位,使痰液潴留部位高于主支气管,同时辅以拍背,以便借助重力使痰液流出。

(5)机械吸痰:适用于痰量较多、排痰困难、咳嗽反射弱的患者,尤其是昏迷患者行气管插管或气管切开时,可预防窒息。

(五)饮食指导

(1)结核病患者应给予高蛋白和热量。结核病的任何症状都会使组织蛋白和热能严重消耗,因此在食物蛋白质和热量的供应上,都要高于正常人,以奶类、蛋类、动物内脏、鱼虾、瘦肉、豆制品等食物作为蛋白质的来源。牛奶中含酪蛋白及钙质较丰富,是结核病患者较为理想的营养食品。热量供给量以维持患者正常体质量为原则,糖类主食可按食量满足供给,不必加以限制,但脂肪不宜多吃,以免引起消化不良和肥胖。同时多食新鲜蔬菜、水果。维生素和无机盐对结核病康复促进作用很大。其中维生素 A,有增强身体抗病能力的作用;B 族维生素和维生素 C 可提高体内各代谢过程,增进食欲;如有反复咯血的患者,还应增加铁质供应,多吃绿叶蔬菜、水果及杂粮,可补充多种维生素和矿物质。

(2)对因抗结核药物不良反应致药物性肝病患者,指导其应避免进食过高热量的食品,如煎、炸食物、巧克力等,以防肝脂肪变性,妨碍肝细胞的修复。进食量少的患者则给予静脉补充适量清蛋白、氨基酸、葡萄糖和维生素。同时嘱患者戒烟、戒酒,合理安排休息,避免劳累。

(六)心理护理

耐药肺结核患者因活动期具有传染性,常需隔离治疗,易产生焦虑、抑郁、被人嫌弃感及自卑、多疑心理,且治疗疗程长,部分患者疗效不佳,常担心疾病预后、治疗费用等问题,而不良的精神、心理因素又影响疾病的治疗和康复。因此,应根据患者的性格特征进行心理护理,让患者保持乐观、积极的心理,增强战胜疾病的信心。嘱家庭成员注意患者的心理变化,尽量为患者创造一个温馨、轻松的家庭氛围,与患者一起多了解结核病的防治知识,使其保持积极的生活态度和良好的心理状态。

(七)健康指导

1.公共卫生指导

结核病是呼吸道传染病,在痰菌结果阴转之前一定要注意与家人及周围人群的适当隔离;不要随地吐痰,吐痰入盂(痰盂内放石灰水或消毒液),不要对着别人咳嗽,咳嗽时可用餐巾纸捂嘴,然后将纸烧掉,每次吐痰后应当漱口,应当用公筷。碗筷餐具用水煮沸至少5min可杀死结核菌,面巾和耐热的衣服可用开水烫,不耐热的衣服、书籍应在阳光下暴晒6h。

2.药物治疗指导

坚持按医生制订的化疗方案治疗,服从医护人员的管理,树立坚定信心,充分与医生配合,完成规定的疗程是治好结核病的关键。

3.结核病的督导

耐多药结核病不同于一般的结核病,疗程长达24个月甚至更长,每天要按时服药,服药期间如果出现不良反应,应及时与督导医生沟通,不要随便自行停药,要定期复查胸部X线片和肝肾功能,如果出现肝功能异常,应及时保肝治疗。

四、护理评价

通过积极的治疗,观察患者是否达到以下标准。

(1)按照化疗原则遵医嘱服药。

(2)科学膳食、规律生活。

(3)有良好的心理状态,正确面对疾病。

(4)积极采取预防传播的方法。

第三节 结核性胸膜炎

一、护理评估

(一)健康史

结核性胸膜炎是结核分枝杆菌及其代谢产物进入处于高敏状态的胸膜腔引起的胸膜炎症。依照临床经过和病理表现可分为结核性干性胸膜炎、结核性渗出性胸膜炎和结核性脓胸。

(1)结核分枝杆菌、肺炎球菌、金黄色葡萄球菌、链球菌等感染病史。

(2)肺癌、胸膜间皮瘤、淋巴瘤及胸外转移癌等肿瘤病史。

(3)系统性红斑狼疮、风湿病等免疫性疾病病史。

(4)肺梗死、胸部挫伤及食管破裂等伤病史。

(二)身体状况

1.症状

(1)发热:表现不一,发病缓慢的胸膜炎可无发热,而干性胸膜炎,从发病至引起胸膜腔产生渗液后,以及一般性渗出胸膜炎和包裹性胸膜炎,都可出现发热。热型包括不规则热、弛张热、稽留热,有的体温达 39～40℃,这种患者随着抗结核药物及激素类药物的使用,以及胸腹腔抽液后,体温会逐渐下降,短者 3～5d 即可达到正常。

(2)胸痛:病变累及胸膜壁层时有胸壁刺痛,并随呼吸和咳嗽而加重。

(3)咳嗽、咳痰:多为干咳或有少量白色黏液痰。有空洞形成时,痰液增多;合并细菌感染时,痰呈脓性且痰量增多;合并厌氧菌感染时有大量脓臭痰;合并支气管结核表现为刺激性咳嗽。

(4)呼吸困难:多见于干酪样肺炎和大量胸腔积液患者,也可见于纤维空洞型肺结核、自发性气胸的患者,可并发肺源性心脏病、呼吸衰竭和心力衰竭。

2.体征

结核性胸膜炎患者的体征因胸膜腔内渗出液的有无、多少、部位,以及胸膜粘连和胸膜肥厚的情况不同而有很大差异,具体如下。

(1)干性胸膜炎。干性胸膜炎或渗出性胸膜炎在有渗出液之前,物理诊查时可发现患者呈紧张状态。患者常固定于某一特殊体位以减轻胸痛。多卧于患侧,压迫患侧胸部,减少胸壁运动时的胸膜摩擦,以使胸痛减轻。也有少数患者卧于健侧,或取坐位,或取前弯位。有时亦可见患者用手紧压患侧的胸壁,用以自行限制呼吸时的胸廓运动,借以减轻胸痛。干性胸膜炎时最重要的体征是在听诊时可听到胸膜摩擦音。此外,在胸部听诊时有患病部位呼吸音减弱,此种情况与患病部位受限有关。

(2)一般性渗出性胸膜炎。①少量积液:胸膜腔渗出液少于 500mL 时仅靠物理检查不易证明积液的存在。如果胸腔积液超过 500mL,则在患侧肺底部可以出现叩诊浊音以至实音。肺底呼吸音减弱,语颤减弱至消失。②中等量积液:液体量较多时肺底受胸腔积液推移而向上方,并且受到胸腔积液的压迫。③大量积液:渗出液逐渐增多,可由中等量积液变为大量积液,积液可以几乎或完全占据一侧胸壁腔。大量积液时可出现患侧胸廓明显膨隆饱满、肋间隙增宽较显著、肋骨变得平直、触诊语颤消失、叩诊全患侧或绝大部分出现实音、邻近器官移位、气管可向健侧移位。

(三)辅助检查

1.X 线检查

(1)少量胸腔积液,患侧肋膈角变钝或消失。

(2)中等量积液,呈内低外高的弧形阴影。

(3)大量积液,整个患侧胸部呈致密阴影,气管和纵隔推向健侧;积液时常遮盖肺内原发病灶。

(4)胸部 CT 有助于病因诊断。

2.超声检查

超声检查常用于估计胸腔积液的量和深度,协助胸腔穿刺术穿刺点的定位。患处可见低回声区。此项检查设备简单,可移动,重症患者可在床边操作;诊断率高(92%以上),能查出 100mL 以下的胸腔积液;能鉴别积液、胸膜增厚及肺内病变;可了解到积液范围并可为胸腔穿刺定位。

3.结核菌素纯蛋白衍生物(PPD)皮试

PPD 皮试阳性表示对结核杆菌具有敏感性,反应越强,受到结核杆菌感染的可能性越大。通常硬结直径＞15mm 或有水疱,认为是新近受到感染。可以帮助诊断有无结核病感染。

4.胸腔积液检查

胸腔积液检查可鉴别漏出液和渗出液,有助于病因诊断,并可做为一种治疗方法。结核性渗出性胸腔积液一般为浆液性,草黄色,透明,偶见血性或化脓性,含大量纤维蛋白,放置后易形成胶冻样凝块。常规和生化检查示比重 1.018 以上,镜检白细胞 $100\sim10000/mm^3$($0.1\sim10)\times10^9$/L,早期以中性粒细胞为主,后期以单核细胞为主。间皮细胞＜5%。蛋白定量 $25\sim30g$/L 或以上。胸腔积液离心沉淀后做涂片检查结核杆菌的阳性率不高,有时结核杆菌培养可获阳性结果,阳性率约 30%。近年来胸腔积液测定 pH,结核性胸腔积液多＜7.30。

除了脓胸,腺苷酸脱氨酶值明显高于其他原因所致的胸腔积液(＞45U/mL)。溶菌酶测定值明显升高,溶菌酶＞80μg/mL,多为结核性胸膜炎。

5.胸膜活检

胸膜活检发现结核性肉芽肿或干酪样坏死可确诊结核性胸膜炎,阳性率为 71%～88%,胸膜活检标本的结核分枝杆菌培养阳性率约为 70%,有助于诊断。

(四)心理－社会状况

结核性胸膜炎患者因不能与亲友密切接触,易产生悲观情绪。恶性胸腔积液患者,因胸腔积液产生快,疗效差,预后不良,易产生烦躁、焦虑及恐惧等心理,甚至失去治疗信心。

二、常见护理诊断/问题

(一)气体交换受损

与肺组织受压不能充分扩张、气体交换面积减少有关。

(二)急性疼痛、胸痛

与胸膜摩擦和胸腔穿刺术有关。

(三)营养失调低于机体需要量

与结核病消耗增加、摄入不足有关。

(四)焦虑

与疾病病程长有关。

(五)知识缺乏

与医疗知识的复杂性有关。

(六)遵守治疗方案无效

与长期化疗及药物的不良反应有关。

（七）娱乐活动缺乏

与病程长、疾病有传染性有关。

（八）潜在并发症

包括自发性气胸、脓气胸、肺气肿、继发性支气管扩张和肺源性心脏病。

三、护理措施

（一）一般护理

1.体位

取半卧位或患侧卧位，半卧位有利于呼吸，患侧卧位有利于缓解疼痛。

2.休息

大量胸腔积液致呼吸困难或发热者，应卧床休息。胸腔积液消失后继续休息 2～3 个月，避免过度劳累。

3.活动与锻炼

待体温恢复正常，胸腔积液抽吸或吸收后，鼓励患者逐渐下床活动，增加肺活量。

4.用药护理

（1）抗结核治疗必须遵循"早期、联合、适量、规律、全程"的治疗原则，鼓励患者按时、按量服用药物，禁止自行停药、减药。服用药物同时出现不良反应应及时就医或向医师咨询，必要时由医生进行方案调整。

（2）糖皮质激素治疗：糖皮质激素可减少机体的变态反应及炎症反应，改善结核中毒症状，加速胸腔积液吸收，减少胸膜粘连或胸膜增厚等后遗症。但有一定不良反应或导致结核病播散，故应慎重掌握适应证。

急性结核性渗出性胸膜炎全身毒性症状严重。有大量积液，在有效抗结核治疗的前提下，可加用糖皮质激素，通常用泼尼松或泼尼松龙 25～30mg/d。待体温正常、全身毒性症状减轻消退、胸腔积液明显减少时，应逐渐减量以至停用。每周减少 2.5～5.0mg，停药速度不宜过快，否则易出现反跳现象，一般疗程为 4～6 周。

（3）对慢性结核性胸膜炎有脓胸倾向及包裹性胸腔积液者可进行胸腔给药治疗。抽出胸腔积液后可注入药物，拔出穿刺针后用无菌纱布覆盖，轻压穿刺点，嘱患者稍活动，以便药物在胸腔内混匀。密切观察注入药物后的反应，如发热、胸痛等。

（二）病情观察

（1）观察患者有无呼吸困难、胸痛、咳嗽及发热等。

（2）监测动脉血气分析。

（3）胸腔穿刺抽液术后患者，应密切观察其呼吸、脉搏、血压的变化，注意穿刺部位有无渗血或液体渗出。

（三）对症护理

1.胸痛的护理

协助患者采取舒适卧位。采用放松疗法：教会患者自我放松技巧，如缓慢深呼吸、全身肌肉放松、听音乐、广播或看书、看报，以分散其注意力，减轻疼痛。如疼痛剧烈时可遵医嘱给予镇痛药。

2. 呼吸困难的护理

患者呼吸困难明显者，应取舒适体位，如抬高床头、半坐位或端坐位等，有利于减轻呼吸困难。卧床时应取患侧卧位。必要时遵医嘱给予鼻导管吸氧，做好氧气装置的消毒工作，保持鼻导管通畅及鼻孔清洁。经常巡视病房，及时听取患者主诉，观察呼吸频率、深度及呼吸困难的程度。

3. 高热护理

当患者有高热、寒战时，注意保暖，及时添加被褥，给予热水袋时防止烫伤。高热时采用酒精擦浴、冰袋、冰帽进行物理降温，预防惊厥。患者出汗时，及时协助擦汗、更衣，并避免其受凉。

4. 胸膜腔穿刺的护理

在进行常规胸膜腔穿刺及进行中心静脉导管留置胸膜腔的手术前做好心理安慰和解释，消除患者的恐惧、紧张，诱发类"胸膜反应"影响穿刺的进行，同时检查患者的血压、脉搏、心率、呼吸及精神状况并做好记录。穿刺过程中严密监视患者的精神状况、呼吸、脉搏，及早发现"胸膜反应"先兆并及时通知医生进行处理。穿刺操作完成后告知患者注意休息，避免穿刺部位局部感染，防止导管滑脱引起感染。经过导管帽抽液、注射药物前后进行导管帽更换或者严密消毒后用无菌纱布块包裹导管帽。拔管后 12h 内严密监测患者生命体征，防止感染的发生，一旦感染，及早处理。

(四)饮食指导

给予患者高蛋白、高热量、高维生素、清淡易消化的饮食，少量多餐，应鼓励患者进高蛋白、高热量、高维生素的饮食，如牛奶、豆浆、鸡蛋、瘦肉、蔬菜、水果等。饮食应当尽量多样化，不吃刺激性强的食物。

(五)心理护理

(1)评估心理状态，根据患者年龄、职业、文化、性格等情况，做出相应的心理疏导。

(2)多与患者沟通，建立良好的护患关系，尽量解答患者提出的问题，使其正确认识和对待疾病。

(3)鼓励患者及其家属共同参与疾病的治疗和护理过程，监督并督促患者保持良好心态，以增强治疗的信心。

(4)帮助建立良好的社会支持网，使患者感受到家人、朋友的关爱，保持积极乐观的情绪与疾病斗争。

(六)健康指导

1. 疾病知识指导

向患者及其家属解释病情，指出原发病治疗和对症治疗的重要性和必要性，提高治疗依从性。

2. 用药指导

针对病因，指导患者遵医嘱用药，介绍药物剂量、用法及不良反应。对结核性胸膜炎患者，需特别强调抗结核治疗的重要性，坚持有规律长期服药，不可自行停药，嘱患者定期检查肝功能和复查胸部 X 线片。

3.生活指导

指导患者合理安排休息与活动,避免过度劳累,预防呼吸道感染。向患者及其家属讲解加强营养对疾病康复的重要性,嘱患者进食高热量、高蛋白及富含维生素的食物,促进组织修复,增强抵抗力。督促和指导患者每天进行缓慢的腹式呼吸。

四、护理评价

通过积极的治疗,观察患者是否达到以下标准。

(1)按照化疗原则遵医嘱服药。

(2)科学膳食、规律生活。

(3)病灶消退,肺功能正常,无并发症发生。

(4)停止治疗前能恢复正常的活动。

(5)有良好的心理状态,正确面对疾病。

(6)采取预防病菌传播的方法。

第四节　结核性脑膜炎

一、护理评估

结核性脑膜炎是一种严重的继发性结核病,继发于身体其他部位的结核病灶。绝大部分原发病早期分布在肺部和气管、支气管淋巴结,也可以是肠系膜淋巴结及泌尿生殖器的结核或骨结核。

这些病灶中的结核杆菌通过病灶内或附近的破损的微血管进入血流引起菌血症,若进入中枢神经系统则有机会引起结核性脑膜炎。

(一)健康史

(1)既往的生活习惯,如饮食、休息情况;嗜好,如吸烟、饮酒等;家族史,有无结核病接触史,既往是否患有结核病等。

(2)小儿近期患有麻疹、百日咳、流感或其他传染病,患儿可以惊厥为首发症状。

(3)老年患者也可以偏瘫、单瘫为主诉症状。

(二)身体状况

(1)早期患者有发热、食欲减退、消瘦、乏力、盗汗等,可有畏光、易激动、便秘、尿潴留。

(2)中期脑膜刺激征明显,表现为头痛、恶心、呕吐、颈强直等。当颅内压增高时,可出现剧烈头痛、喷射性呕吐、视盘水肿、意识障碍等;还可出现单瘫、偏瘫、癫痫、四肢及手足徐动、震颤等脑实质损害的症状,以及胸痛、腹痛、双下肢肌力弱、尿潴留、尿失禁、大便秘结、排便失禁等脊髓受损症状。

(3)晚期严重颅内压增高可能导致脑疝。早期临床表现为瞳孔不等大,呼吸加深、加快或有不规则,血压升高、意识障碍加深可进入昏迷。

(三)心理—社会状况

结核性脑膜炎患者病情危重、病程长、治疗费用高,思想压力大,常表现为急躁、意志消沉、恐惧不安、多疑多虑,缺少治愈疾病的信心。

二、常见护理诊断/问题

(一)疼痛

头痛与脑膜刺激征有关。

(二)体温过高

与结核菌感染有关。

(三)营养失调,低于机体需要量

是由发热、长期疾病消耗所致。

(四)有皮肤完整性受损的危险

与长期卧床、排泄物刺激有关。

(五)有感染的危险

与免疫力下降有关。

(六)焦虑

与病情危重、预后差有关。

(七)有窒息的危险

与脑膜刺激征、意识障碍有关。

(八)潜在并发症

颅内高压、脑疝。

三、护理措施

(一)一般护理

1.意识的观察

患者意识状态及变化同结核性脑膜炎的轻重密切相关,在护理中可通过问答、呼吸及压眶反射、瞳孔角膜、吞咽咳嗽等反应来判断患者的意识程度。

观察瞳孔变化:瞳孔是否等大等圆,对光反应是否灵敏,如发现患者出现瞳孔不等大、肢体瘫痪、抽搐等,应立即报告医师,及时抢救。

2.生命体征观察

体温、脉搏、呼吸、血压等变化也能反映结核性脑膜炎的病情变化。

(1)体温:低热是结核性脑膜炎的重要症状,在治疗过程中要特别注意,如体温逐渐并持续升高,可能有并发症发生,应及时通知医师调整治疗方案,并及时为患者采取物理方法降温。

(2)呼吸:要特别注意保持患者呼吸道的通畅,对于分泌物较多的患者,应随时用吸痰器吸出,并将头偏向一侧。做好口腔护理,按医嘱给予患者吸氧,必要时可行气管插管或气管切开。

(3)其他:随时观察患者脉搏的快慢、节律、强弱及血压的变化,注意观察其排泄物和呕吐物,必要时按医嘱记录 24h 出入量。如出现血压升高、脉搏缓慢、呼吸深快,提示有颅内压升高,为脑疝早期表现,应报告医师,采取措施。

3.体位的护理

患者宜安静卧床。避免多次翻动患者颈部及突然改变体位,可将患者的床头抬高15°～30°,以减轻头部充血,降低颅内压。昏迷患者应取平卧位,头偏向一侧,以免痰或呕吐物吸入气管,同时应勤为患者翻身,及时更换被汗或冰敷物浸湿的衣裤、床单、被套,保持皮肤清洁。大便失禁者应及时清洗,注意肛周皮肤的护理。留置导尿者应进行会阴护理,避免出现泌尿系统感染。一般情况下,在脑膜刺激症状消失,脑脊液明显好转后,患者方可逐渐起床活动。腰穿术后,及时用温水擦净患者身上的消毒剂和血迹,为患者穿好衣服,盖好被子,注意询问患者有何不适,嘱患者去枕平卧4～6h。

4.病室环境

卧床休息,保持病室清洁、安静,室内光线宜暗,保持患者情绪稳定,勿过于激动。减少探视,将操作集中安排,避免经常打扰患者。注意室内空气流通。

5.皮肤护理

结核性脑膜炎患者需要特别注意皮肤清洁干燥。保持床铺清洁平整,及时更换尿湿的衣裤、床单,每2h翻身1次,每日用温水清洗皮肤1～2次,按摩受压部位,防止压疮发生。

6.口腔护理

因抗生素、激素的应用易发生口腔真菌双重感染,应鼓励患者勤漱口,对有意识障碍者每日进行口腔护理,早、晚各1次。

(二)症状护理

1.头痛护理

观察患者头痛的性质、程度、部位、持续时间及频率。向患者及其家属解释头痛发生的原因,让患者心情放松,减轻因头痛引起的负面情绪。多与患者交流,特别是疼痛时应做好患者安抚工作,嘱患者深呼吸、听轻音乐等,以转移患者的注意力,减轻疼痛。

2.颅内高压的护理

脱水疗法是治疗颅内高压的重要手段,常用20％的甘露醇静脉滴注,应用时速度要快,确保250mL甘露醇在30min内滴完,否则影响脱水的效果。同时要注意观察有无低钾血症。

3.发热的护理

定期测量患者体温,出现体温升高,应立即报告医师,给予处理。对于出汗较多患者协助其饮水,并加强房间通风,防止继发感染。及时更换床单、衣服等,防止皮肤感染发生。

4.腰椎穿刺的护理

腰椎穿刺是诊断和治疗结核性脑膜炎的重要手段之一,进行腰椎穿刺可化验脑脊液协助诊断、检测颅内压的高低等。腰椎穿刺前做好解释工作,向患者说明腰穿的重要性和必要性、操作方法、操作中可能出现的情况,以及如何配合,使患者消除紧张情绪。穿刺中密切观察患者面色、意识、瞳孔及生命体征的变化,发现异常立即停止操作协助抢救,术后嘱其去枕平卧6～8h。

5.脑室引流的护理

行脑室引流必须在无菌条件下进行操作,连接无菌引流瓶,并将引流瓶妥善固定,保持引流管通畅,无扭曲受压,观察引流液的量、色、质并准确记录。

(1)固定与观察:保持引流管通畅,防止管道扭曲、折叠、堵塞,将引流管固定于枕旁床头或不低于床头 10～20cm 高度,活动长度适宜。可将导管沿脊柱侧向头部方向延长固定,从肩侧伸出固定于床旁输液架上,这样既可防止引流管打折,方便患者翻身,又可远离肛周而减少污染的机会。引流管口必须高于腰椎管水平 3～4cm,引流袋低于椎管水平。患者翻身或躁动时常可致引流管脱落或不通畅,每次巡视时,仔细检查引流管有无弯曲、受压、折叠等现象。在搬动患者或转运的途中应先关闭引流管,以免引起脑脊液逆流。对烦躁不安的患者,应给予适当的镇静或约束,以免引流管被牵拉及脱出。

(2)观察引流量、色、质和速度:一般成人每日可产生脑脊液约 500mL,应严格控制引流量。要严格根据病情控制流速,一般为每分钟 2～4 滴,每小时引流量约 12mL,每日引流量 150～320mL。当患者改变体位时,重新调节引流管口高度,使颅内压维持在正常水平。同时观察引流液的量和颜色,如脑脊液由清亮变混浊、有沉淀物或出现鲜红色脑脊液时,及时报告医师予以处理。在观察引流液的同时注意瞳孔的变化。如有颅内压增高症状,如头痛、呕吐等应立即检查引流管是否通畅,并把引流袋位置放低。当患者发热、意识障碍加重及时留取引流液标本做细菌培养。拔管时夹紧引流管,以防止引流液逆流入脑室,引起逆行感染。

(3)预防感染:每日对病房进行紫外线空气消毒 2 次,每次 1h,引流装置应严格无菌,每日在引流管穿刺处滴 75% 酒精 3～5 滴,每日 3 次,并保持局部清洁干燥。每天更换引流袋。定时挤压引流管,翻身及搬动患者夹闭引流管,防止引流液反流入颅内。更换引流袋及放液时要严格执行无菌技术操作,随时观察引流创口皮肤是否有红肿等异常情况,必要时可取引流液做细菌培养和药敏试验。行 CT 检查或搬运患者时,要将引流回路临时夹紧,防止脑脊液反流。

6.防止导管脱落、导管堵塞

加强巡视和陪护人员宣教,告知患者家属保持引流管的有效固定,防止导管扭曲折叠,协助患者直线翻身活动时动作缓慢,如患者神志不清、烦躁、躁动明显,可遵医嘱适当给予镇静药。如发现引流不畅、不滴、引流液过少、伴有血块等,及时给予少量生理盐水冲洗引流管,保持引流通畅。

7.防止低颅内压症

如患者在抬高床头或坐、立时头痛加重,应予放低床头及减慢引流速度处理后,头痛得到缓解,应考虑颅内低压综合征,排除是否因引流过快、引流液过多导致。告诫患者及其家属不要擅自调节滴速,勿擅自抬高床头,如需抬高床头,须在护理人员协同下同时调整引流瓶高度和引流液滴速,以免引流过快过多导致颅内压过低。

8.防止脑脊液伤口漏感染

如发现患者穿刺处敷料伴有潮湿渗出,或伴有体温升高,引流液由澄清转为混浊,均应考虑是否是由脑脊液伤口漏引起的逆行感染,控制引流液的释放速度,减少漏口炎症刺激,每日换药保持局部敷料清洁,必要时及时拔除导管。

(三)用药护理

(1)抗结核药物是治疗结核性脑膜炎的关键,应遵循早期、联合、适量、规律、全程的原则。

常应用链霉素、异烟肼、利福平、吡嗪酰胺四联抗结核病治疗。抗结核药物治疗的疗程较长,易发生不良反应,常在治疗初 2 个月内发生,对机体影响较大,有些反应如蜗神经损害是不可逆转的,应密切观察、谨防发生。异烟肼可引起周围神经损害及肝损害,利福平可损害肝,链霉素可引起蜗神经损害及肾损害,吡嗪酰胺可引起高尿酸血症和肝功能损害。一旦发生上述不良反应,及时与医师联系,采取调整药物及其他必要处理。

(2)结核性脑膜炎常用的脱水药为高渗脱水药和利尿药,所以,首先要保持静脉通道的通畅,准确记录24h出入量。目前,常用的脱水药为20%甘露醇,滴速以10mL/min为宜(250mL,20~30min滴完),使药物在血中迅速达到所需浓度,起到脱水作用。超过30min,甘露醇易氧化成葡萄糖药物作用失效。

1)输液前仔细观察甘露醇注射液的透明度。20%甘露醇注射液为饱和溶液,室温20~30℃贮存时不会析出结晶,若温度过低则析出结晶。除温度因素外,不溶性异物、微粒是诱发甘露醇注射液析出结晶的又一主要因素。不能使带细小结晶的甘露醇注射液输入静脉,否则会出现异物栓塞静脉而引起反应。发现有结晶时,可将甘露醇注射液置于80℃左右热水内加热,摇至溶解,静置1h后再观察透明度,对于仍有结晶者,作为不合格制剂,禁止使用。

2)穿刺血管的选择:输入甘露醇前应先评估血管,尽量选择使用少、弹性好且较粗的静脉,穿刺时避免同一部位、长时间、多次穿刺。研究表明,甘露醇静脉注射3次后即可引起明显的静脉损伤,出现血管壁损害、血管周围出血、血管内淤血、炎性细胞浸润和纤维组织增生等病理改变,这是甘露醇外渗的病理学基础。滴注甘露醇应由远心端向近心端选择穿刺,2个穿刺点距离>1.5cm,这样因血管阻力相对较低,既保证了药液能尽快输入而提高疗效,也可减低药液在局部静脉停留时间,减少对血管壁的损害,降低外渗的风险。对神志不清、躁动不安的患者,要避免在近关节处穿刺,以防在活动时发生外渗。此外,要提高一次性穿刺成功率,可采用套管针输注甘露醇,减少对血管刺激,同时减少穿刺次数,并减少对患者浅静脉的破坏。

3)输入甘露醇时要加强巡视,尤其对高龄、昏迷、瘫痪、语言障碍影响沟通的患者,要密切观察输液是否通畅、穿刺处周围皮肤有无肿胀和渗出等,向清醒患者及陪护人员介绍甘露醇外渗的危害性,取得主动配合,以期早发现、早处理。若发现输液部位有可疑渗出,即使回血良好,也应停止在该处继续滴注甘露醇,局部予以妥善处理。输注结束时应用生理盐水冲净管内剩余药液,拔针前先关闭调节器再拔针头,局部压迫3min,预防血液外渗。并指导患者或家属对四肢及末梢血管经常轻轻按摩,揉搓手背、足背,局部热敷等,以改善血液循环和血管弹性。

4)甘露醇药液外渗的处理:甘露醇输注过程中出现穿刺周围皮肤红、肿、胀痛,提示药液外渗,应立即停止该处继续输液,抬高患肢,并根据不同损伤程度选择以下相应的治疗方法。

①热敷和湿敷:热敷能促进外渗于组织的药液消散吸收,每次30min,每天2次。酒精具有催眠和消毒防腐的作用,兼有局部麻醉及止痛功效,可采用75%酒精或50%硫酸镁湿敷。

②封闭疗法:此法可阻止药物与组织细胞结合。常用0.25%普鲁卡因或生理盐水局部封闭。

③照射疗法:可用红外线照射10min左右,使局部组织干燥;用浸有庆大霉素8万单位、山莨菪碱10mg的纱布敷于外渗处,再用紫外线照射20min左右,每天2~3次,可达到预防感染、抗感染、收敛、改善微循环的效果。

④外科处理:对已经发生组织坏死的病例,应在坏死组织界限清楚后立即进行外科处理,既可缩短病程,又可减少继发性组织损害。

(3)使用激素的观察与护理:激素具有抗感染、抑制纤维组织增生、防止粘连、降低毛细血管通透性、减少渗出的作用,可有效降低颅内压,防止脑水肿的发生。使用激素用量过大或减量不合适、计量不准确就容易造成反跳现象,因此要严格遵医嘱给药,并嘱患者不能随意增药、减药,如患者出现不适,应及时报告医生进行处理。

(四)饮食指导

结核性脑膜炎是一种慢性消耗性疾病,护理人员需与患者交流说明加强营养对疾病的恢复很重要,有利于提高抵抗力,促进病灶愈合,增强机体抗病能力。指导家属尽量在患者平时饮食结构不变的基础上增加高热量、高蛋白、高维生素、易消化的食物,如牛奶、鸡蛋、鱼、虾、豆浆、排骨等,多吃新鲜蔬菜、水果,特别是香蕉、橘子、土豆等食物含钾量高,对患者低钾状况的改善有一定的食疗作用。忌食辛辣刺激性食物,保持排便通畅。

(五)心理护理

(1)由于结核性脑膜炎患者的病情重病程长,治疗效果不明显,病情反复,对病情缺乏了解,担心疾病的预后,以及药物不良反应多等,患者易出现心理障碍。在治疗期间患者易产生急躁恐惧悲观失望等不良情绪,甚至濒死感、精神紧张,对治疗失去信心。因此,医护人员要主动热情地与患者交谈,耐心做好安慰解释工作,增强患者战胜疾病的信心,密切配合治疗。运用科学、通俗的语言向患者介绍有关结核性脑膜炎的治疗及护理,使其了解疾病的发生、发展和转归。多开导、体贴、关心患者。

(2)腰椎穿刺置管患者的护理:①神志清醒患者常有恐惧心理,术前应向患者及其家属说明治疗的目的和重要性。帮助患者克服心理障碍,以及讲明在操作过程中可能发生的不良反应,让患者家属做好思想准备,保持患者的平和心态,情绪稳定放松,术后应加强巡视,态度动作温柔,及时解答患者及其家属疑虑,更好地配合医务人员。②术后消除患者紧张、焦虑及恐惧心理。对患者进行耐心、正确的心理疏导,告诉患者手术方式及术后注意事项,正确对待疾病,鼓励患者树立战胜疾病的信心,消除思想顾虑,指导患者配合治疗和护理,以获得理想的手术效果。

(六)健康指导

(1)宣传结核病的知识,向患者及其家属解释病情,使其坚持正确服药,介绍服药方法、药物的剂量和不良反应;详细说明坚持规律用药、全程用药的重要性,以取得患者及其家属的主动配合。

(2)指导家属掌握肢体运动功能锻炼方法。

(3)指导患者合理安排生活,保证充足的睡眠和休息时间。注意营养搭配和饮食调理,增加机体抗病能力,以避免复发。

(4)嘱患者定期复查,便于了解病情变化,有利于治疗方案的调整。

四、护理评价

患者预后与病情的程度、入院时有无意识障碍、抗结核病治疗迟早及患者的年龄有关;通过积极的治疗,观察患者是否达到以下标准。

(1)临床症状体征完全消失,脑脊液的细胞数、蛋白、糖和氯化物恢复正常。

（2）按照化疗原则遵医嘱服药。

（3）科学膳食、规律生活。

（4）停止治疗前能恢复正常的活动。

（5）患者有良好的心理状态，正确面对疾病。

第四章　神经外科疾病护理

第一节　颅内压增高

一、概述

颅内压增高是许多颅脑疾病所共有的综合征。当颅腔内容物体积增加或颅腔容积减少超过颅腔可代偿的容量、导致颅内压持续高于 1.96kPa(200mmH$_2$O)，并出现头痛、呕吐和视神经盘水肿三大病症时，称为颅内压增高。

二、病因

病因可分两大类。

(一)颅腔内容物的体积或量增加

(1)脑体积增加，如脑组织损伤、炎症、缺血缺氧、中毒等导致脑水肿。

(2)脑脊液增多，如脑脊液的分泌、吸收失衡，或循环障碍导致脑积水。

(3)脑血流量增加，如高碳酸血症时，血液中二氧化碳分压增高，脑血管扩张，脑血流量增多。

(二)颅内空间或颅腔容积缩小

(1)颅内占位性病变，如颅内血肿、脑肿瘤、脑脓肿等，使颅内空间相对变小。

(2)先天性畸形，如狭颅症、颅底凹陷症，使颅腔容积变小。

(3)大片凹陷性骨折使颅腔变小。

三、临床表现

1.头痛

最常见的症状，系颅内压增高使脑膜血管和神经受刺激与牵拉所致。以清晨和晚间多见，多位于前额及颞部，程度随颅内压增高而进行性加重，咳嗽、打喷嚏、用力、弯腰、低头时可加重。

2.呕吐呈喷射状

常出现于剧烈头痛时，亦易发生于饭后，可伴恶心，系因迷走神经受激惹所致。呕吐后头痛可有所缓解，患者因此常拒食，导致水电解质紊乱及体重减轻。

3.视神经盘水肿

因视神经受压、眼底静脉回流受阻引起。表现为视神经乳头充血、边缘模糊、中央凹陷变浅或消失，视网膜静脉怒张、迂曲、搏动消失，动、静脉比例失调，静脉管径增粗，严重时乳头周围可见火焰状出血。早期视力无明显障碍，晚期可因视神经萎缩而失明。

4.意识障碍及生命体征变化

慢性颅内压增高患者，往往神志淡漠、反应迟钝；急性颅内压增高者，常有明显的进行性意识障碍甚至昏迷。患者可伴有典型的生命体征变化,出现 Cushing(库欣)综合征,即血压升高,尤其是收缩压增高,脉压增大;脉搏缓慢,宏大有力;呼吸深慢等。严重患者可因呼吸循环衰竭而死亡。

5.其他症状和体征

颅内压增高还可引起外展神经麻痹或复视、头晕、猝倒等。婴幼儿颅内压增高时可见头皮静脉怒张,囟门饱满,张力增高,骨缝分离。

四、辅助检查

(一)头颅 X 线片

慢性颅内压增高患者可见脑回压迹增多、加深,蛛网膜颗粒压迹增大、加深,蝶鞍扩大,颅骨的局部破坏或增生等,小儿可见颅缝分离。

(二)CT 及 MRI

可见脑沟变浅,脑室、脑池缩小或脑结构变形等,通常能显示病变的位置、大小和形态,对判断引起颅内压增高的原因有重要参考价值。

(三)脑血管造影或数字减影血管造影

主要用于疑有脑血管畸形等疾病者。

(四)腰椎穿刺

可以测定颅内压力,同时取脑脊液做检查。但对有明显颅内压增高症状和体征的患者,因腰穿可能引发脑疝而视为禁忌。

五、诊断要点

(1)具有颅内压增高的"三主征":头痛、呕吐、视神经盘水肿。

(2)神经系统及辅助检查结果有助于诊断。

六、处理原则

(1)处理原发病因:对于颅内占位性病变,争取手术切除。有脑积水者,行脑脊液分流术,将脑室内的液体通过特殊的导管引入蛛网膜下隙、腹腔或心房。颅内压增高造成急性脑疝时,应紧急手术处理。

(2)对于原因不明或一时不能解除病因者,可采用:①脱水治疗;②激素治疗;③过度换气;④冬眠低温治疗;⑤手术:脑室穿刺外引流、颞肌下减压术以及各种脑脊液分流术,可缓解颅内高压。

七、护理评估

(一)健康史

了解有无脑外伤、颅内炎症、脑肿瘤及高血压、脑动脉硬化病史,初步判断颅内压增高的原因;有无合并其他系统疾病,有无呼吸道梗阻便秘、剧烈咳嗽、癫痫等导致颅内压急骤升高的因素。

(二)身体状况

症状和体征:患者头痛的部位、性质、程度、持续时间及变化,有无诱因及加重因素,头痛是否影响患者休息、睡眠;呕吐的程度,是否影响患者进食而导致水电解质紊乱及营养不良;患者有无视力障碍、意识障碍等;患者有无因肢体功能障碍而影响自理能力。

辅助检查:如血电解质检查结果有无提示水、电解质紊乱;CT 或 MRI 检查是否证实颅内出血或占位性病变等。

(三)心理－社会情况

头痛、呕吐等不适可引起患者烦躁不安、焦虑等心理反应。了解患者及家属对此的认知程度。

八、常见护理诊断/问题

(1)疼痛与颅内压增高有关。

(2)组织灌注量改变与颅内压增高有关。

(3)体液不足与颅内压增高引起剧烈呕吐及应用脱水剂有关。

(4)受伤与视力障碍、复视以及意识障碍有关。

(5)潜在并发症:脑疝。

九、护理目标

(1)患者主诉头痛减轻,舒适感增强。

(2)脑组织灌注正常,避免引起颅内压骤升的因素。

(3)体液恢复平衡,生命体征平稳,尿比重在正常范围,无脱水症状和体征。

(4)患者无意外受伤发生,日常生活需求能够被满足。

(5)患者发生脑疝征象能够被及时发现和处理。

十、护理措施

(一)一般护理

1.体位

抬高床头 15°~30°,以利于颅内静脉回流,减轻脑水肿。

2.给氧

持续或间断吸氧,改善脑缺氧,使脑血管收缩,降低脑血流量。

3.饮食与补液

控制液体摄入量。不能进食者,成人每日补液量不超过 2000mL,保持每日尿量不少于600mL。神志清醒者,可予普通饮食,但需适当限盐,注意防止水、电解质紊乱。

4.病情观察

密切观察患者意识状态、生命体征、瞳孔变化,警惕颅内高压危象的发生。有条件者可作颅内压监测。

5.生活护理

满足患者日常生活需要,适当保护患者,避免外伤。

(二)防止颅内压骤然升高的护理

1.休息

劝慰患者安心休养,避免情绪激动,以免血压骤升而增加颅内压。

2.保持呼吸道通畅

呼吸道梗阻时,因患者用力呼吸,致胸腔内压力增高及 $PaCO_2$ 增高致脑血管扩张、脑血流量增多,均可使颅内压增高。护理时应及时清除呼吸道分泌物和呕吐物;舌根后坠者可托起下颌或放置口咽通气道;防止颈部过曲、过伸或扭曲;对意识不清的患者及咳痰困难者,应配合医师尽早行气管切开术;重视基础护理,定时为患者翻身拍背,以防肺部并发症。

3.避免剧烈咳嗽和便秘

剧烈咳嗽和用力排便均可使胸腹腔内压力骤然升高而导致脑疝。应避免并及时治疗感冒、咳嗽。颅内压增高患者因限制水分摄入及脱水治疗,常出现大便干结,可鼓励患者多吃蔬菜和水果,并给予缓泻剂以防止便秘。对已有便秘者,予以开塞露或低压小剂量灌肠,必要时,戴手套掏出粪块;禁忌高压灌肠。

4.协助医师及时控制癫痫发作

癫痫发作可加重脑缺氧及脑水肿,应遵医嘱定时定量给予抗癫痫药物;一旦发作应及时给予抗癫痫及降颅内压处理。

(三)症状护理

1.高热

及时给予有效降温措施,因高热可使机体代谢率增高,加重脑缺氧。

2.头痛

适当应用止痛剂,但禁用吗啡、哌替啶(杜冷丁),以免抑制呼吸中枢;避免使头痛加重的因素,如咳嗽、打喷嚏,或弯腰、低头以及用力活动等。

3.躁动

查明原因及时处理,切忌强制约束,以免患者挣扎而使颅内压进一步增高。

4.呕吐

及时清理呕吐物,防止误吸,观察并记录呕吐物的量、性质。

(四)脱水治疗的护理

应用高渗性和利尿性脱水剂,使脑组织间的水分通过渗透作用进入血循环再由肾脏排出,可达到降低颅内压的目的。常用20%甘露醇250mL,15～30min内滴完,每日2～4次,滴注后10～20min颅内压开始下降,约维持4～6h。呋塞米20～40mg,口服、静脉或肌肉注射,每日2～4次,但过多使用呋塞米可引起电解质紊乱、血糖升高,应注意观察。脱水治疗期间,准确记录24h出入液量。为防止颅内压反跳现象,脱水药物应按医嘱定时、反复使用,停药前逐渐减量或延长给药间隔。

(五)激素治疗的护理

肾上腺皮质激素通过稳定血脑屏障,预防和缓解脑水肿,改善患者症状。常用地塞米松5～10mg,静脉或肌肉注射;或氢化可的松100mg静脉注射,每日1～2次;或泼尼松5～10mg口服,每日1～3次。由于激素有引起消化道应激性溃疡出血、增加感染机会等不良反应,故应在按医嘱给药的同时加强观察及护理。

(六)辅助过度换气的护理

根据病情,按医嘱给予肌松剂后,调节呼吸机的各项参数。过度换气的主要不良反应是脑血流减少,有时会加重脑缺氧,因此应定时进行血气分析,维持患者PaO_2于12.00～13.33kPa(90～100mmHg)、$PaCO_2$于3.33～4.00kPa(25～30mmHg)水平为宜。

(七)脑室引流的护理

脑室引流是经颅骨钻孔或锥孔穿刺侧脑室,放置引流管,将脑脊液引流至体外。护理要点如下。

1.引流管的位置

待患者回病室后,立即在严格的无菌条件下连接引流瓶(袋),妥善固定引流管及引流瓶(袋),引流管开口需高于侧脑室平面10～15cm,以维持正常的颅内压。

2.引流速度与量

术后早期尤应注意控制引流速度,若引流过快过多,可使颅内压骤然降低,导致意外发生。因此,术后早期应适当将引流瓶(袋)挂高,以减低流速,待颅内压力平衡后再放低。此外,因正常脑脊液每日分泌400～500mL,故每日引流量以不超过500mL为宜;颅内感染患者因脑脊液分泌增多,引流量可适当增加,但同时应注意补液,以避免水、电解质失衡。

3.保持引流通畅

引流管不可受压、扭曲、成角、折叠,应适当限制患者头部活动范围,活动及翻身时应避免牵拉引流管。注意观察引流管是否通畅,若引流管内不断有脑脊液流出,管内的液面随患者呼吸、脉搏等上下波动多表明引流管通畅;若引流管内无脑脊液流出,应查明原因。原因如下。

(1)颅内压低于0.98～1.47kPa(10～15cmH$_2$O),证实的方法是将引流瓶(袋)降低再观察有无脑脊液流出。

(2)引流管放入脑室过深过长,在脑室内盘曲成角,可请医师对照X线片,将引流管缓慢向外抽出至有脑脊液流出,然后重新固定。

(3)管口吸附于脑室壁,可将引流管轻轻旋转,使管口离开脑室壁。

(4)若疑引流管被小凝血块或挫碎的脑组织阻塞,可在严格消毒管口后,用无菌注射器轻轻向外抽吸,切不可注入生理盐水冲洗,以免管内阻塞物被冲至脑室系统狭窄处,引起日后脑脊液循环受阻。经上述处理后,仍无脑脊液流出,必要时换管。

4.观察并记录脑脊液的颜色、量及性状

正常脑脊液无色透明,无沉淀。术后1～2d脑脊液可略呈血性,以后转为橙黄色。若脑脊液中有大量血液,或血性脑脊液的颜色逐渐加深,常提示有脑室内出血。一旦脑室内大量出血,需紧急手术止血。脑室引流时间一般不宜超过5～7d,时间过长有可能发生颅内感染。感染后的脑脊液混浊,呈毛玻璃状或有絮状物,患者有颅内感染的全身及局部表现。

5.严格遵守无菌操作原则

每日定时更换引流瓶(袋)时,应先夹闭引流管以免管内脑脊液逆流入脑室,注意保持整个装置无菌,必要时作脑脊液常规检查或细菌培养。

6.拔管

开颅术后脑室引流管一般放置3～4d,此时脑水肿期已过,颅内压开始逐渐降低。拔管前一天应试行抬高引流瓶(袋)或夹闭引流管24h,以了解脑脊液循环是否通畅,有否颅内压再次升高的表现。若患者出现头痛、呕吐等颅内压增高症状,应立即放低引流瓶(袋)或开放夹闭的引流管,并告知医师。拔管时应先夹闭引流管,以免管内液体逆流入脑室引起感染。拔管后,切口处若有脑脊液漏出,也应告知医师妥为处理,以免引起颅内感染。

(八)冬眠低温治疗的护理

1. 环境准备

将患者安置于单人房间,室内光线宜暗,室温 18~20℃。室内备氧气、吸引器、血压计、听诊器、水温计、冰袋或冰毯、导尿包、集尿袋、吸痰盘、冬眠药物、急救药物及器械、护理记录单等,由专人护理。

2. 降温方法

根据医嘱首先给予足量冬眠药物,如冬眠Ⅰ号合剂(包括氯丙嗪、异丙嗪及哌替啶)或冬眠Ⅱ号合剂(哌替啶、异丙嗪、双氯麦角碱),待自主神经被充分阻滞,患者御寒反应消失,进入昏睡状态后,方可加用物理降温措施。否则,患者一旦出现寒战,可使机体代谢率升高、耗氧量增加、无氧代谢加剧及体温升高,反而增高颅内压。为增强冬眠效果,减轻御寒反应,可酌情使用苯巴比妥或水合氯醛。物理降温方法可采用头部戴冰帽,在颈动脉、腋动脉、肱动脉、股动脉等主干动脉表浅部放置冰袋;此外,还可采用降低室温、减少被盖、体表覆盖冰毯或冰水浴巾等方法。降温速度以每小时下降 1℃ 为宜,体温降至肛温 32~34℃,腋温 31~33℃ 较为理想。体温过低易诱发心律失常、低血压、凝血障碍等并发症,且患者反应极为迟钝,影响观察;体温高于 35℃,则疗效不佳。冬眠药物最好经静脉滴注,以便调节给药速度及药量,以控制冬眠深度。灵活使用降温方法,使患者体温稳定在治疗要求的范围内,避免体温大起大落。

3. 严密观察病情

在治疗前应观察并记录生命体征、意识状态、瞳孔和神经系统病症,作为治疗后观察对比的基础。冬眠低温期间,若脉搏超过 100 次/分钟,收缩压低于 13.3kPa(100mmHg),呼吸次数减少或不规则时,应及时通知医师停止冬眠疗法或更换冬眠药物。饮食随着机体代谢率降低,对能量及水分的需求量也相应减少。每日液体入量不宜超过 1500mL,可根据患者意识状态、胃肠功能确定饮食种类。鼻饲者,流质或肠内营养液温度应与当时体温相同。低温时患者肠蠕动减弱,应观察患者有无胃潴留、腹胀、便秘、消化道出血等,注意防止反流和误吸。

4. 预防并发症

(1)肺部并发症:保持呼吸道通畅,加强肺部护理。由于患者处于昏睡状态且因药物作用,肌肉松弛,患者易出现舌下坠,吞咽、咳嗽反射均较正常减弱,故应定时为患者翻身、拍背,予以雾化吸入,以防肺部并发症。

(2)低血压:低温使心排出量减少,冬眠药物使周围血管阻力降低而引起低血压,在搬动患者或为其翻身时,动作要缓慢、轻稳,以防发生直立性低血压。

(3)冻伤:冰袋外加用布套并定时更换部位,观察放置冰袋处的皮肤及肢体末端,如手指、脚趾、耳郭等处的血循环情况,定时局部按摩,以防冻伤。

(4)其他:由于患者意识障碍及循环功能减低,应加强皮肤护理,防止压疮发生。冬眠低温时,角膜反射减弱,保护性分泌物减少,应注意眼的保护。

5. 缓慢复温

冬眠低温治疗时间一般为 3~5d。停用冬眠低温治疗时,应先停物理降温,再逐步减少药物剂量或延长相同剂量的药物维持时间直至停用;为患者加盖被让体温自然回升,必要时加用电热毯或热水袋复温,温度应适宜,严防烫伤,复温不可快,以免出现颅内压"反跳"、体温过高或酸中毒等。

十一、护理评价

(1)患者是否主诉疼痛减轻。

(2)患者颅内压增高症状是否得到缓解,头痛是否减轻,意识状态是否改善。

(3)患者生命体征是否平稳,水、电解质是否平衡,尿量及尿比重是否正常。

(4)患者是否发生外伤。

(5)患者是否出现脑疝迹象,若出现是否得到及时发现和处理。

第二节 急性脑疝

当颅腔内某一分腔有占位性病变时,该分腔的压力高于邻近分腔,脑组织由高压区向低压区移动,部分脑组织被挤入颅内生理空间或裂隙,产生相应的临床症状和体征,称为脑疝。脑疝是颅内压增高的危象和引起死亡的主要原因,常见的有小脑幕切迹疝和枕骨大孔疝。

一、病因及分类

引起脑疝的常见原因有:颅内血肿、颅内脓肿、颅内肿瘤、颅内寄生虫病及各种肉芽肿性病变等。

根据移位的脑组织及其通过的硬脑膜间隙和孔道,脑疝可分为小脑幕切迹疝、枕骨大孔疝和大脑镰下疝。

二、临床表现和诊断

(一)小脑幕切迹疝

小脑幕切迹疝是因一侧幕上压力增高,使位于该侧小脑幕切迹缘的颞叶的海马回、钩回疝入小脑幕裂孔下方,故又称颞叶钩回疝。

1.颅内压增高

剧烈头痛,进行性加重,伴躁动不安,频繁呕吐。

2.进行性意识障碍

由于阻断了脑干内网状结构上行激活系统的通路,随脑疝的进展患者出现嗜睡、浅昏迷、深昏迷。

3.瞳孔改变

脑疝初期由于患侧动眼神经受刺激导致患侧瞳孔缩小,随病情进展,患侧动眼神经麻痹,患侧瞳孔逐渐散大,直接和间接对光反应消失,并伴上睑下垂及眼球外斜。晚期,对侧动眼神经因脑干移位也受到推挤时,则相继出现类似变化。

4.运动障碍

钩回直接压迫大脑脚,锥体束受累后,病变对侧肢体肌力减弱或麻痹,病理征阳性。

5.生命体征变化

若脑疝不能及时解除,病情进一步发展,则患者出现深昏迷,双侧瞳孔散大固定,去大脑强直,血压骤降,脉搏快弱,呼吸浅而不规则,呼吸心跳相继停止而死亡。

(二)枕骨大孔疝

枕骨大孔疝是小脑扁桃体及延髓经枕骨大孔被挤向椎管中,又称小脑扁桃体疝。由于颅后窝容积较小,对颅内高压的代偿能力也小,病情变化更快。患者常有进行性颅内压增高的临床表现,剧烈头痛,频繁呕吐,颈项强直或强迫头位;生命体征紊乱出现较早,意识障碍出现较晚。患者早期即可突发呼吸骤停而死亡。

三、处理原则

关键在于及时发现和处理。

(1)患者一旦出现典型的脑疝症状,应立即给予脱水治疗,以缓解病情,争取时间。确诊后,尽快手术,去除病因。

(2)若难以确诊或虽确诊但病变无法切除者,可通过脑脊液分流术、侧脑室外引流术或病变侧颞肌下、枕肌下减压术等降低颅内压。

四、急救护理

(1)快速静脉输入甘露醇、山梨醇、呋塞米等强力脱水剂,并观察脱水效果。

(2)保持呼吸道通畅,吸氧。

(3)准备气管插管盘及呼吸机,对呼吸功能障碍者,行人工辅助呼吸。

(4)密切观察呼吸、心跳、瞳孔变化。

(5)紧急做好术前特殊检查及术前准备。

五、病情观察

(一)小脑切迹疝

患者剧烈头痛、反复呕吐、躁动、血压增高、脉搏缓慢洪大、呼吸深慢,进行性意识障碍,或原有意识障碍加重,同侧瞳孔散大,光反射消失;对侧肢体偏瘫。

(二)枕骨大孔疝

病情改变快,头痛剧烈,尤为枕后、前额为重;频繁呕吐、颈项强直或强迫头位。患者可有血压骤升,脉搏迟缓有力,呼吸由深慢至快,随后呼吸不规则至停止,患者意识障碍表现较晚,个别患者甚至呼吸骤停前数分钟仍呼之能应。

六、健康教育

(1)让患者及其家属了解脑疝发生的常见原因及严重后果,引起他们对该病的足够重视,一旦发生病情变化能够得到家人的理解。

(2)避免诱发因素。

第三节　脑损伤

一、概述

脑损伤是指脑膜、脑组织、脑血管以及脑神经的损伤。

二、分类

(1)根据受伤后脑组织是否与外界相通分为开放性和闭合性脑损伤。前者多为锐器或火器直接造成,常伴有头皮裂伤、颅骨骨折和硬脑膜破裂,有脑脊液漏;后者为头部接触钝性物体或间接暴力所致,脑膜完整,无脑脊液漏。

(2)根据脑损伤病理改变的先后又分为原发性和继发性脑损伤。前者是指暴力作用于头部后立即发生的脑损伤,主要有脑震荡、脑挫裂伤等;后者是指头部受伤一段时间后出现的脑受损病变,主要有脑水肿和颅内血肿等。

三、脑震荡

脑震荡是最常见的轻度原发性脑损伤。为一过性脑功能障碍,无肉眼可见的神经病理改变,但在显微镜下可见神经组织结构紊乱。

(一)临床表现和诊断

患者在伤后立即出现短暂的意识障碍,持续数秒或数分钟,一般不超过 30min。同时可出现皮肤苍白、出汗、血压下降、心动徐缓、呼吸微弱、肌张力减低、各生理反射迟钝或消失。清醒后大多不能回忆受伤前及当时的情况,称为逆行性遗忘。常有头痛、头昏、恶心、呕吐等症状。神经系统检查无阳性体征,脑脊液中无红细胞,CT 检查亦无阳性发现。

(二)处理原则

通常无须特殊治疗。一般卧床休息 1~2 周,可完全恢复。可适当给予镇痛、镇静对症处理,但禁用吗啡及哌替啶。少数症状迁延者,应加强心理护理。

四、脑挫裂伤

脑挫裂伤是常见的原发性脑损伤。包括脑挫伤及脑裂伤,前者指脑组织遭受破坏较轻、软脑膜完整;后者指软脑膜、血管和脑组织同时有破裂,伴有外伤性蛛网膜下隙出血。由于两者常同时存在,合称为脑挫裂伤。

(一)临床表现和诊断

1.意识障碍

是脑挫裂伤最突出的临床表现。一般伤后立即出现意识障碍,其程度和持续时间与损伤程度、范围直接相关。多数患者超过半小时,严重者可长期持续昏迷。

2.局灶症状和体征

依损伤的部位和程度而不同,若伤及脑皮质功能区,可在受伤当时立即出现与损伤灶区功能相应的神经功能障碍或体征,如语言中枢损伤出现失语,运动区损伤出现锥体束征、肢体抽搐、偏瘫等。若仅伤及"哑区",可无神经系统缺损的表现。

3.头痛、呕吐

与颅内压增高、自主神经功能紊乱或外伤性蛛网膜下隙出血有关。后者还可出现脑膜刺激征,脑脊液检查有红细胞。

4.颅内压增高与脑疝

因继发颅内血肿或脑水肿所致。可使早期的意识障碍或偏瘫程度加重,或意识障碍好转后又加重。

脑干损伤是脑挫裂伤中最严重的特殊类型,常与弥散性脑损伤并存。患者常因脑干网状结构受损、上行激活系统功能障碍而持久昏迷。伤后早期常出现严重生命体征紊乱,表现为呼吸节律紊乱,心率及血压波动明显。双侧瞳孔时大时小,眼球位置歪斜或凝视。亦可四肢肌张力增高,呈"去大脑强直"发作,伴单侧或双侧锥体束征等。经常出现高热、消化道出血。

CT 和 MRI 检查可显示脑挫裂伤的部位、范围、脑水肿的程度及有无脑室受压与中线结构移位等。

(二)处理原则

以非手术治疗为主,减轻脑损伤后的病理生理反应,预防并发症。

1.非手术治疗

(1)一般处理。

1)静卧、休息床头抬高 15°~30°。宜取侧卧位。

2)保持呼吸道通畅,必要时作气管切开或气管内插管辅助呼吸。

3)营养支持,维持水、电解质、酸碱平衡。

4)应用抗生素预防感染。

5)对症处理,如镇静、止痛、抗癫痫等。

6)严密观察病情变化。

(2)防治脑水肿是治疗脑挫裂伤的关键。

(3)应用营养神经药物促进脑功能恢复。

2.手术治疗

重度脑挫裂伤经上述治疗无效,颅内压增高明显甚至出现脑疝迹象时,应作脑减压术或局部病灶清除术。

五、颅内血肿

颅内血肿是颅脑损伤中最多见、最危险,却又是可逆的继发性病变。由于血肿直接压迫脑组织,常引起局部脑功能障碍的占位性病变症状和体征以及颅内压增高的病理生理改变,若未及时处理,可导致脑疝危及生命,早期发现和及时处理可在很大程度上改善预后。

根据血肿的来源和部位分为:硬脑膜外血肿、硬脑膜下血肿和脑内血肿。根据血肿引起颅内压增高及早期脑疝症状所需时间分为:①急性型,3d 内出现症状;②亚急性型,3d 至 3 周出现症状;③慢性型,3 周以上才出现症状。

硬脑膜外血肿是指出血积聚于颅骨与硬脑膜之间。

(一)临床表现及诊断

症状取决于血肿的部位及扩展的速度。

1.意识障碍

意识障碍可以是原发性脑损伤直接所致,也可由血肿导致颅内压增高、脑疝引起,后者常发生于伤后数小时至 1~2d。典型的意识障碍是在原发性意识障碍之后,经过中间清醒期,再度出现意识障碍,并渐次加重。如果原发性脑损伤较严重或血肿形成较迅速,也可能不出现中间清醒期。少数患者可无原发性昏迷,而在血肿形成后出现昏迷。

2.颅内压增高及脑疝表现

头痛、恶心呕吐剧烈,一般成人幕上血肿大于 20mL,幕下血肿大于 10mL,即可引起颅内压增高症状。幕上血肿者大多先经历小脑幕切迹疝,然后合并枕骨大孔疝,且严重的呼吸循环障碍常发生在意识障碍和瞳孔改变之后。幕下血肿者可直接发生枕骨大孔疝,较早发生呼吸骤停。

3.CT 检查

表现为颅骨内板与脑表面之间有双凸镜形或弓形密度增高影,常伴颅骨骨折和颅内积气。

(二)处理原则

一经确诊,立即手术,清除血肿。

六、护理评估

(一)健康史

详细了解受伤过程,如暴力大小、方向、性质、速度,患者当时有无意识障碍,其程度及持续时间,有无中间清醒期、逆行性遗忘,受伤时有无口鼻、外耳道出血或脑脊液漏发生,是否出现头痛、恶心、呕吐等情况;初步判断是颅伤、脑伤或是复合损伤;同时应了解现场急救情况;了解患者既往健康状况。

(二)身体状况

全面检查并结合 X 线、CT 以及 MRI 检查结果判断损伤的严重程度及类型。评估患者损伤后的症状及体征,确定是开放性或闭合性损伤;了解有无神经系统病征及颅内压增高征象;根据观察患者生命体征,意识状态、瞳孔及神经系统体征的动态变化,区分脑伤是原发性还是继发性。了解患者的营养状态、自理能力等。

(三)心理-社会支持情况

了解患者及家属对颅脑损伤及其后功能恢复的心理反应,常见心理反应有焦虑、恐惧等。了解家属对患者的支持能力和程度。

七、常见的护理诊断/问题

(1)意识模糊、昏乱与脑损伤、颅内压增高有关。

(2)清理呼吸道无效与脑损伤后意识不清有关。

(3)营养低于机体需要量与脑损伤后高代谢、呕吐、高热等有关。

(4)废用综合征与脑损伤后意识和肢体功能障碍及长期卧床有关。

(5)潜在并发症:颅内压增高、脑疝及癫痫发作。

八、护理目标

(1)患者意识逐渐恢复,生命体征平稳,意识障碍期间生理需求得到满足。

(2)患者呼吸道保持通畅,呼吸平稳,无误吸发生。

(3)患者营养状态能够维持良好。

(4)患者未出现因不能活动引起的并发症。

(5)患者颅内压增高、脑疝的早期迹象及癫痫发作能够被及时发现和处理。

九、护理措施

(一)现场急救

及时而有效的现场急救,不仅使当时的某些致命性威胁得到缓解,如窒息、大出血、休克等,而且为进一步治疗创造有利条件,如预防或减少感染机会,提供确切的受伤经过。保持呼吸道通畅,颅脑损伤患者常有不同程度的意识障碍,丧失正常的咳嗽反射和吞咽功能,呼吸道分泌物不能有效排除,血液、脑脊液及呕吐物等可引起误吸;舌根后坠可引起严重呼吸道梗阻。因此,应尽快清除口腔和咽部血块或呕吐物,将患者侧卧或放置口咽通气道,必要时行气管切开。禁用吗啡止痛,以防呼吸抑制。

1.妥善处理伤口

单纯头皮出血,可在清创后加压包扎止血;开放性颅脑损伤应剪短伤口周围头发,消毒时注意勿使酒精流入伤口;伤口局部不冲洗,不用药;外露的脑组织周围可用消毒纱布卷保护,外加丁纱布适当包扎,避免局部受压。若伤情许可宜将头部抬高以减少出血。尽早进行全身抗感染治疗及破伤风预防注射。

2.防治休克

一旦出现休克征象,应协助医师查明有无颅外部位损伤,如多发性骨折、内脏破裂等。患者应平卧,注意保暖、补充血容量。

3.做好护理记录

准确记录受伤经过、初期检查发现、急救处理经过及生命体征、意识、瞳孔、肢体活动等病情演变,供进一步处理时参考。

(二)病情观察

动态的病情观察是鉴别原发性与继发性脑损伤的主要手段。无论伤情轻重,急救时就应建立观察记录单,每15min至半小时观察及记录一次,稳定后可适当延长。观察内容包括意识、瞳孔、生命体征、神经系统体征等。其中,意识观察最为重要。

1.意识

意识障碍是脑损伤患者最常见的变化之一。意识障碍的程度可反映脑损伤的轻重;意识障碍出现的迟早和有无继续加重,可作为区别原发性和继发性脑损伤的重要依据。观察患者意识状态,不仅了解有无意识障碍,还应注意意识障碍程度及变化。

目前临床对意识障碍的分组方法不一。

传统方法:分为清醒、模糊、浅昏迷、昏迷和深昏迷五级。

Glasgow 昏迷评分法:评定睁眼、语言及运动反应,三者得分相加表示意识障碍程度,最高15分,表示意识清醒,8分以下为昏迷,最低3分,分数越低表明意识障碍越严重。

2.生命体征

患者伤后可出现持续的生命体征紊乱。监测时,为避免患者躁动影响准确性,应先测呼吸,再测脉搏,最后测血压。伤后早期,由于组织创伤反应,可出现中等程度发热;若累及间脑或脑干,可导致体温调节紊乱、出现体温不升或中枢性高热;伤后即发生高热,多系视丘下部或脑干损伤;伤后数日体温升高,常提示有感染性并发症。注意呼吸节律和深度、脉搏快慢和强弱以及血压和脉压变化。若伤后血压上升,脉搏缓慢有力,呼吸深慢,提示颅内压升高,应警惕颅内血肿或脑疝发生;枕骨大孔疝患者可突然发生呼吸停止;闭合性脑损伤呈现休克征象时,应检查有无内脏出血,如迟发性脾破裂、应激性溃疡出血等。

3.神经系统病征

神经系统病征有定位意义,原发性脑损伤引起的局灶症状,在受伤当时立即出现,且不再继续加重;继发性脑损伤引起的则在伤后逐渐出现。神经系统病征包括多种,其中以眼征及锥体束征最为重要,具体如下。

(1)瞳孔变化:可因动眼神经、视神经以及脑干部位的损伤引起。观察两侧睑裂大小是否相等,有无上睑下垂,注意对比两侧瞳孔的形状、大小及对光反应。正常瞳孔等大、圆形,在自然光线下直径 3～4mm,直接、间接对光反应灵敏。伤后一侧瞳孔进行性散大,对侧肢体瘫痪、意识障碍、提示脑受压或脑疝;双侧瞳孔散大、光反应消失、眼球固定伴深昏迷或去大脑强直,多为原发性脑干损伤或临终表现;双侧瞳孔大小形状多变、光反应消失,伴眼球分离或异位,多为中脑损伤;有无间接对光反射可以鉴别视神经损伤与动眼神经损伤。观察瞳孔时应注意某些药物、剧痛、惊骇等也会影响瞳孔变化,如吗啡、氯丙嗪可使瞳孔缩小,阿托品、麻黄碱可使瞳孔散大。眼球不能外展且有复视者,为外展神经受损;双眼同向凝视提示额中回后部损伤;眼球震颤见于小脑或脑干损伤。

(2)锥体束征:伤后立即出现的一侧下肢运动障碍且相对稳定,多系对侧大脑皮层运动区损伤所致。伤后一段时间才出现一侧肢体运动障碍且进行性加重,多为幕上血肿引起的小脑幕切迹疝使中脑受压锥体束受损所致。

4.其他

观察有无脑脊液漏、呕吐及呕吐物的性质,有无剧烈头痛或烦躁不安等颅内压增高表现或脑疝先兆,注意 CT 和 MRI 扫描结果及颅内压监测情况。

(三)昏迷护理

中、重型颅脑损伤患者具有不同程度的意识障碍。护理需注意以下内容。

1.保持呼吸道通畅

及时清除呼吸道分泌物及其他血污。呕吐时将头转向一侧以免误吸。深昏迷患者应抬起下颌或放置口咽通气管,以免舌根后坠阻碍呼吸。短期不能清醒者,宜行气管插管或气管切开,必要时使用呼吸机辅助呼吸。定期作血气分析。加强气管插管、气管切开患者的护理。保持室内空气于适宜的温度和湿度。湿化气道,避免呼吸道分泌物黏稠、不易排出。使用抗生素防治呼吸道感染。

2.保持正确体位

抬高床头 15°～30°,以利脑静脉回流,减轻脑水肿。深昏迷患者取侧卧位或侧俯卧位,以利于口腔内分泌物排出。保持头与脊柱在同一直线上,头部过伸或过屈均会影响呼吸道通畅以及颈静脉回流,不利于降低颅内压。

3.营养

创伤后的应激反应可产生严重分解代谢,使血糖增高、乳酸堆积,后者可加重脑水肿。因此,必须及时、有效补充能量和蛋白质以减轻机体损耗。早期可采用肠外营养,待肠蠕动恢复后,逐步过渡至肠内营养支持。当患者肌张力增高或癫痫发作时,应防肠内营养液反流所致呕吐、误吸。定期评估患者营养状况,如体质量、氮平衡、血浆蛋白、血糖、血电解质等,以便及时调整营养素供给量和配方。

4.预防并发症

昏迷患者因意识不清、长期卧床可造成多种并发症,应加强观察和护理。

(1)压疮:保持皮肤清洁干燥,定时翻身,尤应注意骶尾部、足跟、耳郭等骨隆突部位,亦不可忽视敷料包裹部位。消瘦者伤后初期及高热者常需每小时翻身,长期昏迷、一般情况较好者可每 3～4h 翻身一次。

(2)泌尿系感染:昏迷患者常有排尿功能紊乱,短暂尿滞留后继以尿失禁,长期留置导尿管是引起泌尿系感染的主要原因。必须导尿时,应严格执行无菌操作。留置尿管过程中,加强会阴部护理,并定时放尿以训练膀胱贮尿功能,尿管留置时间不宜超过 3～5d,需长期导尿者,考虑行耻骨上膀胱造瘘术,以减少泌尿系感染。

(3)肺部感染:加强呼吸道护理,定期翻身拍背,保持呼吸道通畅,防止呕吐物误吸引起窒息和呼吸道感染。

(4)暴露性角膜炎:眼睑闭合不全者,给予眼药膏保护,无须随时观察瞳孔时,可用纱布遮盖上眼睑,甚至行眼睑缝合术。

(5)关节挛缩、肌萎缩:保持肢体于功能位,防止足下垂。每天做四肢关节被动活动及肌肉按摩,防止肢体挛缩和畸形。

(四)对抗脑水肿、降低颅内压

在降低颅内压,如脱水、激素、过度换气或冬眠低温治疗期间,定时观察和记录患者意识、瞳孔和生命体征的变化,以掌握病情发展的动向,避免造成颅内压骤然增高的因素,如呼吸道梗阻、高热、剧烈咳嗽、便秘、癫痫发作等。

(五)躁动的护理

颅内压增高、呼吸道不通畅导致缺氧、尿潴留导致膀胱过度充盈、大便干硬导致排便反射、冷、热、饥饿等不舒适均可引起躁动。寻找并解除引起躁动的原因,不盲目使用镇静剂或强制性约束,以免导致颅内压增高。适当加以保护以防外伤及意外。若躁动患者变安静或由原来安静变躁动,常提示病情变化。

第四节　听神经瘤

听神经瘤是指起源于听神经鞘的肿瘤,为良性肿瘤,是常见的颅内肿瘤之一,占颅内肿瘤的 8%～10%,约占桥小脑角区肿瘤的 80%。肿瘤多数发生于听神经前庭段,少数发生于该神经的耳蜗部。随着肿瘤生长,可出现一些神经压迫症状。

一、病因与病理

(一)病因

从解剖角度看,听神经包括前庭神经和耳蜗神经,与面神经共同走行于内听道中;听神经颅内部分长 17～19mm,从脑干到内听道口无神经鞘膜,仅为神经胶质细胞和软脑膜被覆,至内听道口穿过软脑膜后,由 Schwann 细胞被覆,故其多发生在内听道内的前庭神经鞘膜,并逐渐向颅内扩展。

前庭神经鞘瘤起源于外胚层,其前庭神经的鞘膜细胞增生瘤变,逐渐形成肿瘤。

(二)病理

听神经瘤是一具有完整包膜的良性肿瘤,表面光滑,有时可呈结节状。肿瘤大多从内听道内开始生长,逐渐突入颅腔。肿瘤小者局限在内听道内,直径仅数毫米,仅有内听道扩大,随着肿瘤的不断增大,大者可占据整个一侧后颅窝,可向上经小脑幕向幕上、幕下生长达枕骨大孔,内侧可越过脑桥的腹侧达对侧。相邻的脑神经、小脑和脑干等结构可遭受不同程度的推移,面神经、三叉神经可被压向前方或前上方,向下延伸至颈静脉孔可累及舌咽神经、迷走神经及副神经,向内可压迫脑干、小脑和第四脑室。

二、治疗要点

听神经瘤是良性肿瘤,治疗原则主要是手术治疗,尽可能安全、彻底地切除肿瘤,避免毗邻神经的损伤。多数学者认为肿瘤全切除后,可获得根治。如果手术残留,可以考虑辅助 γ 刀治疗。若为急性瘤内出血,肿瘤体积增大,出现颅内压升高和意识障碍,可先予激素和脱水治疗,然后进行急诊手术。

三、护理措施

(一)术前护理

1.疾病指导

告知患者各项术前检查的目的和重要性,如何做好各项检查的配合,完善术前准备;了解患者对疾病和手术的认知程度,告知术后可能发生的脑神经损伤情况、并发症及需要配合的事项。

2.预防枕骨大孔疝发生

观察患者意识状态、生命体征、肢体活动情况,避免一切诱发颅内压升高的因素。若出现剧烈头痛、频繁呕吐、颈强直、呼吸变慢,应及时通知医生。

3.改善患者的营养状况

注意监测肝脏功能及水、电解质情况,保持水、电解质及酸碱平衡。对后组脑神经麻痹有饮水呛咳或吞咽困难的患者,行肠内、肠外营养支持,防止吸入性肺内感染。

4.生活护理

患者存在小脑性共济失调,动作不协调。嘱患者卧床休息,指导患者练习床上大小便,给予生活护理,加强安全护理,防止意外发生。

5.沟通障碍的护理

耐心与患者交谈,必要时辅助手势及文字或护患沟通图解进行沟通,以满足患者需求。

6.心理护理

评估患者的文化程度及对疾病的认识程度,向患者讲解手术和麻醉的相关知识、手术的目的和意义,减轻患者的焦虑和恐惧。

(二)术后护理

1.病情观察

观察患者意识状态、生命体征、瞳孔、肢体活动情况,密切观察患者呼吸、血氧饱和度的变化。给予吸氧、心、电血氧监测。遵医嘱给予脱水剂及激素类药物。注意观察患者是否有头痛、呕吐及颈强直的情况。

2.体位

麻醉未清醒者取仰卧位头偏向健侧,清醒后头部抬高15°~30°,对肿瘤切除后残腔较大的患者,术后24~48h内取头部健侧卧位,行轴位翻身,避免颈部扭曲或动作过猛,造成脑干摆动或移位,而导致呼吸骤停。

3.引流管护理

(1)残腔引流管:引流血性脑脊液和局部渗血。

护理措施:①引流高度在基线上:仰卧时以外耳道为基线、侧卧位时以正中矢状面为基线。引流管过高会导致引流不充分;引流管过低则会导致引流过度,造成低颅内压,有时还会造成桥静脉断裂,形成颅内远隔部位的血肿。②引流管勿受压和折叠,适当限制患者头部活动范围,活动及翻身时避免牵拉引流管。③观察并记录引流液的颜色、量及性质。发现异常,及时通知医生进行处理。

(2)慢性硬膜下血肿:引流瓶(袋)应低于创腔30cm,保持引流管通畅,观察引流液的颜色、性质和量。

(3)脓腔引流:取利于引流的体位;引流瓶(袋)至少低于创腔30cm,引流管的开口在创腔的中心,应根据X线检查结果加以调整。

4.呼吸道护理

第Ⅴ、Ⅶ、Ⅸ、Ⅹ、Ⅻ对脑神经损伤,可导致吞咽和呛咳反射异常;由于手术时间长,常采取侧卧位,气管插管的留置和摩擦也会导致咽后部水肿。患者可有不同程度的咳嗽无力,痰液不能排出,导致窒息和并发肺部感染。

护理措施:①及时吸痰保持呼吸道通畅,充足给氧;②每2h翻身、叩背1次,每4~6h雾化吸入1次,防止呕吐物误吸引起窒息;③术后咳嗽无力不能排痰者,可用导管插入气管吸出分泌物,必要时协助医生通过支气管镜吸痰。发生呼吸困难、发绀、血氧饱和度低于90%应及时通知医生,必要时考虑行气管切开。

5.并发症的预防和护理

(1)颅内继发出血:颅内血肿多发生在术后24~48h内,由于后颅窝容积狭小,代偿容积相对较小,术区脑组织水肿或瘤腔渗血时病情变化较快。需监测患者生命体征,特别是血压、呼吸、动脉血氧饱和度;因此术后24h内应严密观察有无剧烈头痛、频繁呕吐及血压升高、心率减慢、呼吸深慢或不规则、动脉血氧饱和度下降、烦躁不安、意识模糊等颅内压升高症状,如有变化应立即通知医生,并做好抢救的准备。

(2)颅内继发感染:颅内感染与脑室外引流、切口愈合不良、脑脊液漏有关。

护理措施:①保持脑室外引流或腰大池引流装置通畅,管道勿受压、扭曲、脱落,倾倒时严格遵守无菌操作原则,防止逆流;②保持头部敷料清洁干燥,发现切口渗出,及时通知医生处理;③监测体温的变化,遵医嘱合理应用抗生素。

(3)暴露性角膜炎:患者肿瘤体积较大时,术前可出现周围性面瘫及三叉神经功能障碍,手术也可导致或加重脑神经的损伤,出现眼睑闭合不全、瞬目动作减少、球结膜干燥、面部感觉消失、口角向健侧歪斜等症状。

护理措施:①给患者戴眼罩,形成湿房;②日间用眼药水滴眼2~3次,夜间涂眼膏;③保持眼部清洁,每日眼部护理 2 次。如果出现暴露性角膜炎,必要时需要行眼睑缝合术。

(4)吞咽困难:由于手术牵拉刺激可伴有舌咽和迷走神经的损伤,出现声音嘶哑、吞咽困难。

1)饮水试验:术后 6h 需进行饮水试验,进食呛咳者,予以鼻饲流食,并行吞咽康复训练,待吞咽功能恢复后给予经口饮食;经口进食无呛咳者,给予流食,并逐渐过渡为半流食及软食。

2)进食时需注意:床头抬高 30°~45°,健侧卧位;温度在 38~40℃,避免过热造成烫伤;注意进食速度,将食物放在健侧舌上方,小口、细嚼慢咽,少量多餐,以防误吸发生。

3)口腔清洁:进食后漱口或行口腔护理,以免食物残留发生口腔感染。

4)吞咽功能训练:临床上可应用日本洼田俊夫饮水试验评估,筛选患者吞咽障碍的程度,以便及时给予相应的干预。进行咽部冷刺激、空吞咽、屏气发声运动及摄食训练,有助于吞咽功能的恢复。

(5)面部带状疱疹:与术中三叉神经受刺激有关,多在 2 周内消失。

护理措施:①每日 2 次口腔护理,保持口唇周围清洁,并涂抗生素软膏;②根据医嘱给予抗病毒药物及 B 族维生素;③超短波治疗。

四、健康指导

(一)用药指导

根据医嘱服用药物,不可擅自停药或漏服药物。

(二)眼睑闭合不全

保持眼部清洁,指导患者禁止用不洁净的物品擦眼,白天滴眼药水,外出戴太阳镜,以防阳光和异物的伤害;睡前涂眼药膏,用干净塑料薄膜覆盖,以形成湿房,防止发生暴露性角膜炎。

(三)面瘫

指导患者进行面部肌肉练习,对着镜子做皱眉、闭眼、吹口哨及呲齿等动作;避免进食过硬、不易嚼碎的食物。最好进食软食;每日 2 次进行患侧面部按摩,按摩时力度适宜、部位准确。

(四)活动指导

出院后注意休息,在身体尚未完全恢复前,减少去公共场所的机会,注意自我保护,防止感染其他疾病。逐渐增加活动量,3 个月后根据身体恢复情况可适当做些简单的家务,避免头部剧烈运动及重体力劳动。

(五)饮食指导

饮食合理,忌食辛辣等刺激性食物,给予高热量、高蛋白、丰富维生素及易消化的饮食,多吃富含维生素 A、维生素 C 的绿色蔬菜和水果。吞咽困难者应进软食,并遵循少量多餐、小口慢咽的原则。

(六)复诊

出院后 3 个月到门诊复查,若病情稳定,每 6 个月复查 1 次,持续 2 年;此后,改为每年复查 1 次。出现以下症状,应立即随诊:切口处出现漏液;头痛逐渐加重,恶心、呕吐;体温持续高于 38℃,颈部僵直;不稳步态加重等。

第五节　垂体瘤

垂体瘤是一组从腺垂体和神经垂体及颅咽管上皮残余细胞发生的肿瘤。此组肿瘤以腺垂体的腺瘤占大多数,来自神经垂体者少见。垂体瘤约占颅内肿瘤的10%,大部分为良性腺瘤,极少数为恶性。

一、病因

垂体瘤的发病机制是一个多种因素共同参与的复杂得多步骤过程,至今尚未明确。

主要包括两种假说:一是下丘脑调控异常机制,二是垂体细胞自身缺陷机制。人们对下丘脑－垂体轴生理功能的不断研究,发现腺垂体可分泌如下激素:生长激素(GH)、泌乳素(PRL)、促肾上腺皮质激素(ACTH)、促甲状腺素(TSH)、促卵泡激素(FSH)、黄体生成素(LH)。

二、临床表现

垂体瘤可有一种或几种垂体激素分泌亢进的临床表现。除此之外,还可因肿瘤周围的正常垂体组织受压和破坏引起不同程度的腺垂体功能减退的表现,以及肿瘤向鞍外扩展压迫邻近组织结构的表现。

三、辅助检查

(一)激素测定

激素测定包括PRL、GH、ACTH、TSH、FSH、LH、MSH、T_3、T_4等。

(二)影像学检查

1.MRI

垂体瘤的影像学检查首选MRI,因其敏感,能更好地显示肿瘤及其与周围组织的解剖关系,可以区分视交叉和蝶鞍隔膜,清楚显示脑血管及垂体肿瘤是否侵犯海绵窦和蝶窦、垂体柄是否受压等情况,MRI比CT检查更容易发现小的病变。MRI检查的不足是它不能像CT一样显示鞍底骨质破坏征象以及软组织钙化影。

2.CT

常规5mm分层的CT扫描仅能发现较大的垂体占位病变。高分辨率多薄层(1.5mm)冠状位重建CT在增强扫描检查时可发现较小的垂体瘤。

3.X线片

瘤体较大时平片可见蝶鞍扩大、鞍底呈双边,后床突及鞍背骨质吸收、变薄及向后竖起。

4.放射性核素

应用于鞍区疾病的放射性核素成像技术也发展迅速,如正电子断层扫描(PET)已开始用于临床垂体瘤的诊断。

(三)其他检查

垂体瘤的特殊检查主要指眼科检查。包括视野检查、视力检查和眼球活动度检查。肿瘤压迫视交叉或视束、视神经时可引起视野缺损,或伴有视力下降。

四、治疗要点

垂体瘤的治疗方法有手术治疗、放射治疗、药物治疗及激素替代治疗。

(一)手术治疗

瘤体微小限于鞍内者可经鼻蝶入路显微手术切除。有鼻部感染、鼻窦炎、鼻中隔手术史(相对),巨大垂体瘤明显向侧方。额叶底、鞍背后方发展者(相对),有凝血机制障碍或其他严重疾病的患者禁忌经鼻蝶手术方式,需经颅垂体瘤切除术。

手术方法有:

(1)经颅垂体瘤切除术。

(2)经蝶垂体瘤切除术。

(3)立体定向手术(经颅或经蝶),垂体内植入同位素金(^{180}Au),铱(^{90}Ir),放射外科(γ刀和X刀)。

(二)放射治疗

放射治疗对无功能性垂体瘤有一定效果。

适应证:

(1)肿瘤体积较小,视力、视野未受影响。

(2)患者全身情况差,年老体弱,有其他疾病,不能耐受手术者。

(3)手术未能切除全部肿瘤,有残余肿瘤组织者,术后加放射治疗。

(三)药物治疗

常用药物为溴隐亭,可减少分泌性肿瘤过高的激素水平,改善临床症状及缩小肿瘤体积。

(四)激素替代治疗

有腺垂体功能减退者,应补充外源性激素,纠正内分泌紊乱。

五、护理措施

(一)术前护理

1.心理护理

垂体瘤由于病程长,常伴有头晕、头痛、视力减退、肢端肥大、性功能障碍、闭经、泌乳等症状,使患者思想负担重,精神压力大,常有恐惧、焦虑、自卑、抑郁等心理障碍。入院后护士应准确评估患者心理,加强沟通和交流,做好心理疏导。

2.术前准备

经蝶垂体瘤切除术。①经口呼吸训练:术后患者由于鼻腔填塞碘仿纱条及手术创伤切口疼痛,需经口呼吸,因此术前应训练患者经口呼吸,让患者或他人将双鼻腔捏紧;②鼻腔准备:因手术经鼻腔蝶窦暴露鞍底,经过鼻腔黏膜,因此需保持口、鼻腔清洁,用生理盐水棉签清洗鼻腔或眼药水滴鼻,注意保暖,防止感冒,术前剃鼻毛。

3.垂体卒中

应避免一切诱使颅内压升高的因素,防止感冒、咳嗽及保持排便通畅。如发生垂体卒中,应遵医嘱应用肾上腺皮质激素,并做好急诊手术的准备工作。

4.垂体功能低下

晚期由于肿瘤的压迫,垂体萎缩,腺体组织内分泌功能障碍,致垂体功能下降。表现为面色苍白、嗜睡、低体温、低血压、食欲缺乏。如出现上诉症状立即通知医生,遵医嘱应用激素替代治疗。

(二)术后护理

1.体位

麻醉完全清醒后取半卧位,床头抬高 30°～60°,除有利于呼吸和颅内静脉回流,减轻脑水肿外,对经蝶垂体瘤切除的患者,还可减少创腔渗液,利于切口愈合。

2.气道管理

经鼻蝶垂体手术术后早期易发生气道梗阻,危险因素与手术入路和患者的基础疾病有关。鼻腔、口腔积血和鼻腔填塞物均可造成堵塞。护理上需注意:①及时清除口腔及呼吸道内分泌物;②由于鼻腔用凡士林纱布条或膨胀海绵填塞,吸氧管应放于口腔或行面罩吸氧,指导患者用口呼吸;③对经蝶入路患者,禁忌经鼻腔安置气管插管、鼻胃管以及经面罩无创正压通气。

3.视力、视野观察

密切观察患者视力、视野改变,若患者术后视力、视野同术前或较术前明显改善,但数小时后又出现视力、视野损害,甚至失明,应高度警惕继发鞍区血肿或水肿。

4.鼻部护理

鼻内镜下术后鼻腔伤口一般经过肿胀期、结痂期、恢复期。术后肿胀最为明显,患者术后鼻腔用高分子膨胀海绵填塞止血,由于手术和海绵的刺激,鼻腔常有少量液体渗出,术后应注意观察渗出液的颜色、性质及量,保持鼻前庭周围及敷料清洁,避免打喷嚏、擤鼻等动作,当咽部有异物感或窒息感时,立即通知医生处理,直至48h后拔出纱条。

5.并发症的观察和护理

(1)出血:密切观察患者生命体征、意识状态,评估视力及视野变化以及有无剧烈头痛,如有异常,立即通知医生。

(2)水钠平衡失调:尿崩症是垂体瘤术后最常见的并发症之一,由于垂体柄和神经垂体受损,引起抗利尿激素分泌减少所致。多发生在术后48h 内,可出现烦渴、多饮、多尿,每小时尿量大于 250mL,或24h 尿量在 4000～10000mL。尿比重＜1.005。

护理:①及时发现尿崩症状,根据医嘱应用垂体后叶素;②排除引起多尿的因素,如脱水剂的应用、大量饮水、大量及过快地补液等,准确记录尿量、尿比重,严格记录 24h 出入液体量;③遵医嘱术后 3 日内每日 2～3 次检测血电解质,及时纠正电解质紊乱;④评估患者脱水情况,指导患者饮水;⑤部分患者表现为低钠血症,需缓慢纠正,避免中枢脱髓鞘。

(3)脑脊液鼻漏:可出现拔出引流条后鼻腔有水样液体流出,患者坐起、低头时加重。护理主要是防止颅内感染。

1)体位:患者取半坐卧位,头偏向患侧,借重力作用使脑组织移至颅底,促使脑膜形成粘连而封闭漏口,待脑脊液漏停止 3～5 日后改平卧位。

2)保持局部清洁:每日 2 次清洁、消毒外耳道、鼻腔或口腔,避免棉球过湿,以防液体逆流入颅。勿挖鼻、抠耳。

3)防治颅内逆行感染:禁忌堵塞鼻腔,耳道;禁忌冲洗鼻腔、耳道及经鼻腔给药;脑脊液鼻漏者,严禁经鼻腔置胃管,吸痰及鼻导管给氧;观察有无头痛、发热等颅内感染迹象;遵医嘱应用抗生素和破伤风抗毒素,预防颅内感染。

4)避免颅内压骤升:避免用力排便、咳嗽、打喷嚏、擤鼻涕等,以免颅内压骤升;禁止灌肠,以防腹压升高,引起颅内压剧增,诱发脑疝;保证氧的供给,防止窒息及吸入性肺炎加重脑乏氧;保证血压稳定,维持正常脑灌注压。

5)观察记录脑脊液漏量:在外耳道口或鼻前庭疏松地放置干棉球,棉球渗湿后及时更换,并记录24h浸湿的棉球数,以此估计漏出的脑脊液量。

6)观察有无低颅内压综合征:脑脊液外漏多时,若出现立位头痛加重,卧位时缓解,并出现头痛、眩晕、呕吐、畏食、反应迟钝、脉搏细数、血压偏低等症状考虑颅内压过低,遵医嘱迅速补充液体以缓解症状。

(4)消化道出血:由于下丘脑损伤使自主神经功能障碍所致。可出现呕吐或由胃管内抽出大量的咖啡色胃内容物,伴有呃逆、腹胀等症状。

护理:①密切观察生命体征的变化;②保持静脉输液通畅;③出血期遵医嘱禁食,出血停止后给予温凉流质。半流质和易消化软食;④可遵医嘱给予预防消化道出血的药物;⑤出血后3d未排便者慎用泻药。

(5)高热:是由于下丘脑体温调节中枢受损所致。体温可高达39~40℃,持续不降,肢体发凉。

护理措施包括:①监测体温变化及观察周身情况;②给予物理降温,必要时应用药物降温;③及时更换潮湿的衣服、被褥、保持床单清洁干燥;④给予口腔护理,每日两次,鼓励患者多饮水;⑤给予清淡易消化的高热量、高蛋白流质或半流质饮食。

(6)垂体功能低下:护理同术前。

(7)激素替代治疗的护理。①用药时间:选择早晨静脉滴注或口服激素治疗,使激素水平的波动符合生理周期,减少不良反应;②预防应激性溃疡:应用抑酸剂预防应激性溃疡,增加优质蛋白的摄入,以减少激素的蛋白分解作用所致的营养不良;③监测生命体征:大剂量应用激素者需严格监测生命体征,激素在减量时注意观察患者的意识状态,若意识由清醒转为嗜睡、淡漠甚至昏迷需及时通知医师,同时监测血糖。

六、健康指导

(一)用药指导

指导患者用药方法和注意事项,自觉遵医嘱服用药物,若服用激素类药物,不可擅自减量,需经门诊检查后遵医嘱调整用量。

(二)活动指导

出院后注意休息,在体力允许的情况下逐渐增加活动量,避免劳累,少去公共场所,注意自我保护,防止感冒。视力、视野障碍未恢复时,尽量不外出,如需外出应有家人陪伴。

(三)饮食

进食清淡易消化饮食,勿食辛辣食物,戒烟酒;术后有尿崩者,需及时补充水分,以保证出入液量的平衡。

(四)复诊

出院后3个月到门诊复查。出现以下症状,应立即就诊:①鼻腔流出无色透明液体;②头痛逐渐加重;③视力、视野障碍加重;④精神萎靡不振、食欲差、面色苍白、无力等。

第五章　手外科疾病护理

第一节　手外伤

手外伤多为综合伤,常同时伴有皮肤、骨、关节、肌腱、神经和血管损伤,完全或不完全性断指、断掌和断腕等也有发生。据统计,手外伤占外科急诊总数 20%,占骨科急诊总数的 40%。

一、护理问题

(一)自理缺陷

(1)骨折。

(2)医疗限制,牵引、石膏固定等。

(3)瘫痪。

(4)卧床治疗。

(5)体力或耐力下降。

(6)意识障碍,如合并有脑外伤。

(二)疼痛

1.化学刺激

炎症、创伤。

2.缺血、缺氧

创伤、局部受压。

3.机械性损伤

体位不当,组织受到牵拉。

4.温度不宜

热或冷。

5.心理因素

幻觉痛,紧张。

(三)有皮肤受损的危险——神经损伤后手部感觉、运动障碍和肌萎缩

(1)患者了解皮肤受损的危险因素与避免方法。

(2)患者未出现皮肤受损。

(四)潜在并发症——手部血液循环障碍

(1)骨折。

(2)外伤,如骨筋膜室综合征。

(3)血管损伤。

(4)局部受压。

(五)知识缺乏

(1)缺乏医学知识。

(2)不了解功能锻炼的重要性和方法。

(3)疼痛、畏惧。

二、护理目标

(一)自理缺陷

(1)患者卧床期间生活需要能得到满足。

(2)患者能恢复或部分恢复到原来的自理能力。

(3)患者能达到病情允许下的最佳自理水平,如截瘫患者能坐轮椅进行洗漱、进食等。

(二)疼痛

(1)患者疼痛的刺激因素或被消除或减弱。

(2)患者痛感消失或减轻。

(三)有皮肤受损的危险——神经损伤后手部感觉、运动障碍和肌萎缩

(1)患者了解皮肤受损的危险因素与避免方法。

(2)患者未出现皮肤受损。

(四)肢体血液循环障碍

(1)四肢损伤、手术患者肢体血液循环得到重点观察。

(2)患者一旦出现血液循环障碍能得到及时处理。

(五)知识缺乏

(1)患者及其家属了解功能锻炼对手外伤治疗与康复的重要性。

(2)患者基本掌握功能锻炼的计划、步骤与方法。

(3)患者未出现或少出现功能障碍。

三、护理措施

(一)术前护理

1.心理护理

意外致伤,顾虑手术效果,易产生焦虑心理。应给予耐心开导,介绍治疗方法及预后情况,并给予悉心护理,同时争取家属的理解与支持,减轻或消除心理问题,积极配合治疗。

2.体位

平卧位,患手高于心脏,有利于血液回流,减轻水肿和疼痛。

3.症状护理

手部创伤常伴有明显疼痛,与手部神经末梢丰富,感觉神经末端的位置表浅(特别是在桡侧与尺侧)、腕管内容相对拥挤有关。剧烈的疼痛会引起血管痉挛,还可引起情绪、凝血机理等一系列的变化,因此,应及时遵医嘱使用止痛药。

4.病情观察

病情观察包括生命体征及患肢局部情况,尤其应警惕失血性休克,正确使用止血带。

(二)术后护理

1. 体位

平卧位,抬高患肢,以利静脉回流,防止和减轻肿胀。手部尽快消肿,可减少新生纤维组织的形成,防止关节活动受限。

2. 饮食

宜高能量、高蛋白、高维生素、高铁、粗纤维饮食。局部保温应用 60~100W 照明灯,距离 30~40cm 照射局部,保持室温在 22~25℃(当室温接近 30℃时可免用烤灯),使局部血管扩张,改善末梢血液循环。术后 3~4d 内进行持续照射,以后可以在早晨、夜间室温较低时照射,术后 1 周即可停用。

3. 用药护理

及时、准确地执行医嘱,正确使用解痉、抗凝药物,如罂粟碱、妥拉苏林、右旋糖酐-40,以降低红细胞之间的凝集作用和对血管壁的附着作用,并可增加血容量,减低血液的黏稠度,利于血液的流通及伤口愈合;用药过程中,需注意观察药物不良反应(如出血倾向等)。

4. 病情的观察与处理

(1)全身情况:伤员经受创伤和手术后,失血较多而致低血压。而低血压容易使吻合的血管栓塞,直接影响肢体的成活,因此,术后要及时补充血容量,纠正贫血。

(2)局部情况:手部皮肤颜色、温度、毛细血管回流反应、有无肿胀等。损伤后的肿胀程度与损伤部位的结缔组织特征和血管分布有关,即结缔组织、血管丰富的部位肿胀明显。疼痛与损伤的程度和局部活动度有关:损伤越严重,局部活动度越大疼痛越剧烈。疼痛一般在伤后 2~3d 开始缓解,1 周左右可适应。此时,若疼痛未减轻且有加重趋势,应考虑感染的可能。

5. 潜在并发症的预防

(1)感染。

1)患者入院后,注意保护患手,避免或防止污染程度增加,妥善固定患肢,防止加重损伤。

2)术前认真细致地备皮。

3)及时应用破伤风抗毒素和广谱抗生素。

(2)关节活动障碍。

1)手指尽量制动在功能位。

2)尽量缩小固定范围和缩短固定时间,如血管吻合后固定 2 周,肌腱缝合后固定 3~4 周,神经修复后固定 4~6 周。

3)一旦拆除固定,及时进行患肢功能练习,以免造成关节僵直。

(3)肌肉失用性萎缩。

1)患肢充分进行肌力练习。

2)新近修复的肌腱肌肉,在静息约 2 周后应随着缝合处抗扩张强度的恢复而逐渐开始由轻而重的主动收缩。

3)肌力为 1~2 级时进行感应电刺激。

4)肌力达 3 级以上时必须进行抗阻练习,如揉转石球、捏皮球或海绵卷及挑皮筋网。

6.功能锻炼

(1)主动练习法:一般可在术后 3～4 周开始。主动充分的屈曲和伸直手的各关节,以减少肌腱粘连。对于肌腱移位术后的患者,在主动锻炼其移位的肌腱功能时,应结合被移植的肌腱原先的功能进行锻炼。

(2)被动活动法:被动活动开始的时间及力量大小,要依手术缝合方法、愈合是否牢固而定。如编织法缝合可在术后 5～6 周开始被动活动,力量由小到大,缓慢进行,不可用力过猛;在开始锻炼之前先做物理疗法,如理疗、按摩等。术后 5 周内不做与缝合肌腱活动方向相反的被动活动及牵拉肌腱活动,可做被动牵拉肌腱活动,使轻度的粘连被动拉开,但不可用力过猛,以防肌腱断裂。

(3)作业疗法:为患者提供有助于改善关节活动度、肌力及手部协调运动的练习,如包装、木工、装配、编织、镶嵌、制陶、园艺、弹奏乐器、玩纸牌、球类活动等。

第二节　断肢(指)再植

断肢再植是将断离的肢体血管重新吻合,恢复其血循环,彻底清创和作骨、神经、肌腱及皮肤的整复手术。断肢再植术恢复断离肢体血液循环后大量毒素被吸收,加上断肢时常合并有其他部位的损伤,患者术后体质虚弱,随时都有可能发生创伤性、中毒性休克、急性肾功能衰竭等严重并发症;另外,也可能发生再植血管痉挛栓塞,甚至出现血管危象,若处理不当,可造成断肢(指)坏死,致使再植失败。因此此术后细心观察与精心护理是再植成功与否的重要环节之一。

一、病情评估

(一)病史

1.受伤

包括致伤物、受伤原因与过程。了解现场及转运途中使用药物情况。

2.既往健康状况

有无吸烟史,以便掌握麻醉药、解痉药的有效使用量。

(二)身体状况评估

1.患手血运情况

了解扎止血带时间,观察是否存在皮肤苍白、皮温降低,指腹瘪陷、毛细血管回流缓慢或消失、皮肤青紫或肿胀等情况,以便及时松解止血带,配合医生采取有效措施。

2.伤口疼痛程度

以便及时处理疼痛,避免因剧烈疼痛发生虚脱、休克。

3.肢(指)体离断的程度

(1)完全离断:离断肢(指)体和人体完全分离,无任何组织相连。

(2)不完全离断:伤肢(指)的软组织大部分离断,相连的软组织少于该端面软组织的1/4。

4.肢(指)体损伤的性质

(1)整齐损伤:肢体的创缘整齐,创面周围没有严重的组织碾挫和缺损。

(2)不整齐损伤:组织的损伤范围广泛。

5.离断肢(指)体的处理与存放是否恰当

受伤现场离医院的距离,转运的时间,气温,是否将肢(指)体先用清洁或无菌布单,然后用塑料布或塑料袋包装后周围放置冰块,以减慢离断肢(指)体的远端组织代谢和细菌繁殖。禁忌将冰块和肢(指)体直接接触,以防冰块融化后冰水将肢体泡肿;也不可将断肢(指)远端浸泡在盐水里,以免血管床遭破坏,减低成活机会。

6.再植适应证

(1)伤员全身情况好,无严重多发伤。

(2)断肢(指)远、近侧经清创后相对完整,有可修复的神经、血管、肌肉和肌腱预计再植成活后能恢复一定功能。

(3)断肢(指)部位及伤后时间:高位肢体离断伤,如肩部、大腿上段离断,一般伤情重,时间以伤后 6h 内为宜,但在寒冷环境或经冷藏(2~4℃)处理者,离体缺血时间可延长。

(4)自体断肢移位再植:如两上肢破坏性离断,不能原位再植,但一手尚好,可自体移植于另一前臂,挽救一个有一定功能的手。或两下肢破坏性离断,如有一个相对完整的足,将其自体移植于另一小腿可保留一个下肢。

7.再植禁忌证

(1)多发伤或重要脏器伤,全身情况差,不能耐受再植手术者,伤后时间过长,断肢未冷藏处理。

(2)肢体损毁严重,软组织广泛碾挫伤,血管床破坏,感染中毒危险很大。

(3)肢体缺损过大。

(4)肩部或大腿高位断肢,断肢肌肉丰富,伤后时间较长,或软组织挫伤严重,尤其是年老体弱者。

(5)主要神经撕脱伤不能修复者。

8.全身情况

是否有烦躁不安或表情淡漠、皮肤黏膜苍白、湿冷、尿量减少、脉搏细速、血压下降等失血性休克的早期表现,以便及时补充血容量。

9.精神情感状况

患者对伤情的认识和对康复的期望值如何,以便针对性疏导。

10.辅助检查

X 线检查可以了解骨折的类型和移位情况。

二、护理问题

(一)焦虑

(1)预感到个体健康受到威胁,形象将受到破坏,如截瘫、截肢等。

(2)疼痛预后不佳,如恶性骨肿瘤、脊髓或神经受损等。

(3)担心社会地位改变。受伤后可能遗留不同程度的残疾或功能障碍,工作将可能改变。

(4)不理解手术程序,担心术后效果。

(5)不理解特殊检查与治疗,如 CT、MRI 检查及高压氧治疗等。

(6)已经或预感到将要失去亲人,如家庭车祸、患者自身病情危重等。

(7)不适应住院环境。

(8)受到他人焦虑情绪感染,如同病室住有焦虑的患者。

(9)经济困难,如骨髓炎患者治疗费用较高且可能迁延难愈,骨与关节结核患者治疗时间较长,费用较高。

(二)自理缺陷

(1)骨折。

(2)医疗限制:牵引、石膏固定等。

(4)卧床治疗。

(5)体力或耐力下降。

(6)意识障碍,如合并有脑外伤。

(三)疼痛

1.化学刺激

炎症、创伤。

2.缺血,缺氧

创伤、局部受压。

3.机械性损伤

体位不当,组织受到牵拉。

4.温度不宜

热或冷。

5.心理因素

幻觉痛,紧张。

(四)潜在并发症——休克(失血性、中毒性)

(1)创伤大、出血量多,尤其是高位断肢。

(2)毒素吸收:肢体严重创伤、高平面断离,尤其是缺血时间较长的断肢。

(五)潜在并发症——肾衰竭

(1)休克。

(2)肾缺血。

(3)肾中毒。

(六)潜在并发症——再植肢(指)体血液循环障碍

(1)血管痉挛:吸烟、疼痛、寒冷。

(2)血管栓塞。

(3)血容量不足。

(七)潜在并发症——便秘

(1)长期卧床,缺少活动。

(2)中枢神经系统引起排泄反应障碍,脊髓损伤或病变。

(3)肠蠕动反射障碍:骨盆骨折、谷类、蔬菜摄入不足、轻泻剂使用时间过长。

(4)机械性障碍:腹部、盆腔及横膈肌等肌肉软弱;年老体弱,缺乏 B 族维生素,低钾;排便环境改变。

(5)液体摄入不足。

(6)摄入纤维素不足。

(7)正常排泄之解剖结构,有机械性的障碍,如痔疮患者排便时疼痛与出血。

(8)心理因素:担心排便导致邻近会阴部的伤口受影响(搬运后移位、出血、疼痛),担心床上排便污染房间空气而遭他人嫌弃或不愿给人添麻烦等而未能定时排便。

(八)缺乏功能锻炼知识

(1)未接受过专业知识教育。

(2)畏惧。

三、护理目标

(一)焦虑

(1)患者能说出焦虑的原因及自我感受。

(2)患者能运用应付焦虑的有效方法。

(3)患者焦虑有所减轻,表现在生理上、心理上的舒适感有所增加。

(二)自理缺陷

(1)患者卧床期间生活需要能得到满足。

(2)患者能恢复或部分恢复到原来的自理能力。

(3)患者能达到病情允许下的最佳自理水平,如截瘫患者能坐轮椅进行洗漱、进食等。

(三)疼痛

(1)患者疼痛的刺激因素被消除或减弱。

(2)患者痛感消失或减轻。

(四)休克

(1)患者能得到及时观察,出现休克先兆时能得到及时处理。

(2)患者未发生休克。

(五)肾衰竭

(1)患者能得到及时观察,肾衰竭早期即能得到处理。

(2)患者未发生肾功能衰竭。

(六)潜在并发症——再植肢(指)体血液循环障碍

(1)患者无明显血液循环障碍的潜在因素。

(2)患者无明显再植肢(指)体血液循环障碍。

(3)患者一旦出现再植肢(指)体血液循环障碍,能得到及时处理。

(七)便秘

(1)患者便秘症状解除,不适感消失。

(2)患者已重建正常排便型态。

(3)患者身体清洁,感觉舒适。

(八)知识缺乏

(1)患者了解并掌握功能锻炼的方法。

(2)患者再植肢(指)体功能逐步恢复。

四、护理措施

(一)术前护理

1.心理护理

由于再植手术风险大,再植肢体存在功能难以完全复原、外观不同程度的破坏,甚至再植肢体不能成活,患者对手术效果担忧。应对患者进行心理护理,使其正视现实,树立信心。

2.体位

患肢或受伤局部抬高、制动,避免不必要的搬动,以减少出血或再损伤。

3.术前准备

改善患者全身情况,如补充血容量等,争取尽早手术。

(二)术后护理

1.体位

绝对卧床休息,避免肢体受压,预防血管痉挛。

2.局部情况的观察与处理

(1)皮肤温度。

1)正常指标。再植肢(指)皮温应在33～35℃,一般比健侧低2℃以内。手术结束时皮温一般较低,通常在3h内恢复。

2)变化规律。①平行曲线:移植组织与健侧组织的皮温相差±0.5～2℃以内呈平行变化,说明动、静脉吻合口通畅,血流通畅,移植组织血液循环良好。②骤降曲线:移植组织与健侧组织的皮温突然相差3℃以上时,系动脉栓塞所致,应立即行手术探查。③分离曲线:移植组织与健侧组织的皮温相差逐渐增大,24～48h后皮温相差达3℃,系静脉栓塞所致。

3)干扰因素。其一,室温及患肢局部温度干扰:再植的肢体为失神经组织,温度调节功能已丧失,易受外界温度的影响,局部有烤灯时皮温的高低不能反映实际情况;其二,暴露时间的干扰:移植组织一般均用多层纱布、棉垫包裹而保暖,一旦暴露后,皮温即随外界温度的变化而变化,暴露的时间越长,皮温变化越大;其三,因血液循环危象而行减张切开后,组织的渗血渗液也可干扰皮温的测定。

4)测量要点。测量皮温(包括再植组织和健侧组织)的部位应固定,可用圆珠笔标出,以便定位观察;测量先后次序及每次测量时间要恒定;压力也要恒定。一般应用半导体点温测量计,当压力较大时,点的接触面积较大,测出的温度也较高。

(2)皮肤颜色。

1)正常指标。再植肢体的皮肤颜色与健侧一致。

2)变化规律。皮肤颜色变淡或苍白,提示动脉痉挛或栓塞;皮肤出现散在性淤点,提示静脉部分栓塞或早期栓塞;随着栓塞程度的加重。散在性淤点相互融合成片,并扩展到整个再植组织表面,提示栓塞已近完全;移植组织的皮肤颜色大片或整片变暗,乃至变为紫黑色,提示静脉完全性栓塞。

3)干扰因素。光线的明暗。在自然光线下观察皮肤颜色比较可靠;皮肤色素的影响随民族、地域及个体不同而有所差异。

(3)肿胀程度。

1)正常指标。一般患肢均有微肿为(-);皮肤肿胀但皮纹存在为(+);肿胀明显,皮纹消失为(++);极度肿胀皮肤上出现水泡为(+++)。

2)变化规律。当血管痉挛或吻合口栓塞时,动脉血液供应不足,组织干瘪;静脉回流受阻或栓塞时,组织肿胀明显;当动、静脉同时栓塞时,肿胀程度不发生变化。

3)干扰因素。再植肢体的肿胀程度很少受外界因素干扰,因此,肿胀是比较可靠的血液循环观察指标。

(4)毛细血管回流测定。

1)正常指标。指压皮肤后,皮肤毛细血管迅速回流充盈,在1~2s内恢复。

2)变化规律。动脉栓塞时回流消失;静脉栓塞时回流早期增快,后期消失,而不论动脉痉挛或静脉痉挛肢体毛细血管回流均不会消失,故毛细血管回流是鉴别栓塞或痉挛最重要的指标。

3)干扰因素。毛细血管很少受外界干扰,对临床判断再植肢体有无血液循环障碍有最直接的价值。

五、并发症的观察与处理

(一)休克

患者经过创伤和长时间的再植手术后,失血较多,加之血液循环恢复后肢体的灌注,术后创面不可避免地渗出等,均可出现血容量不足导致休克。早期表现为烦躁不安或表情淡漠、皮肤黏膜苍白、湿冷、尿量减少脉搏快而弱。而血压下降后,周围血管痉挛,引起血流变慢,血管吻合口容易栓塞,使再植手术失败。因此,术后患者应每10~15min观察呼吸、血压、神志、皮肤黏膜的色泽1次,观察每小时尿量和尿相对密度,以便及早发现休克迹象。

从而采取积极有效的措施:补液、输血以纠正贫血与休克。但不宜使用升压药物,因其对周围血管引起收缩性痉挛,造成再植肢体和肾脏等脏器的缺血,加重再植肢体组织缺氧,并增加急性肾功能衰竭发生机会。患者还可因肢体严重创伤,缺血时间长而致中毒性休克,可出现中枢神经刺激症状,如神志不清、四肢痉挛、抽搐、口吐白沫、牙关紧闭。

(二)急性肾衰竭

急性肾衰竭是术后的严重并发症,也是导致死亡的主要原因之一。

长时间低血压、肢体挤压伤、断离肢体缺血时间长、清创不彻底并发感染、升压药物的滥用等。因此,应严密观察尿量与尿相对密度、血钾、非蛋白氮、血 pH 等,并准确记录液体出入量。应遵医嘱预防性应用抗生素等药物。

(三)脂肪栓塞综合征

在创伤性断肢患者中有一定的发病率,应引起重视。观察患者有无咳嗽、呼吸困难和低氧血症,皮下、结膜下及眼底有无出血点,是否神志不清、谵语、昏迷,少尿或尿中检查出脂肪滴等。一旦出现,立即报告医生给予抢救。

六、功能训练

(一)上肢(尤其是断掌、断腕)离断再植后

(1)术后 5 天,即可开始在控制下被动轻度活动手指,包括掌指关节和指间关节。否则,极易发生肌肉粘连,影响功能恢复。应指导和协助患者有控制地进行,活动的力量和幅度由小到大,循序渐进。

(2)术后 3 周缝合的肌腱已基本愈合,主动和被动活动力量和幅度即可加大。但切忌做粗暴的被动活动或用力主动活动,以免将缝合的肌腱撕脱。并注意防止拇指内收,掌指关节伸直及腕关节屈曲等非功能位,以免严重影响手的功能。

(二)断指再植后

(1)术后 3 周,对再植手指的关节开始功能锻炼。锻炼的幅度由小到大,次数由少到多。对已行理想内固定的骨折部位也可以做轻度的被动活动,待指骨连接、克氏针拔除后锻炼,每日 3~5 次,每次 10~20min,并逐渐加大活动量,用伤手做捏、握、抓的训练,如捏皮球、握擀面棍,拣核桃、火柴梗、花生米、黄豆、绿豆等。

(2)术后 3 个月可恢复正常生活与劳动,从而使伤手的功能获得较满意的恢复。

七、康复与健康指导

(一)饮食

合理饮食,增加营养,提高机体抵抗力。

(二)药物

对继续进行神经营养药物治疗的患者,详细介绍药物的用法、剂量、作用以及可能发生的不良反应和停药指征。

(三)强调功能锻炼

对患者及其家属反复进行指导,嘱其按照功能训练计划,进行功能锻炼。

(四)复查

定期复查再植肢(指)体功能恢复情况。

第三节　指伸肌腱损伤

指伸肌腱损伤常常由于较为暴露或浅表的损伤导致。手背侧皮肤和皮下组织薄弱，肌腱在多处紧紧贴近皮肤表面，手背侧的切割、挫捻、压挤或撕裂等均会累及伸肌腱。

一、诊断

伸肌腱不同部位断裂，其相应关节不能伸展，可出现畸形。对伸肌腱损伤的诊断同样可以根据受伤史、临床表现以及辅助检查，主要是依据不同区域的指伸肌腱损伤后的特征性表现。

(一)远侧指间关节处的伸肌腱损伤

远侧指间关节处的伸肌腱损伤表现为植状指畸形，手指末节处于半屈位置，不能主动伸直。在损伤的急性期还可以检查到手指末节背侧肿胀和压痛。

(二)近指间关节处的指伸肌腱(尤其是中央束单独损伤时)损伤

近指间关节处的指伸肌腱表现为纽孔样畸形，致邻近指间关节半屈，远指间关节过伸，掌指关节处的指伸肌腱中央束损伤或伸肌腱帽损伤表现为伸指力量减弱。

二、护理

(一)术前护理

1.心理护理

意外的伤害以及手部肌腱损伤后，相应关节活动功能丧失，患者往往会产生焦虑及恐惧的心理，这些不良的心理因素会影响手术效果。术前，护士应主动与患者交流，了解患者对手术的态度和想法，有针对性地向患者解释手术目的，注意事项及术后功能锻炼的重要性等，取得配合，树立患者战胜疾病的信心，使手术达到预期的效果。

2.术前准备

(1)完善术前各项常规检查：如血常规、出凝血时间、肝功能、肾功能、心电图、胸部 X线片。

(2)术前的健康指导：包括术前禁食、禁水时间，卫生处置，加强营养，注意休息和保暖，预防感冒，术后外固定的体位及注意事项等。

(3)皮肤准备：认真做好手术野皮肤清洁，术前可沐浴 1 次，并修剪指甲。手术晨常规备皮，以减少术后感染。

(二)术后护理

1.心理护理

术后患者担心手术疗效，或是对疼痛特别敏感，不愿接受早期锻炼等。护士应针对存在的问题，及时做好患者的思想工作，让其主动配合，共同完成各项治疗和护理工作。

2.一般护理

观察生命体征及患肢情况，伤口敷料外观有无渗血、渗液，手部及手指的肿胀程度、温度、感觉及活动状况。如有异常，及时通知医生并给予处理。

3.患肢体位与外固定的护理

立位时患肢于胸前悬吊，防止下垂影响手指末端血液循环；卧位时垫高患肢，一般抬高20°～30°，以促进血液循环，减轻肿胀。勿患侧卧位，以免影响血液循环。外固定者保持外固定的有效，并注意外固定包扎松紧适宜。

4.疼痛护理

由于手部神经支配丰富，肌腱手术后患者常感到伤口有不同程度的疼痛。为患者创造舒适、利于休息的环境，正确有效地评估患者的疼痛程度，并给予积极有效的止痛措施，减轻患者的疼痛，促进患者的舒适并能进行有效的功能锻炼。

5.康复护理

康复治疗包括手功能康复体疗、作业疗法、支具疗法、物理疗法等。向患者宣传康复治疗的重要性，了解康复锻炼的有关知识和方法。并根据患者受伤程度制订不同的锻炼方法和时间，指导并督促患者进行积极有效的康复训练。

功能锻炼的时间和方法如下。

(1)早期无抗阻的功能锻炼，最早第2天就可以开始进行限制性被动功能锻炼。术后1～3周限制性被动活动，以减少粘连，促进愈合。此期在医务人员的严格指导下进行患肢(指)被动屈曲、伸直活动，方法同上。

(2)中期无阻抗的功能锻炼：术后4～5周，指导患者轻度主动活动患肢(指)，练习时动作缓和，用力适当，每天10次，每次5min，以引起轻度酸胀为宜，避免暴力性动作。对肌肉和关节进行按摩，配合采用局部理疗如超短波、频谱等疗法。

(3)后期逐渐增加阻抗的功能锻炼：4～8周后完全去除石膏保护负重锻炼，渐进加大阻抗活动；术后6～10周变被动活动为主动活动患肢(指)20次，每1～2h重复1次。练习时掌握动作要领，功能活动由简到繁，循序渐进。鼓励患者做日常生活动作。

(4)10周后根据患者的工作性质或意愿进行各种不同的作业训练，为回归社会、恢复工作做好准备。

6.并发症的预防与护理

(1)水肿的预防与护理：水肿一般出现在术后48h内，是手外伤术后常见及相对较轻的并发症。手术后，置患者舒适卧位，用枕头或支架抬高患指连同该侧手臂，略高于心脏水平，促进静脉血和淋巴液回流，以减轻肢体水肿及疼痛，避免指(肢)体因长时间受压而加重肿胀。患者坐位或立位时将患肢悬吊于胸前，不能下垂或随步行而活动。密切观察手指末梢循环，防止因敷料包扎过紧或石膏固定不佳而造成静脉回流不畅。注意抬高患肢体位，敷料包扎松紧合适，术后24h后就可以轻轻按摩患指指腹；术后1d后可进行红外线理疗，每天2次，每次20min，促进末梢血液循环，减轻肿胀。

(2)肌腱粘连的预防与护理：肌腱修复术后，很难避免与周围组织发生粘连。一旦发生粘连，轻则影响肌腱活动，重则使肌腱修复手术失败。肌腱粘连是导致手术失败的最主要原因。

(3)肌腱断裂的预防与护理。

原因:

1)功能锻炼不当。

2)早期主动活动,术后早期主动活动是导致肌腱断裂的重要原因,由于术后早期肌腱尚未愈合,此时主动活动易使肌腱吻合口因张力过高而导致肌腱断裂。

3)术后过早负重,术后 4～5 周是轻度主动活动期,个别患者对功能锻炼过于急躁,盲目加大活动度可造成肌腱再断裂。

4)其他因素,与受伤的部位,程度及手术方法有关。

预防:正确指导术后功能锻炼的方法。

(4)关节僵硬的预防与护理。

原因:

1)患者因为过度焦虑,担心疼痛,又惧怕肌腱断裂而不敢活动,结果导致正常关节肌肉的酸胀、疼痛,以至于关节僵硬。

2)预防关节失用性挛缩:最好方法是尽量缩小固定范围,并尽量缩短固定时间,同时指导患者练习固定范围以外肢体近端和远端各关节的大幅度活动。要使患者清楚地认识到,未被固定的关节不但可以运动,而且必须运动。这需要护理人员给予耐心的解释,使患者知道,出现关节僵硬后给生活带来的诸多影响,根据患者的不同情况及时予以相应的功能锻炼与理疗等,防止关节僵硬的发生。

(5)其他并发症:肌腱修复术后除以上几种并发症外,还可以出现瘢痕挛缩肌肉萎缩等并发症,主要与不及时的功能锻炼有关,也与患者的个体差异有关。治疗与护理上要注意为患者补充营养,增强患者免疫力,及时给予热疗、蜡疗等物理治疗。

7.健康教育

(1)遵医嘱定时服药。

(2)保护患肢,保持伤口的清洁干燥,抬高患肢。带石膏固定出院者,应定期来院拆除石膏。

(3)补充营养,避免刺激性食物。

(4)继续加强康复训练,并逐渐加大运动幅度和量,直至手的功能恢复为止(肌腱粘连松解手术后,以主动锻炼为主)。

(5)定期门诊随访。

第四节　腕管综合征

腕管综合征(CTS)是最常见的周围神经卡压性疾患,也是手外科医生最常进行手术治疗的疾患。病理基础是正中神经在腕部的腕管内受卡压。

一、病因

腕管综合征发生的原因,是腕管内压力增高导致正中神经受卡压。无论是腕管内的内容物增加,还是腕管容积减小,都可导致腕管内压力增高。最常见的导致腕管内压力增高的原因,是特发性腕管内腱周滑膜增生和纤维化,其发生的机理尚不明了。有时也可见到其他一些少见病因,如屈肌肌腹位置过低,类风湿等滑膜炎症,创伤或退行性变导致腕管内骨性结构异常卡压神经,腕管内软组织肿物如腱鞘囊肿等。

二、临床表现

腕管综合征在女性的发病率较男性更高,但原因尚不清楚。常见症状包括正中神经支配区(拇指,示指、中指和无名指桡侧半)感觉异常和(或)麻木。夜间手指麻木很多时候是腕管综合征的首发症状,许多患者均有夜间手指麻醒的经历。很多患者手指麻木的不适可通过改变上肢的姿势或甩手而得到一定程度的缓解。患者在白天从事某些活动也会引起手指麻木的加重,如做针线活、驾车、长时间手持电话或长时间手持书本阅读。部分患者早期只感到中指(或)无名指指尖麻木不适,而到后期才感觉拇指、示指、中指和无名指桡侧半均出现麻木不适。某些患者也会有前臂甚至整个上肢的麻木或感觉异常,甚至感觉这些症状为主要不适。随着病情加重,患者可出现明确的手指感觉减退或散失,拇短展肌和拇对掌肌萎缩或力弱。患者可出现大鱼际最桡侧肌肉萎缩,拇指不灵活,与其他手指对捏的力量下降甚至不能完成对捏动作。

三、护理

(一)术前护理

1.心理护理

CTS患者由于病程长,术前接受过保守治疗,但效果不佳,因此对手术治疗顾虑重重。护士应做好宣传教育,告诉患者手术后6~8h内大部分患者能立即感到腕部轻松舒适;但由于创伤反应,术后3d可能会重新出现术前症状,需2~3周才会逐渐消失。

2.做好术前准备

术前常规检查胸部X线片、肌电图、心电图、血常规、尿常规、出凝血时间、肝功能、肾功能、血糖、肝炎两对半及人类免疫缺陷病毒(HIV),术前做好沐浴、更衣、修剪指甲、备皮、禁食等准备。

(二)术后护理

(1)按臂丛麻醉后常规护理。

(2)垫枕抬高患肢使患肢高于心脏水平15cm左右。

(3)观察石膏托固定是否适宜,松紧以伸进1指为宜,石膏边缘处妥善衬托。

(4)观察伤口敷料外观有无渗血、渗液。

(5)观察肢端色泽、温度,末梢循环、肿胀程度,发现异常及时通知医生处理。

(6)在麻醉后患肢感觉未恢复前,用温水洗去敷料两端暴露处的石膏粉末及消毒液痕迹。

(7)询问患者伤口的疼痛程度,按评估的分值给予相应处理。

(8)协助生活护理,按医嘱给予抗生素及营养神经药物。观察药物反应。协助患者生活护理。

(三)并发症的观察与护理

1.切口血肿形成

手术创伤引起切口渗血、渗液,增加腕管内压力而压迫正中神经。密切观察敷料渗血情况,开始每小时1次,连续4次,以后每班观察,渗血增多时及时处理。观察腕部肿胀、疼痛情况和手指皮肤颜色、温度变化。手掌侧中立位石膏固定,抬高患肢10°～20°,促进静脉回流,减轻组织水肿。

2.肌腱粘连

除术中使用确炎舒松、几丁糖外,手术后2d拆除石膏立即指导患者活动手指关节,能防止肌腱粘连,促进血液循环,减轻组织水肿,减轻腕管内压力。

3.神经损伤

正中神经返支和掌皮支易在术中受损。术后密切观察拇指对掌功能,以了解返支是否受损;观察手掌皮肤有无麻木,了解掌皮支是否受损。观察疼痛的性质及其发生、发展的演变,密切注意有无痛性神经瘤的发生。告知患者禁用热水袋,冬天用热水时应用健侧手试温,以免烫伤。

4.功能锻炼

康复锻炼是促进肢体功能恢复的重要措施。

(1)告知患者神经卡压后引起的肌肉萎缩、肌力减退需要较长时间才能恢复,使其树立长期锻炼的信心。

(2)根据正中神经卡压后引起拇指及大鱼际肌无力的特点,制订训练方案,重点训练拇指屈、内收及对指对掌等手部的精细动作。

(3)方法:术后48h后可行手指活动,3d后指导患者肩肘活动,1周后鼓励手部正常活动,2周后伤口拆线后指导患者用力握拳、伸指,用力抓握橡皮球、揉转健身球等;训练拇指与其余4指指腹相对,捏拿各种物品,每天3次,每次15～30min,每分钟频率35～50次。频率太快,手部抓握力量不够,不能达到锻炼效果。2～3周后进行拇指抗阻力运动训练,促使鱼际肌体积增大,肌力增强,恢复手部协调动作。运动强度由小到大,次数由少到多,每次锻炼以患肢承受能力为度,循序渐进。

(四)出院的健康指导

1.用药的护理

口服维生素 B_1、维生素 B_6、地巴唑、甲钴胺(弥可保,长期服用对肝脏有损,应1个月左右复查肝功能1次)。

2.门诊随访及注意事项

定期门诊随访(一般3个月),尤其要注意睡觉的姿势,不要压迫患肢。

第六章　骨科疾病护理

第一节　锁骨骨折

一、概述

锁骨位于胸廓前上方,呈横 S 形,是联系上肢与躯干的支架。骨折主要为间接暴力所致,常为跌倒时肩部着地或以手撑地而引起,大多发生在中 1/3 与外 1/3 交界处,多见于青壮年及儿童。

二、护理

(一)术前护理要点

1.体位

(1)原因:保持两肩后伸外展,有利于维持良好的复位位置。

(2)具体措施:复位固定后,站立时保持挺胸提肩,两手叉腰,卧位时应去枕仰卧于硬板床上,两肩胛骨中间垫一窄枕。

2.术前功能锻炼

(1)原因:功能锻炼能够促进上肢的血液循环,改善受伤局部的血液供应。

(2)具体措施:术前可进行上肢手指、腕、肘关节的主动功能锻炼,并鼓励患者在病情允许时,进行适当的离床活动。

1)手部锻炼:缓慢用力握拳,持续 5~10s,放松后缓慢用力伸直手指,持续 5~10;反复练习 5~10 次为一组,每日练习 3~4 组。

2)腕关节锻炼:双手对掌练习背伸动作。

3)肘关节锻炼:肩关节中立位,进行肘关节屈伸运动。

4)禁忌肩前屈、内收等动作。

(二)术后护理要点

进行术后功能锻炼。

1.原因

术后的功能锻炼能够促进上肢的肿胀消退,同时有效避免肌肉的萎缩和促进骨折的愈合。

2.具体措施

(1)麻醉作用消失后,可鼓励患者进行手指屈伸练习。

(2)术后第 1 天,平卧位进行手部及腕、肘关节的活动,如手指、腕、肘关节伸屈运动,每日 2~3 次,每次 5~10min,因人而异,不感疲劳为宜。

(3)术后第2~3天,坐位或站立位进行手指、腕,肘关节伸屈运动。坐起时使用吊带保护患肢。

(4)锁骨中1/3骨折的患者:术后需用吊带保护4~6周,早期可进行肩袖等肌肉的收缩练习,3周后可以在保护下进行一定范围的肩关节活动,较大范围的活动则需手术后4~6周进行。定期拍片观察愈合情况。患者出现临床和放射学愈合后,且肩关节活动范围接近正常时,可进行体育活动,获得坚固的骨性愈合则需要4~6个月的时间。

(5)锁骨外1/3骨折的患者:改良Knowles针固定术后,需吊带保护4~6周。早期进行肌肉收缩练习,3周后进行肩关节的功能活动,固定针可在X线片显示有早期愈合时拔除(在6~8周)。

第二节　肱骨干骨折

一、概述

肱骨干骨折是较为常见的骨折,约占所有骨折的3%。

二、护理

(一)术前护理要点——保护患肢

1.原因

由于桡神经在肱骨中段的解剖位置关系,肱骨干骨折有时会造成桡神经损伤,甚至在搬运过程中引起桡神经的损伤。肱骨干中下1/3处骨折多由间接暴力所致,大多有成角移位,此处骨折最易导致桡神经损伤,表现为垂腕畸形。桡神经损伤大多为挫伤,一般在3个月内都能恢复正常。

2.具体措施

(1)为防止桡神经的进一步损伤,术前患肢应置屈肘位,可用软枕垫起,使损伤组织处于无张力状态。

(2)搬动伤肢时,两手分别托住肩关节和肘关节。

(3)尽量不在患肢上使用止血带、输液,以免加重桡神经的缺血、缺氧,不利于神经功能的恢复。

(二)术后护理要点——功能锻炼

1.原因

术后的功能锻炼能够促进上肢的肿胀消退,同时有效避免肌肉的萎缩、肘关节的僵硬和促进骨折的愈合。

2.具体措施

(1)伤后患肢手、腕关节的活动即刻就应开始。

（2）肩、肘关节活动随着患者疼痛减轻应尽早开始。

（3）伸屈肩、肘关节，健侧手握住患侧腕部，使患肢向前伸展，再屈肘后伸上臂。

（4）旋转肩关节，身体向前倾斜，屈肘90°，使上臂与地面垂直，以健手握患侧腕部，做划圆圈动作。

第三节　佝偻病

佝偻病和软骨病同属钙化疾患，是新形成的骨有机质不能以正常方式进行钙化引起的骨骼疾患，主要原因是维生素 D 或共源性代谢物的缺乏。同时合成钙或磷的能力下降，以及由此引起的钙、磷代谢紊乱。佝偻病主要发生在长骨骨骺闭合以前，即发生在婴幼儿童，多见于3 岁以下幼儿，以 6 个月到 1 岁最为多见。它不仅骨骼受累，而且生长板的软骨基质也常受累，包括软骨钙化不良，软骨细胞成熟延迟，排列紊乱，骨骺生长板增厚，关节增大等。

一、病因

(一)日光照射不足

维生素 D 由皮肤经日照产生，如日照不足，尤其在冬季，需定期通过膳食补充。此外空气污染也可阻碍日光中的紫外线。人们日常所穿的衣服、住在高楼林立的地区、生活在室内、使用人工合成的太阳屏阻碍紫外线、居住在日光不足的地区等都影响皮肤生物合成足够量的维生素 D。对于婴儿及儿童来说，日光浴是使机体合成维生素 D_3 的重要途径。

(二)维生素 D 摄入不足

动物性食品是天然维生素 D 的主要来源，海水鱼如鲱鱼、沙丁鱼，动物肝脏、鱼肝油等都是维生素 D_2 的良好来源。从鸡蛋、牛肉、黄油和植物油中也可获得少量的维生素 D_2 而植物性食物中含维生素 D 较少。天然食物中所含的维生素 D 不能满足婴幼儿对它的需要，需多晒太阳，同时补充鱼肝油。

(三)钙含量过低或钙磷比例不当

食物中钙含量不足以及钙、磷比例不当均可影响钙、磷的吸收。人乳中钙、磷含量虽低，但比例（2∶1）适宜，容易被吸收，而牛乳钙、磷含量较高，但钙磷比例（1.2∶1）不当，钙的吸收率较低。

(四)需要量增多

早产儿因生长速度快和体内储钙不足而易患佝偻病；婴儿生长发育快对维生素 D 和钙的需要量增多，故易引起佝偻病；2 岁后因生长速度减慢且户外活动增多，佝偻病的发病率逐渐减少。

(五)疾病和药物影响

肝、肾疾病及胃肠道疾病影响维生素 D、钙、磷的吸收和利用。小儿胆汁淤积、先天性胆道狭窄或闭锁、脂肪泻、胰腺炎、难治性腹泻等疾病均可影响维生素 D、钙、磷的吸收而患佝偻病。长期使用苯妥英钠、苯巴比妥钠等药物,可加速维生素 D 的分解和代谢而引起佝偻病。

二、临床表现

维生素 D 缺乏性佝偻病临床主要为骨骼的改变、肌肉松弛以及非特异性的精神神经症状。重症佝偻病患者可影响消化系统、呼吸系统、循环系统及免疫系统,同时对小儿的智力发育也有影响。在临床上分为初期、激期、恢复期和后遗症期。初期、激期和恢复期,统称为活动期。

三、鉴别诊断

首先要区分维生素 D 缺乏性佝偻病、肠性佝偻病、后天肾性佝偻病、胎儿性佝偻病及抗维生素 D 佝偻病。其次要与软骨发育不全,干骺端发育不良鉴别。另外还要和坏血病鉴别。

四、治疗

预防和治疗均需补充维生素 D 并辅以钙剂,防止骨骼畸形和复发。

(一)一般治疗

坚持母乳喂养,及时添加含维生素 D 较多的食品(肝、蛋黄等),多到户外活动,增加日光直接照射的机会。激期阶段勿使患儿久坐、久站,防止骨骼畸形。

(二)补充维生素 D

初期每天口服维生素 D,持续 1 个月后,改为预防量。激期口服,连服 1 个月后改为预防量。若不能坚持口服或患有腹泻病者,可肌内注射维生素 D,大剂量突击疗法,1 个月后改预防量口服。肌内注射前先口服钙剂 4~5 天,以免发生医源性低钙惊厥。

(三)补充钙剂

维生素 D 治疗期间应同时服用钙剂。

(四)矫形疗法

采取主动和被动运动,矫正骨骼畸形。轻度骨骼畸形在治疗后或在生长过程中自行矫正,应加强体格锻炼,可作些主动或被动运动的方法矫正,例如俯卧撑或扩胸动作使胸部扩张,纠正轻度鸡胸及肋外翻。严重骨骼畸形者外科手术矫正,4 岁后可考虑手术矫形。

五、预后转归

佝偻病患儿的骨质脆弱柔软。会因体重的压力或肌肉的牵扯而致弯曲畸形。最早畸形发生在骨端,以后因随骨骺继续生长,畸形至骨干部、头颅、胸廓和骨盆均可发生畸形。

第四节　骨质疏松症

骨质疏松症是多种原因引起的一组骨病,骨组织有正常的钙化,钙盐与基质呈正常比例,以单位体积内骨组织量减少为特点的代谢性骨病变。在多数骨质疏松中,骨组织的减少主要由于骨质吸收增多所致。以骨骼疼痛、易于骨折为特征。

一、病因和危险因素

正常成熟骨的代谢主要以骨重建的形式进行。进入更年期后,男性的骨密度(BMD)下降速率一般慢于女性,因为后者除增龄外,还有雌激素缺乏因素的参与。凡使骨吸收增加和(或)骨形成减少的因素都会导致骨丢失和骨质量下降,脆性增加,直至发生骨折。

(一)骨吸收因素

1.性激素缺乏

雌激素缺乏使破骨细胞功能增强,骨丢失加速,这是 PMOP 的主要病因;而雄激素缺乏在老年性 OP 的发病中起了重要作用。

2.活性维生素 D 缺乏和 PTH 增高

由于高龄和肾功能减退等原因致肠钙吸收和 $1,25(OH)_2D_3$ 生成减少,PTH 呈代偿性分泌增多,导致骨转换率加速和骨丢失。

3.细胞因子表达紊乱

骨组织的 IL-1、IL-6 和 TNF 增高,而护骨素(OPG)减少,导致破骨细胞活性增强和骨吸收。

(二)骨形成因素

1.峰值骨量降低

青春发育期是人体骨量增加最快的时期,约在 30 岁左右达到峰值骨量(PBM)。PBM 主要由遗传因素决定,并与种族、骨折家族史、瘦高身材等临床表象,以及发育、营养和生活方式等相关联。性成熟障碍致 PBM 降低,成年后发生 OP 的可能性增加,发病年龄提前。PBM 后,OP 的发生主要取决于骨丢失的量和速度。

2.骨重建功能衰退

可能是老年性 OP 的重要发病原因。成骨细胞的功能与活性缺陷导致骨形成不足和骨丢失。

(三)骨质量下降

骨质量主要与遗传因素有关,包括骨的几何形态、矿化程度、微损伤累积、骨矿物质与骨基质的理化与生物学特性等。骨质量下降导致骨脆性和骨折风险增高。

(四)不良的生活方式和生活环境

OP 和 OP 性骨折的危险因素很多,如高龄、吸烟、制动、体力活动过少、酗酒、跌倒、长期卧床、长期服用糖皮质激素、光照减少、钙和维生素 D 摄入不足等。蛋白质摄入不足、营养不良和肌肉功能减退是老年性 OP 的重要原因。危险因素越多,发生 OP 和 OP 性骨折的概率越大。

二、临床表现

(一)骨痛和肌无力

轻者无症状,仅在 X 线摄片或 BMD 测量时被发现。较重患者常诉腰背疼痛、乏力或全身骨痛。骨痛通常为弥漫性,无固定部位,检查不能发现压痛区(点)。乏力常于劳累或活动后加重,负重能力下降或不能负重。四肢骨折或髋部骨折时肢体活动明显受限,局部疼痛加重,有畸形或骨折阳性体征。

(二)骨折

常因轻微活动、创伤、弯腰、负重、挤压或摔倒后发生骨折。多发部位为脊柱、髋部和前臂,其他部位也可发生,如肋骨、盆骨、肱骨,甚至锁骨和胸骨等。脊柱压缩性骨折多见于 PMOP 患者,可单发或多发,有或无诱因,其突出表现为身材缩短;有时出现突发性腰痛,卧床而取被动体位。髋部骨折多在股骨颈部(股骨颈骨折),以老年性 OP 患者多见,通常于摔倒或挤压后发生。第一次骨折后,患者发生再次或反复骨折的概率明显增加。

(三)并发症

驼背和胸廓畸形者常伴胸闷、气短、呼吸困难,甚至发绀等表现。肺活量、肺最大换气量和心排血量下降,极易并发上呼吸道和肺部感染。髋部骨折者常因感染、心血管病或慢性衰竭而死亡;幸存者生活自理能力下降或丧失,长期卧床加重骨丢失,使骨折极难愈合。

三、诊断与鉴别诊断

(一)诊断

1.诊断线索

(1)绝经后或双侧卵巢切除后女性。

(2)不明原因的慢性腰背疼痛。

(3)身材变矮或脊椎畸形。

(4)脆性骨折史或脆性骨折家族史。

(5)存在多种 OP 危险因素,如高龄、吸烟、制动、低体重长期卧床、服用糖皮质激素等。

2.诊断标准

详细的病史和体检是临床诊断的基本依据,但确诊有赖于 X 线照片检查或 BMD 测定,并确定是低骨量[低于同性别 PBM 的 1 个标准差(SD)以上但小于 2.5 个 SD]、OP(低于 PBM 的 2.5 个 SD 以上)或严重 OP(OP 伴一处或多处骨折)。OP 性骨折的诊断主要根据年龄、外伤骨折史、临床表现以及影像学检查确立。

正、侧位 X 线片(必要时可加特殊位置片)确定骨折的部位、类型、移位方向和程度;CT 和 MRI 对椎体骨折和微细骨折有较大诊断价值;CT 三维成像能清晰显示关节内或关节周围骨折;MRI 对鉴别新鲜和陈旧性椎体骨折有较大意义。

(二)鉴别诊断

1.老年性 OP 与 PMOP 的鉴别

在排除继发性 OP 后,老年女性患者要考虑 PMOP、老年性 OP 或两者合并存在等可能,可根据既往病史、BMD 和骨代谢生化指标测定结果予以鉴别。

2.内分泌性

OP 根据需要,选择必要的生化或特殊检查逐一排除。甲旁亢者的骨骼改变主要为纤维囊性骨炎,早期可仅表现为低骨量或 OP。测定血 PTH、血钙和血磷一般可予鉴别,如仍有困难可行特殊影像学检查或动态试验。其他内分泌疾病均因本身的原发病表现较明显,鉴别不难。

3.血液系统疾病

血液系统肿瘤的骨损害有时可酷似原发性 OP 或甲旁亢,此时有赖于血 PTH、PTH 相关蛋白(PTHrP)和肿瘤特异标志物测定等进行鉴别。

4.原发性或转移性骨肿瘤

转移性骨肿瘤(如肺癌、前列腺癌、胃肠癌等)或原发性骨肿瘤(如多发性骨髓瘤、骨肉瘤和软骨肉瘤等)的早期表现可酷似 OP。当临床高度怀疑为骨肿瘤时,可借助骨扫描或 MRI 明确诊断。

5.结缔组织疾病

成骨不全的骨损害特征是骨脆性增加,多数是由于 I 型胶原基因突变所致。临床表现依缺陷的类型和程度而异,轻者可仅表现为 OP 而无明显骨折,必要时可借助特殊影像学检查或 I 型胶原基因突变分析予以鉴别。

四、治疗

按我国的 OP 诊疗指南确定治疗病例。强调综合治疗,早期治疗和个体化治疗;治疗方案和疗程应根据疗效、费用和不良反应等因素确定。合适的治疗可减轻症状,改善预后,降低骨折发生率。

(一)一般治疗

1.改善营养状况

补给足够的蛋白质有助于 OP 和 OP 性骨折的治疗,但伴有肾衰竭者要选用优质蛋白饮食,并适当限制其摄入量。多进富含异黄酮类食物对保存骨量也有一定作用。

2.补充钙剂和维生素 D

不论何种 OP 均应补充适量钙剂,使每日元素钙的总摄入量达 $800\sim1200mg$。除增加饮食钙含量外,尚可补充碳酸钙、葡萄糖酸钙、枸橼酸钙等制剂。同时补充维生素 $D400\sim600IU/$天。非活性维生素 D 主要用于 OP 的预防,而活性维生素 D 可促进肠钙吸收,增加肾小管对钙的重吸收,抑制 PTH 分泌,故可用于各种 OP 的治疗。骨化三醇[$1,25(OH)_2D_3$ 钙三醇]或阿法骨化醇的常用量为 $0.25\mu g/$天,应用期间要定期监测血钙、磷变化,防止发生高钙血症和高磷血症。

3.加强运动

多从事户外活动,加强负重锻炼,增强应变能力,减少骨折意外的发生。运动的类型、方式和量应根据患者的具体情况而定。需氧运动和负重锻炼的重点应放在提高耐受力和平衡能力上,降低摔倒和骨折风险。避免肢体制动,增强抵抗力,加强个人护理。

4.纠正不良生活习惯和行为偏差

提倡低钠、高钾、高钙和高非饱和脂肪酸饮食,戒烟忌酒。

5.避免使用致 OP 药物

如抗癫痫药、苯妥英、苯巴比妥、卡巴马嗪、扑米酮、丙戊酸、拉莫三嗪、氯硝西泮、加巴喷丁和乙琥胺等。

6.对症治疗

有疼痛者可给予适量非甾体抗炎药,如阿司匹林,每次 0.3～0.6g,每日不超过 3 次;或吲哚美辛(消炎痛)片,每次 25mg,每日 3 次;或桂美辛(吲哚拉新)每次 150mg,每日 3 次;或塞来昔布,每次 100～200mg,每日 1 次。发生骨折或遇顽固性疼痛时,可应用降钙素制剂。骨畸形者应局部固定或采用其他矫形措施防止畸形加剧。骨折者应给予牵引、固定、复位或手术治疗,同时应辅以物理康复治疗,尽早恢复运动功能。必要时由医护人员给予被动运动,避免因制动或废用而加重病情。

(二)特殊治疗

1.性激素补充治疗

(1)雌激素补充治疗。

1)治疗原则:雌激素补充治疗主要用于 PMOP 的预防,有时也可作为治疗方案之一。

雌激素补充治疗的原则是:①确认患者有雌激素缺乏的证据。②优先选用天然雌激素制剂(尤其是长期用药时)。③青春期及育龄期妇女的雌激素用量应使血雌二醇的目标浓度达到中、晚卵泡期水平(150～300pg/mL 或 410～820pmo/L),绝经后 5 年内的生理性补充治疗目标浓度为早卵泡期水平(40～60pg/mL)。④65 岁以上的绝经后妇女使用时应选择更低的剂量。

2)禁忌证。①子宫内膜癌和乳腺癌。②子宫肌瘤或子宫内膜异位。③不明原因阴道出血。④活动性肝炎或其他肝病伴肝功能明显异常。⑤系统性红斑狼疮。⑥活动性血栓栓塞性病变。⑦其他情况,如黑色素瘤、阴道流血、血栓栓塞史、冠心病、耳硬化症、血卟啉症和瓣状细胞性贫血等。伴有严重高血压、糖尿病、胆囊疾病、偏头痛、癫痫、哮喘、泌乳素瘤、母系乳腺癌家族史和乳腺增生者慎用雌激素制剂。

3)常用制剂和用量。①微粒化 17－β－雌二醇或戊酸雌二醇 1～2mg/d。②炔雌醇 10～20μg/d。③替勃龙 1.25～2.5mg/d。④尼尔雌醇 1～2mg/w。⑤雌二醇皮贴剂 0.05～0.1mg/d。

雌、孕激素合剂或雌、孕、雄激素合剂的用量小;皮肤贴剂可避免药物首经肝及胃肠道;鼻喷雌激素制剂具有药物用量低、疗效确切等优点。

4)注意事项。①雌激素补充治疗的疗程一般不超过 5 年,治疗期间要定期进行妇科和乳腺检查;如子宫内膜厚度大于 5mm,必须加用适当剂量和疗程的孕激素;反复阴道出血者宜减少用量或停药。②一般口服给药,伴有胃肠、肝胆、胰腺疾病者,以及轻度高血压、糖尿病、血甘油三酯升高者应选用经皮给药;以泌尿生殖道萎缩症状为主者宜选用经阴道给药。③青春期和育龄期妇女的雌、孕激素的配伍可选用周期序贯方案,绝经后妇女可选用周期或连续序贯方案、周期或连续联合方案。

(2)雄激素补充治疗:用于男性 OP 的治疗。天然的雄激素主要有睾酮、雄烯二酮及二氢睾酮,但一般宜选用雄酮类似物苯丙酸诺龙(19-去甲-17-苯丙酸睾酮)或司坦唑醇(吡唑甲睾酮)。雄激素对肝有损害,并常导致水、钠潴留和前列腺增生,因此长期治疗宜选用经皮制剂。

2.选择性雌激素受体调节剂和选择性雄激素受体调节剂

SERM 主要适应于 PMOP 的治疗,可增加 BMD,降低骨折发生率,但偶可导致血栓栓塞性病变。SARM 具有较强的促合成代谢作用,有望成为治疗老年男性 OP 的较理想药物。

3.二磷酸盐

二磷酸盐抑制破骨细胞生成和骨吸收,主要用于骨吸收明显增强的代谢性骨病(如变形性骨炎、多发性骨髓瘤、甲旁亢等),也可用于高转换型原发性和继发性 OP、高钙血症危象和骨肿瘤的治疗,对类固醇性 OP 也有良效;但老年性 OP 不宜长期使用该类药物,必要时应与 PTH 等促进骨形成类药物合用。

常用的二磷酸盐类药物有三种:

(1)依替膦酸二钠(1-羟基乙膦酸钠):400mg/天,于清晨空腹时口服,服药 1 小时后方可进餐或饮用含钙饮料,一般连服 2~3 周。通常需隔月 1 个疗程。

(2)帕米膦酸钠(3-氨基-1-羟基乙膦酸钠):用注射用水稀释成 3mg/mL 浓度后加入生理盐水中,缓慢静脉滴注(不短于 6 小时),每次 15~60mg,每月注射 1 次,可连用 3 次,此后每 3 个月注射 1 次或改为口服制剂。本药的用量要根据血钙和病情而定,两次给药的间隔时间不得少于 1 周。

(3)阿仑膦酸钠(4-氨基-1-羟丁基乙膦酸钠):常用量为 10mg/天,服药期间无须间歇;或每周口服 1 次,每次 70mg。其他新型二磷酸盐制剂:唑来膦酸二钠、氯屈膦酸二钠、因卡膦酸二钠等,可酌情选用。

用药期间需补充钙剂,偶可发生浅表性消化性溃疡;静脉注射可导致二磷酸盐钙螯合物沉积,有血栓栓塞性疾病、肾功能不全者禁用。治疗期间追踪疗效,并监测血钙、磷和骨吸收生化标志物。

4.降钙素

降钙素为骨吸收的抑制剂,主要适用于:①高转换型 OP。②OP 伴或不伴骨折。③变形性骨炎。④急性高钙血症或高钙血症危象。

主要制剂:①鲑鱼降钙素为人工合成鲑鱼降钙素,每日 50~100U,皮下或肌内注射;有效后减为每周 2~3 次,每次 50~100U。②鳗鱼降钙素为半人工合成的鳗鱼降钙素,每周肌内注射 2 次,每次 20U,或根据病情酌情增减。③降钙素鼻喷剂,100U/天,其疗效与注射剂相同。

孕妇和过敏反应者禁用。应用降钙素制剂前需补充数日钙剂和维生素 D。

5.甲状旁腺素(PTH)

小剂量 PTH 可促进骨形成,增加骨量。对老年性 OP、PMOP、雌激素缺乏的年轻妇女和糖皮质激素所致的 OP 均有治疗作用。PTH 可单用(400~800U/天),疗程 6~24 个月,或与雌激素、降钙素、二磷酸盐或活性维生素 D 联合应用。

6.其他药物

包括小剂量氟化钠、GH 和 IGF-1 等。

(三)OP 性骨折的治疗

治疗原则包括复位、固定、功能锻炼和抗 OP 治疗。

第五节　风湿性关节炎

风湿性关节炎属变态反应性疾病,是风湿热的主要表现之一。多以急性发热及关节疼痛起病,典型表现是轻度或中度发热,游走性多关节炎,受累关节多为膝、踝、肩、肘、腕等大关节,常见由一个关节转移至另一个关节,病变局部呈现红、肿、灼热、剧痛,部分患者也有几个关节同时发病,不典型的患者仅有关节疼痛而无其他炎症表现,急性炎症一般于 2～4 周消退,不留后遗症,但常反复发作。若风湿活动影响心脏,则可发生心肌炎,甚至遗留心脏瓣膜病变。约80％患者的发病年龄在 20～45 岁,以青壮年为多,女性多于男性。

一、病因

风湿性关节炎的病因尚未完全明了。根据症状、流行病学及免疫学的统计分析,认为与人体溶血性链球菌感染密切相关,目前注意到病毒感染与本病也有一定关系。

二、临床特点

(一)症状

1.风湿性关节炎的局部典型症状

关节疼痛,多由一个关节转移至另一个关节,常对称发病。

2.风湿病的全身多种症状

如风湿病处于急性期或慢性活动阶段,则可同时出现其他多种急性风湿病的临床表现,如上呼吸道感染史、发热、心肌炎、皮肤渗出型或增殖型病变、舞蹈病、胸膜炎、腹膜炎、脉管炎、肾炎等,如风湿病处于慢性阶段,则可见到各种风湿性心瓣膜病的改变。

(二)体征

表现为游走性关节炎,多由一个关节转移至另一个关节,常对称累及膝、踝、肩、腕、肘、髋等大关节,局部呈红、肿、热、痛的炎症表现,但永不化脓,部分患者数个关节同时发病,亦可波及手足小关节或脊柱关节等。

急性游走性大关节炎,常伴有风湿热的其他表现如心肌炎、环形红斑、皮下结节等,血清中抗链球菌溶血素"O"凝集效价明显升高,咽拭子培养阳性和血白细胞增多等。

三、诊断

(一)诊断

1.病史

发病前 1～4 周可有溶血性链球菌感染史。

2.临床症状

受累关节以大关节为主,开始侵及下肢关节者占85%,膝和踝关节最为常见。其次为肩、肘和腕、手和足的小关节少见。关节病变呈多发性和游走性,关节局部炎症明显,表现有红、肿、热、痛、压痛及活动受限,持续时间不长,常在数日内自行消退。

3.实验室检查

白细胞计数轻度或中度增高,中性粒细胞稍增高,常有轻度贫血。尿中有少量蛋白、红细胞和白细胞。血清中抗链球菌溶血素"O"多在500单位以上。血沉多增快。

4.X线表现

风湿病伴关节受累时,不一定都有阳性X线征象。有的患者,其关节X线全无异常表现,有的患者则受累关节显示骨质疏松。有时风湿性心脏病患者的手部X线与类风湿关节炎的变化很相似,易出现掌骨头桡侧骨侵蚀面形成钩状畸形。

本病的诊断目前仍采用Jones标准,即以心肌炎、多发性关节炎、舞蹈病、环形红斑及皮下结节为主要诊断依据,以既往风湿热史或现在有风湿性心脏病、关节痛、发热、血沉增快、C—反应蛋白阳性或白细胞计数增多及心电图P—R间期延长作为次要依据。

凡临床上有以上2项主要表现或1项主要表现加2项次要表现,并近期有乙型链球菌感染和其他证据等而做出诊断,如果抗"O"增高或拭子培养阳性者可以明确诊断。

(二)鉴别诊断

1.脓毒血症引起的迁徙性关节炎

常有原发感染的征候,血液及骨髓培养呈阳性且关节内渗出液有化脓趋势并可找到病原菌。

2.结核性关节炎

多为单个关节受累,好发于经常活动手摩擦或负重的关节。

3.结核感染过敏性关节炎

体内非关节部位有确切的结核感染灶,无骨质破坏。

4.淋巴瘤和肉芽肿

少数患者可出现急性多关节炎症状。

5.莱姆关节炎

此病是由蜱传播的一种流行病。

6.痛风

痛风的发病率有明显增多趋势,痛风早期易与类风湿关节炎与风湿性关节炎相混淆。

7.类风湿性关节炎

类风湿性关节炎,为多发性对称性指掌等小关节炎和脊柱炎,晚期往往造成关节的畸形。可见类风湿结节和心、肺、肾、周围神经及眼的病变,类风湿因子阳性。

四、治疗

(一)药物治疗

治疗原则是早期诊断和尽早合理、联合用药。常用的抗风湿病药物如下:

1. 非甾体抗炎药

可抑制前列腺素的合成而迅速产生抗炎止痛作用,对解除疼痛有较好效果,但不能改变疾病的病程。临床上常用的有盐酸氨基葡萄糖颗粒、布洛芬、青霉胺、双氯酚酸、阿司匹林、吲哚美辛等。

2. 慢作用抗风湿药

多用于类风湿关节炎及血清阴性脊柱关节病。对病情有一定控制作用但起效较慢。常用的有金合剂(肌内注射或口服)、青霉胺、柳氮磺胺吡啶、氯喹等。

3. 细胞毒药物

通过不同途径产生免疫抑制作用。常用的有环磷酰胺、氨甲蝶呤、金独春等。它们往往是系统性红斑狼疮、类风湿关节炎和血管炎的二线药物,不良反应虽较多且较严重,但对改善这些疾病的愈后有很大的作用。

4. 肾上腺皮质激素

是抗炎、抗过敏药物,明显地改善了系统性红斑狼疮等结缔组织病的愈后,但不能根治这些疾病。其众多的不良反应随剂量加大及疗程延长而增加,故在应用时要衡量它的疗效和不良反应而慎重选用。

(二)外科疗法

包括不同的矫形手术、人工关节的置换、滑膜切除等。手术不能治愈疾病只能改善关节功能和生活的能力。

(三)骨髓移植

治疗风湿性关节炎确实有显著的疗效。通过恢复免疫系统功能来促使患者痊愈的自身骨髓移植法,治疗儿童风湿性关节炎取得了较好的疗效。骨髓移植的具体步骤是:先抽出患者身上的骨髓,用药物和放射等手段对骨髓进行处理,除去其中的 T 细胞,再把处理过的骨髓注射回患者体内,并使用特殊药物促使患者骨髓生长,使患者免疫系统功能恢复正常。可以使患者在几年内不再发病,对于处于骨架和关节生长期的儿童非常重要。

(四)其他治疗

包括物理、康复、职业训练、心理等治疗,是本类疾病综合治疗的不可少的部分。

第六节　强直性脊柱炎

强直性脊柱炎是脊椎的慢性进行性炎症,其特点是病变常从骶髂关节开始逐渐向上蔓延至脊柱,导致纤维性或骨性强直和畸形。

本病属血清阴性反应的结缔组织疾病,以此与类风湿关节炎相鉴别。病因尚不清,但组织相容抗原 HLA－B27 与本病相关,强直性脊柱炎患病 HLA－B27 的阳性率可高达

88％～96％。

一、病因

强直性脊柱炎的真正病因未明,基因遗传与环境因素及某些微生物感染等是导致发病的重要因素。

(一)基因遗传和环境因素

国内外流行病学表明,本病有明显的家族聚集现象和遗传倾向。有数个患者发生在一个家庭,也有兄弟二人或父子二人同患本病的。家族遗传阳性率可达 23.7％。在发病的患者中有 90％～95％HLA－B27 阳性。而 HLA－B27 阳性的强直性脊柱炎患者的阳性亲属中发病危险度高达 25％～50％。所以,人白细胞抗原 HLA－B27 与强直性脊柱炎的发病密切相关。但是由于仍有一部分强直性脊柱炎患者 HLA－B27 阴性,因此 HLA－B27 并非强直性脊柱炎直接致病基因和必须具备的发病因素,也不是必定可以诱发本病的因素,而只能认为它决定本病的易感性。

强直性脊柱炎在不同区域和不同种族人群中的发病率,也有一定的差异,这可能是环境因素对发病的影响。

(二)感染因素

据有关文献介绍泌尿系和肠道感染后引起的赖特综合征、福氏志贺杆菌感染引起的反应性关节炎以及肠道肺炎克雷白杆菌感染与强直性脊柱炎相关等。这些同为血清阴性脊柱关节病的发病,都与某些微生物感染有关。1953 年诺曼纳斯曾报道 114 例男性强直性脊柱炎中有生殖泌尿系感染史的就有 102 例。国内研究发现肺炎克雷白杆菌表面固氮酶第 188～193 位的 6 个氨基酸多肽结构与 HLA－B27 超变区第 72～77 位 6 个氨基酸多肽结构相同,提示微生物表达的抗原与 HLA－B27 抗原相似。微生物抗原被视为异物引起剧烈免疫反应,但同时与自身组织交叉反应引起发病(称为"分子模拟机制")。上述资料表明,某些微生物感染是强直性脊柱炎发病的一个重要因素,但尚不能肯定它是本病发病的直接病因。

强直性脊柱炎的病理变化,主要是炎症累及肌腱、韧带、关节囊附着于骨的部位。称为附着点炎或肌腱端炎。可见于软骨关节或双合关节,尤其是活动较差的关节。①以附着点为中心的慢性炎症初期以浆细胞、淋巴细胞为主,伴少数多核白细胞。炎症过程,引起附着点的侵蚀,附近骨髓炎症、水肿,乃至造血细胞消失;进而肉芽组织形成,最后受累部位钙化、新骨形成。在此基础上,又发生新的附着点炎症、修复。如此反复,使整个韧带完全骨化,形成骨桥或骨板。②炎症累及滑膜引起滑膜炎者也不少见,典型表现为滑膜细胞肥大和滑膜增厚,绒毛形成,浆细胞和淋巴细胞浸润。滑膜炎的这些病理变化,虽然与类风湿关节炎相似,但是不如类风湿关节炎明显,而且极少破坏性。

与类风湿关节炎不同之处,还有在其附近骨质中也可发生与滑膜病变无联系的慢性炎症病灶。强直性脊柱炎病变主要侵犯中轴关节,大多数为上升性扩展,即起始于骶髂关节,逐渐向上侵犯腰椎、胸椎,最后颈椎。也有少数患者病变从胸椎开始,逐渐侵犯腰椎和骶髂关节,称为下行性扩展,常见于女性。周围关节如肩、髋、肋椎、胸骨柄体等关节和耻骨联合也常被累及,约有 1/4 患者可同时患膝、踝等关节炎症。椎间盘、关节突关节、大转子、坐骨结节、跟骨、髂骨嵴等处,也常受侵犯。

本病的关节外病理变化,比较多见的是虹膜睫状体炎、主动脉炎、心传导系统异常。淀粉样变性、马尾综合征等属于继发病变。肺纤维化和前列腺炎等与本病关系尚不能肯定。

二、临床表现

本病发病特点是隐匿发病,也有患者可能有家族史,或受寒湿、劳累史。本病是以骶髂关节炎、脊柱关节炎为主要病变特征,早期症状常为下腰痛、骶髂关节痛,后期炎性疼痛减轻或消失,脊柱大部强直。本病全身症状轻微,但除关节病变外,有的还可影响多系统,伴发各种疾病,且多在本病发病后出现。

(一)关节病变

1.首发症状

(1)下腰痛:隐渐起病的慢性下腰痛,为难以定位的钝痛,常感觉在臀部或骶髂关节深部区,开始可为单侧或间断性,数月内逐步变为持续性。有时可放射至髂嵴或大腿后侧,可因咳嗽、喷嚏或其他牵扯腰背动作而疼痛加重。双侧受累者,可伴有下腰区持续性僵硬和疼痛。

(2)髋或膝、踝、肩关节炎:约43%患者以这些外周关节肿痛为首发症。其中髋关节炎可高达66%,膝、踝、肩关节受累也常见。

2.晨僵

患者早起觉腰部僵硬,活动可缓解,卧床休息后又僵硬如故。病情严重时腰背和受累的外周关节持续僵硬,活动或热敷、热水浴后,能暂缓解。晨僵也常为早期伴发症状。

3.附着点炎

在关节外或近关节的肌腱附着点骨压痛明显。通常发生的部位是脊肋关节、棘突、肩胛、髂骨翼、大转子、坐骨结节、胫骨粗隆或足跟等。有脊肋关节或横突关节及胸骨柄体、胸肋关节的腱端炎可引起胸痛,并在打喷嚏时加重,有的患者诉吸气时不能扩胸。

4.骶髂关节炎

除具有下腰、骨盆及髋部疼痛、活动受限外,有关骶髂关节各项检查如"4"字试验、骨盆分离试验、骨盆挤压试验、骶骨下压试验等均阳性。

5.脊柱强直畸形

本病晚期由于椎旁韧带骨化,小关节腐蚀、狭窄,增生骨化,整个脊柱融合强直,前屈后伸功能丧失,又因绝大多数患者在病程中为了减轻疼痛,喜欢采取脊柱前屈的姿势,日久天长,使整个脊柱强直在后凸驼背畸形位置。屈伸转侧极度受限。如颈椎也同时强直则头颈不能转动和俯仰;如脊柱、双髋、双膝同时在畸形位强直,则患者多卧床难起或爬行;如双侧髋膝关节在伸直位强直,则患者尚可直立、缓慢行走,但极易跌跤,发生严重外伤性疾病。所幸脊柱强直同时合并多个大关节强直的病例,为数不多,80%左右的患者都能生活自理和胜任一般工作。病变只限于部分脊柱和骶髂关节。只有约5%的患者患病一开始就比较重,数年之后,因广泛关节强直而残废。

(二)关节外病变

1.急性虹膜睫状体炎

虹膜炎为 25%～30% 的患者在病程中出现急性虹膜睫状体炎或虹膜炎。典型表现为单例急性发病,眼痛、畏光、流泪、视物模糊、角膜充血、虹膜水肿等。

2.心脏受累

比较少见。病期长或合并周围关节受侵犯及全身症状重的男性患者,偶在发生。主要表现是主动脉闭锁不全及房室传导阻滞或束支传导阻滞、扩张性心肌病等。

3.肺实质性病变

是晚期少见的关节外病变。临床无明显症状,多数在合并机遇性感染做肺部检查时发现。

(三)X线表现

1.骶髂关节炎

骶髂关节的 X 线表现,对强直性脊柱炎具有极重要的诊断意义,骶髂关节炎是本病的特征性标志,正常的骶髂关节几乎可以排除本病的诊断。本病的骶髂关节炎典型 X 线表现为早期关节边缘模糊,并稍致密,关节间隙加宽;中期关节间隙狭窄,关节边缘骨质腐蚀与增生交错呈锯齿状,髂骨侧致密常增宽,最宽可达 3cm;晚期关节间隙和骨致密带消失,骨小梁通过呈骨性强直。拍摄骨盆 X 线片,除可了解骶髂关节变化外,还可观察髋关节、坐骨和耻骨联合的变化。

2.脊柱的改变

(1)形成个别骨桥和"竹节"样脊柱:多见于病变晚期,这是强直性脊柱炎的特征。是纤维环骨化的结果。这种改变常最先发生在胸腰段。骨化程度并不一致,左右侧也不相等。有脊柱侧弯的则凹侧出现最早,最后整个脊柱纤维环都可能骨化。有学者估计形成个别骨桥者,病程至少 6 年,形成"竹节"样脊柱至少在 10 年左右。

(2)方椎畸形:椎体前缘正常弧形凹消失,变为平直,在侧位 X 线片上呈方形。甚至椎体前缘饱满稍隆凸。这是由于椎体前上、下缘骨质腐蚀、消失,加上前纵韧带后方骨质新生的结果。

(3)普遍骨质疏松:见于晚期患者,预后较差。

(4)关节骨突间关节:腐蚀、狭窄、骨性强直。

(5)椎旁韧带骨化:棘上韧带、棘间韧带、黄韧带、前纵韧带相继骨化。以黄韧带、棘间韧带最常见,出现在纤维环骨化之后。

(6)脊柱畸形:平腰、圆背、颈椎生理前凸减小等脊柱生理弧度改变,后期在胸腰段(T$_9$～L$_3$)或上胸段出现后凸驼背畸形。

(7)椎体和椎弓疲劳骨折:椎体骨折,早期在正侧 X 线片上可见有类似脊柱结核样破坏,但无寒性脓肿阴影。日后破坏椎体有不规则骨痂出现;椎弓骨折,需在前屈及后伸或 45°斜位拍摄 X 线片,才可显示出来。骨折的产生,主要是因脊柱强直后弹性消失,行走、活动时椎体反复经受较大的应力所致。

3.髋关节改变

多数为双髋受累,X线片表现早期可见骨质疏松、关节囊膨隆、闭孔缩小;中期关节部骨质破坏,有时呈穿凿状,间隙狭窄,髋臼外缘骨赘增生,骨盆变形;晚期关节间隙消失呈骨性强直。

4.膝关节改变

双侧关节受累,早期可见软组织肿胀、骨质疏松,中期关节间隙狭窄,晚期关节呈骨性强直(多在屈曲位)。

5.锁骨及胸骨柄体关节改变

锁骨喙突端骨质破损明显,严重者呈笔尖状,常伴有喙锁关节增宽,胸骨柄体间关节的病理改变与骶髂关节炎颇相似,部分患者可见关节边缘糜烂或关节强直。

6.耻骨、坐骨结节、跟骨结节等的改变

这些都是肌腱的骨附着点,由于长时期的慢性炎症,骨缘被侵蚀,故在 X 线片上显示,骨的边缘不光滑或呈绒毛状、骨赘增生、骨质致密等改变。

(四)CT 检查

多数 40 岁以下患者骶髂关节炎的 CT 表现为骶骨软骨下骨硬化,单侧或双侧关节间隙 < 2mm,软骨下骨侵蚀及关节部分或完全强直。

(五)CT 介入检查

利用此项技术,将探针直接深入骶髂关节采取活检标本,送病理学检查,可获早期诊断。

(六)实验室检查

1.血沉

活动期80%患者血沉增快。有 20%患者和静止期或晚期患者血沉正常。因此,血沉不快,决不能排除本病的存在。

2.HLA-B27

约 90%以上患者阳性。据刘湘源等 HLA-B27 阴性与阳性强直性脊柱炎的对比研究,两者的差异是前者女性多见,平均年龄偏晚,较少出现全身症状及外周关节炎和严重的髋关节病变,但合并类风湿关节炎明显多于后者。认为:

(1)HLA-B27(-)AS 患者病情相对较轻,预后较好。

(2)HLA-B27(-)与 HLA-B27(+)AS 的发病机制可能不尽相同。

(3)血清碱性磷酸酶、肌酸磷酸激酶:约 50%强直性脊柱炎患者升高,多见于合并周围关节病变者。

(4)C-反应蛋白:活动期增高。

(5)严重患者可有贫血,偶见白细胞和血浆 α 及 γ 球蛋白增多,白蛋白降低。

(6)类风湿因子和抗核抗体、狼疮细胞均阴性。

上述实验室检查指标,对 AS 诊断均无特异性,只有参考价值。

三、诊断

强直性脊柱炎的诊断,主要依靠临床表现。其中最重要的是病史(包括家族史)、症状、关节和关节外体征及骶髂关节的 X 线片表现。

(一)诊断

1.临床标准

(1)腰痛、僵 3 个月以上,活动改善、休息无改善。

(2)腰椎额状面和矢状面活动受限。

(3)胸廓活动度低于相应年龄、性别的正常人。

2.放射学标准

双侧骶髂关节炎多 2 级或单侧骶髂炎 3~4 级。

(二)分级

1.肯定强直性脊柱炎

符合放射学标准和 1 项以上临床标准。

2.可能强直性脊柱炎

(1)符合 3 项临床标准。

(2)符合放射学标准,而不具备任何临床标准(应除外其他原因所致骶髂关节炎)。

四、鉴别诊断

(一)骶髂关节其他炎症

1.骶髂关节结核

绝大多数为单侧发病,以女性为多,以破坏为主。数月内可出现脓肿或形成窦道,多有结核病史或结核原发病灶。

2.骶髂关节化脓性关节炎

多数由骨盆感染引起,故女性多见。局部疼痛明显,可伴全身发热、白细胞增多。病变常为单侧,腰椎和胸部活动不受影响。

3.致密性髂骨炎

X 线片显示髂骨一侧明显致密。致密带上宽下窄,略呈肾形,其凹侧面向关节。关节间隙尚好。腰椎活动正常,血沉不快。

(二)脊柱结核

有结核病史,或肺部等其他部位结核灶。驼背多呈角形。X 线片显示椎体及椎间盘破坏明显,可有死骨及冷脓肿阴影。

(三)赖特综合征

有尿道炎、前列腺炎、眼结膜炎以下肢为主的关节炎典型发病过程。

(四)布氏杆菌脊柱炎

除关节痛、腰背肌紧张外,有波浪热(间歇性发热),有牧区生活史。血清冷凝集试验阳性。

(五)骨性关节炎

多见于老年人。X 线表现为骨关节增生、关节间隙狭窄。但关节强直少见。

(六)青年性驼背

腰背不显著,X 线片见脊柱胸腰段椎体呈前窄后宽的楔形变,受累椎体前后径增长。成年后椎体前缘可见多数唇样骨质增生,骶髂关节无改变,血沉正常。

(七)椎间盘突出症

腰痛或腿痛或腰腿同时均痛,多伴有神经根刺激征。血沉正常,X 线片骶髂关节正常。CT 检查可确诊。

五、治疗

强直性脊柱炎,目前尚缺乏理想的根治疗法,但若能及时、积极、系统、全面的治疗,确实可以起到缓解症状、控制发展,防止强直畸形,保持最佳功能和减少病残的目的。强直性脊柱炎诊断一经确定,就应给予全面和系统的治疗,不正规和不系统的治疗,均不利于病情的控制和好转,在一定程度上还助长了其病情的顽固和致残率高的结果。所谓系统、全面的治疗包括对患者心理和生活指导、积极功能锻炼,以及合理的中西药物治疗,药物治疗应以中药为主。强直性脊柱炎是一种慢性进行性疾病,要让患者了解病情、病程、预后、治疗目的、治疗的长期性以及药物的作用和可能发生的不良反应等,以解除患者忧虑和心理压力,充分调动患者的积极性和主动性,能做到积极、主动、持久地配合医生的检查和治疗。

(一)西医药治疗

1.一线药

与治疗类风湿关节炎的一线药大致相同。此类药物的特点,是能够迅速改善疼痛与发僵,减轻关节肿胀。使用非甾体药物治疗,如吲哚美辛、扶他林、乐松、鲁南贝特、英太青、舒林酸、萘丁美酮(瑞力芬)、莫比可(美洛昔康)等。

以上药物疗效常因人而异。临床运用,只需选择一种疗效较佳、无不良反应的药物。需连续用药(约 3 个月),症状完全缓解后剂量减少,以最小的有效量巩固治疗。如过早停药,症状容易复发。

2.慢作用药

(1)柳氮磺吡啶(SSZ):起效较慢,多数在服药后 1~1.5 个月见效,不良反应较大。用量,开始 0.25g,每日 3 次,口服,以后每周递增,0.25~1g,每日 2 次。以日用量 2g 为佳,维持治疗 6~12 个月。可选一种一线药合用,待症状完全控制后,再停一线药。

(2)氨甲蝶呤(MIX):疗效与柳氮磺吡啶相似。用法:第 1 周 0.25~5mg,1 次用,以后每周增加 2.5mg,至每周 10~15mg 维持,口服与静脉注射疗效基本相同。临床可单用,或与柳氮磺吡啶,或与一种一线药并用。

(3)皮质类固醇:对强直性脊柱炎,有抗炎止痛,控制症状的作用,但不能阻断病程,更不能根治,而且副作用很大。因此,不能常规使用。只能在一线药不能控制症状或因不良反应不能继续服用或慢作用药起效前病情严重者,短期应用。用量:泼尼松每日 10~30mg。

(二)手术治疗

对于多关节或脊柱强直畸形严重,日常生活、工作极度困难者,可行人工关节置换或手术形。

第七节 颈椎病

颈椎病又称颈椎关节病,是指颈椎间盘退行性变以及其导致的脊髓神经根或血管受压引起的相关临床症状。其病理生理学改变主要颈椎间盘退行性变为核心,由于生物力学上的改变导致病椎失稳,继而发生椎间隙狭窄、椎间孔变小,骨赘增生及病椎附近各种韧带的骨化等一系列综合症状。其症状和症候多种多样,上自头颅,下至腿足,浅始皮肤,深至某些内脏均可有异常表现。颈椎病发病率与年龄正相关,一般 20 岁即处于亚临床阶段而不自觉,至 70 岁左右几乎高达 100%,故早期预防十分重要。

一、病因

(一)颈椎的退行性变(蜕变)

颈椎在整个脊椎骨中属体积最小,但最灵活、活动频率最高的节段,在日常生活、工作及运动中承受各种负荷,因此容易发生劳损,并出现蜕变。尤其是颈椎椎间盘本身,不仅蜕变过程开始得较早,而且是诱发或促进颈椎其他各个部位组织发生蜕变的重要因素。

(二)先天性(发育性)椎管狭窄

因颈部的椎管呈三角形,颈段脊髓又呈椭圆形膨大,解剖上的形态差异使脊髓受压的程度大大增加。如果颈椎椎管较细(椎管狭窄),对于容纳其中的脊髓和脊神经根的缓冲余地就小,特别是椎管矢径<10mm 者,特别容易发病。因此,先天或发育中各个因素造成的颈椎管狭窄,是颈椎病发病的一个不可忽视的重要因素。

(三)慢性劳损

是指在平时头颈超过正常生活活动范围,但尚能承受各种极限活动与运动。其易被忽视,但却是造成颈椎骨关节蜕变的重要因素之一,并与颈椎病的发生、发展、治疗及预后有直接关系。

引起慢性劳损的主要因素有:

(1)睡眠时体位不佳导致不同程度的劳损,并由椎管外波及椎管内组织,从而加速颈椎间盘的蜕变进程。所以,不少患者在发病早期,其症状大多是在离床后出现的。

(2)工作姿势不当,长期久坐尤其是低头伏案工作者,其颈椎病发病率特别高。主要是因为长期低头容易造成颈后肌肉和韧带的劳损,且在屈颈状态下椎间盘的内压大为升高,甚至可超过正常体位的 1 倍以上,以致易使髓核向后移位而易出现蜕变。

(3)不适当的体育锻炼可加重颈椎的负荷。

(四)其他因素

1.外伤

研究表明,50%以上颈椎病的发生与外伤有直接关系,因此,预防头颈部外伤对防止颈椎病的发生十分重要。

2.血管硬化

颈动脉型颈椎病患者有 61%同时合并血管硬化。椎动脉本身解剖结构的特点是弯曲多,弯曲度高,需经一系列的骨环才能进入颅内,颅内端分支细。这样的解剖结构决定了椎动脉易出现血流缓慢及供血不良,但横突孔的内径与椎动脉外径之间的缓冲间隙起着重要的调节作用,正常及无明显血管硬化的颈椎病患者依靠血管的弹力,可使上述缓冲间隙更大些,血流不会受阻,而同时合并有血管硬化症的颈椎病患者血管弹性降低,这种调节能力微乎其微,则出现明显供血不足症状。

3.局部炎症

例如咽喉炎可以直接造成颈部肌肉张力下降,在引起上颈椎自发脱位的同时,还易导致颈椎蜕变。

4.内分泌疾病

如糖尿病、甲状腺功能减低症及高血压等,都可使颈椎蜕变。

二、颈椎病的分型及诊断

根据受累组织结构的不同而出现的不同临床表现通常分为:神经根型、脊髓型、交感型、椎动脉型。如果两种以上类型同时存在,称为"混合型颈椎病"。

(一)神经根型颈椎病

神经根型颈椎病是由于椎间盘突出、骨赘增生等原因在椎间孔处刺激和压迫颈神经根所致。在各型中发病率最高,占 60%～70%,是临床上最常见的类型。多为单侧、单根发病,但是也有双侧、多根发病者。

1.临床表现

患者年龄一般在 40 岁左右,劳累或轻伤后,或"落枕"后,开始颈肩痛,几天后疼痛放射到一只手的 2 个或 3 个手指,感麻胀。患者间或有头晕、头痛,白天不能工作,夜间无法入睡;颈部活动受限,后伸时症状加重;患肢有沉重感,握力减弱;随后不能提重物,手臂肌肉萎缩。

上肢牵拉试验:令患者坐好,一只手扶患者颈部,另一只手扶患者腕部,两手向反方向牵拉,若患者感觉手麻木或疼痛则为阳性体征,这是由于臂丛受牵拉、神经根受刺激所致。

压头试验:令患者将头偏向病侧稍后伸,以一只手扶患者下颌,另一只手掌压其头顶,若患者感觉颈部疼痛,且疼痛放射到上肢,即为阳性。这是由于神经根孔受压变窄挤压刺激神经根所致。

感觉检查:病变早期,神经根受到刺激时,表现为其分布部位痛觉过敏,表现为针刺时较正常一侧更为疼痛。病变中晚期,表现为神经分布部位痛觉减退或消失。若上臂外侧、三角肌区感觉异常,表明第 5 颈神经根受到压迫或刺激;若前臂桡侧及拇指痛觉异常,表明第 6 颈神经根受压或受刺激;若为中、示指痛觉减退,表明第 7 颈神经根受压;若前臂尺侧及小指感觉异常,表明第 8 颈神经根受压或受刺激。

腱反射:肱二头肌腱反射主要由第 6 神经根支配,肱三头肌腱反射主要由第 7 神经根支配。

肌力:第 6 神经根主要支配三角肌、肱二头肌、伸腕肌;第 7 神经根主要支配肱三头肌、胸大肌。依肌肉节段分布不同,某一组肌力减弱(与健侧同组肌力比较),稍久就出现肌肉萎缩时,可诊断出相应的病变间隙。

2.影像学

X线侧位片上可见颈椎生理曲度前凸减小、变直或成"反曲线",椎间隙变窄,前或后或前后同时有骨刺形成,后骨刺更为多见。统一般有2个以上椎间隙改变。颈椎侧位过屈过伸片,可见颈椎不稳(邻近两椎体后缘纵线平行,距离超过3.5mm,或两线所成之角超过11°)。在病变间隙常见相应的项韧带骨化(经病理证实)。斜位片可见钩椎关节骨刺及神经根孔的改变。CT检查可发现病变节段椎间盘侧方突出或后方骨质增生并借以判断椎管矢状径。磁共振检查可发现椎体后方对硬膜囊有无压迫。若合并有脊髓功能受损者,尚可看到脊髓信号的改变。

3.诊断标准

具有根性分布的症状(麻木、疼痛)和体征;椎间孔挤压试验或(和)臂丛牵拉试验阳性;影像学所见与临床表现相符合;除外颈椎外病变(胸廓出口综合征、网球肘,腕管综合征、肘管综合征、肩周炎、肱二头肌长头腱鞘炎等)所致以上疼痛者。

(二)脊髓型颈椎病

脊髓型颈椎病的发病率为12%~20%,由于可造成四肢瘫痪,因而致残率高。通常起病缓慢,以40~60岁的中年人为多。合并发育性颈椎管狭窄时,患者的平均发病年龄比无椎管狭窄者小。有些患者可同时合并神经根型颈椎病。

1.临床表现

患者年龄在40~60岁左右,发病缓慢,有"落枕"史,约20%患者有外伤史。患者先从下肢双侧或单侧发麻、发沉开始,随之行走困难,下肢肌肉发紧,抬步慢,不能快走,重者步态不稳,双脚踩棉花感,颈发僵,颈后伸时易引起四肢麻木。此后出现一侧或双侧上肢麻木、疼痛,手无力,拿小物件常落地,不能系扣子;重者写字困难,甚至不能自己进食,部分患者出现尿潴留。间或有头晕、头痛、半身出汗等症状及"束带感"。颈部多无体征,四肢肌张力增高,可有折刀感;腱反射活跃或亢进:包括肱二头肌、肱三头肌、桡骨膜、膝腱、跟腱反射;髌阵挛和踝阵挛阳性。病理反射阳性:如上肢Hoffimann征、Rossolimo征、下肢Barbinski征、Chacdack征。浅反射如腹壁反射、提睾反射减弱或消失。上肢或躯干部出现节段性分布的浅感觉障碍区,深感觉多正常。如果上肢腱反射减弱或消失,提示病损在该神经节段水平。

2.影像学X线

正侧位片上可见颈椎变直或向后成角,多发性椎间隙变窄,骨质增生,尤以后骨刺更为多见。钩椎关节骨刺形成。颈椎侧位过屈过伸片,可见颈椎不稳。若以颈椎椎体横径为1,而矢状中径在0.75以下,并有三节段如此者,可认为是发育性椎管狭窄。当后骨刺较大,从骨刺尖到同侧椎板最近点的距离在10mm或10mm以下者,也应特别注意。CT检查可发现病变节段椎间盘侧方突出或后方骨质增生并借以判断椎管矢状径。磁共振检查可发现脊髓有无受压,是否变细等。若合并有脊髓功能受损者,尚可看到脊髓信号的改变。

3.诊断标准

出现颈脊髓损害的临床表现;影像学显示颈椎退行性改变、颈椎管狭窄,并证实存在脊髓压迫;除外进行性肌萎缩型脊髓侧索硬化症、脊髓肿瘤、脊髓损伤、继发性粘连性蛛网膜炎、多发性末梢神经炎。

(三)交感型颈椎病

由于椎间盘蜕变导致颈椎出现节段性不稳定,从而对颈椎周围的交感神经末梢造成刺激,产生交感神经功能紊乱。交感型颈椎病症状繁多,多数表现为交感神经兴奋症状,少数为交感神经抑制症状。由于椎动脉表面富含交感神经纤维,当交感神经功能紊乱时常常累及椎动脉,导致椎动脉的舒缩功能异常。因此交感型颈椎病在出现全身多个系统症状的同时,还常常伴有比较明显的椎—基底动脉系统供血不足的表现。

1.临床表现

(1)头部症状:如头晕、头痛或偏头痛、头沉、枕部痛,记忆力减退、注意力不易集中等。偶有因头晕而跌倒者。

(2)眼部症状:眼胀、干涩、视力变化、视物不清、眼前好像有雾等。

(3)耳部症状:耳鸣、耳堵、听力下降。

(4)胃肠道症状:恶心甚至呕吐、腹胀、腹泻、消化不良、嗳气以及咽部异物感等。

(5)心血管症状:心悸、心率变化、心律失常、血压变化等。

(6)面部或某一肢体多汗、无汗、畏寒,有时感觉疼痛、麻木但是又不按神经节段或走行分布。以上症状往往与活动有明显关系,坐位或站立时加重,卧位时减轻或消失。颈部活动多、长时间低头、在电脑前工作时间过长或劳累时明显,休息后好转。

(7)临床检查:颈部活动多正常、颈椎棘突间或椎旁小关节周围的软组织压痛。有时还可伴有心率、心律、血压等的变化。

2.诊断标准

出现交感神经功能紊乱的临床表现、X线上可以显示颈椎节段性不稳定,MRI上表现为颈椎间盘及周围组织有不同程度的蜕变。对部分症状不典型的患者,如果行星状神经结封闭或颈椎高位硬膜外封闭后,症状有所减轻,则有助于诊断。交感型颈椎病临床表现复杂,首先应排除颈椎病以外的器质性及功能性疾病所引起的本型症状,结合颈椎的辅助检查,颈交感神经封闭性试验治疗,方可诊断。

除外耳源性眩晕、眼源性眩晕、脑源性眩晕、血管源性眩晕、糖尿病、神经官能症、过度劳累、长期睡眠不足等。

(四)椎动脉型颈椎病

当颈椎出现节段性不稳定和椎间隙狭窄时,可以造成椎动脉扭曲并受到挤压;椎体边缘以及钩椎关节等处的骨赘可以直接压迫椎动脉,或刺激椎动脉周围的交感神经纤维,使椎动脉痉挛而出现椎动脉血流瞬间变化,导致椎—基底供血不全而出现症状,因此不伴有椎动脉系统以外的症状。

1.临床表现

(1)发作性眩晕,复视伴有眼震。有时伴随恶心、呕吐、耳鸣或听力下降。这些症状与颈部位置改变有关。

(2) 下肢突然无力猝倒，但是意识清醒，多在头颈处于某一位置时发生。

(3) 偶有肢体麻木、感觉异常：可出现一过性瘫痪，发作性昏迷。

2. 辅助检查

X 线诊断是椎动脉型颈椎病诊断的基础，重点投照颅颈区侧位片及颈椎正位，必要时投照左右斜位片及过伸过屈侧位片。从颈椎正位片主要观察钩椎关节有无骨赘的纵向或横向增生，从而了解与椎骨部椎动脉的关系；从斜位上可显示椎间孔形态改变与钩椎关节或椎间关节增生病变的关系；过伸过屈侧位片可显示病变节段的颈椎稳定性程度及其对椎骨部椎动脉的影响。椎动脉造影可显示左侧的及右侧的椎动脉形态以及基底动脉形态。脑电图、脑电阻图以及 CT 扫描可酌情选用。

3. 诊断标准

曾有猝倒发作，并伴有眩晕；旋颈试验阳性；影像学显示节段性不稳定或钩椎关节增生；已经除外其他原因导致的眩晕；椎动脉造影可明确诊断。

除以上分型之外，近年来，有些学者也将以颈部症状为主要表现者称为颈型颈椎病，其临床表现如下：以青壮年居多。颈椎椎管狭窄者可在 45 岁前后发病，个别患者有颈部外伤，几乎所有患者都有长期低头作业的情况。一般患者表现为颈部感觉酸、痛、胀等不适。这种不适感以颈后部为主。而女性患者往往诉肩胛、肩部也有不适。

体征：患者颈部一般无歪斜，生理曲度减小或消失，常用手按捏颈项部。棘突间或棘突旁可有压痛。X 线显示颈椎生理曲度变直或消失，颈椎椎体轻度蜕变，侧位伸曲位动力摄片可见 1/3 患者椎间隙松动，表现为轻度梯形变，或屈伸时活动度变大。

三、治疗

（一）保守治疗

保守治疗的目的应是纠正颈椎伤痛的病理解剖状态，停止或减缓伤病的进展，有利于创伤的恢复及病变的康复，预防疾病的复发。要求明确目的、循序渐进、多种疗法并用。

1. 牵引疗法

颈椎牵引是治疗早期颈椎病的首选方法。研究表明，颈椎内外平衡失调是颈椎病的后果，但又可反过来成为病变进一步发展的原因之一，且是构成其恶性循环的直接因素。牵引可以缓解局部痉挛的肌肉，扩大椎间隙及椎间孔（有人观察到在牵引状态下椎间隙可增宽到 2.5～5mm），使神经根受到牵拉松动及减小受压状态并且有利于椎间盘的修复与可能的回纳，从而使颈椎逐渐恢复颈椎的内外平衡。

目前，用于颈椎的牵引方法主要有兜带牵引、颅骨牵引、气囊支架牵引 3 种。牵引时患者可采取坐位和卧位，两种牵引方式疗效都好。头的位置一般采取前倾、直立及后伸 3 种姿势，牵引的目的是恢复颈椎内外平衡为主。牵引力的选择一般以小重量牵引为主，间歇性牵引时间为 30 分钟左右，1～2 次/天。牵引过程中患者有时出现不良反应时应根据不同的情况加以分析，在诊断明确及操作规范的情况下，决定是否继续牵引。

2.推拿手法

推拿是治疗颈椎病的主要方法,但也是最有争议的一种治疗方法。通过松解软组织粘连而达到缓解疼痛的推拿按摩手法,主要是针对颈背肩部软组织病变所致的压痛点和肌痉挛,其治疗部位并未涉及椎管内部,无法消除受压颈神经根的病理变化。所以,这些对推拿按摩有效者不是真正的颈椎病患者,而属临床征象完全相同的椎管外软组织劳损作用于颈部软组织的手法有:揉法、拿捏法、点按法(包括点穴)、拨筋法等。这类手法操作起来比较安全,几乎无意外出现。还可作为第二类手法实施前的准备手法。

3.封闭疗法

包括压痛点封闭、颈椎椎间孔封闭、椎旁神经节封闭及硬外封闭。压痛点封闭对于局部有明确压痛点的患者疗效确切,而且可以用来鉴别椎管内外病变颈椎椎间孔封闭可用来治疗神经根型颈椎病,椎旁神经节封闭可用来治疗椎动脉型或交感神经型颈椎病,硬外封闭适合于椎管内有病变的颈椎病。除了压痛点封闭以外,由于颈椎结构复杂,其他几种封闭在临床上运用不多。封闭疗法的理论基础是封闭药物可以阻断"疼痛-肌痉挛-缺血-疼痛"的恶性循环。

4.针灸和穴位封闭

根据经络走行正确取穴,可缓解颈肩痛症状。将丹参、当归等制剂注射于颈夹脊穴、风池、曲池、合谷等是常用的方法。

5.药物治疗

非甾体的抗炎制剂对颈椎病无特效,但可以消除或减轻患者的急性无菌性炎症所导致的疼痛。同样,中药治疗颈椎病也无特异性。目前尚无药物可抑制或逆转颈椎的退行性变化,因此,就不存在针对性的治疗药物。而近年来兴起的维生素、微量元素热,在作为辅助治疗手段时可能有效。中药多从风、寒、湿等外邪及气滞血瘀及肝肾等方面来进行辨证治疗,屡有奇效。由于中药治病针对患者个体的差异性,不同的个体有不同的辨证治疗方法。对不同患者的辨证很难掌握。因此,中药治疗颈椎病在临床上只能作为辅助的治疗方法。

6.物理疗法

物理疗法种类很多,常用的有电疗、光疗、超声治疗、磁疗等。它如同牵引一样是治疗颈椎病临床上应用最多的一种方法,治疗时无痛苦,而且也很方便,易为患者所接受。通过物理治疗,可以改善局部血液循环,放松痉挛的肌肉,消除炎症水肿等。但是此类疗法仅可作为一种辅助性的治疗手段,单独使用疗效不佳。

7.家庭疗法

纠正和改善睡眠及工作中的不良体位,牵引及使用围领等。家庭疗法是正规治疗的基础,通过适当的运动或颈部的锻炼,可增颈部肌肉的力量,尤其是颈背肌的力量,以保持颈椎的稳定,还可改善颈部血液循环,促进炎症消退,从而达恢复颈椎内外平衡的目的。对颈椎病的预防和康复具有重要作用。

8.综合疗法

多种的颈椎病非手术疗法为临床医生选择提供了一个广阔的天地;在具体实施时要根据

患者具体症状和体征,及其自身条件优选 2～3 种方法并用或相继或相间应用。因为颈椎病的各种非手术疗法都是围绕恢复颈椎的内外平衡而进行的,各治法之间没有拮抗,临床治疗颈椎病时倾向于综合性治疗。几种方法结合起来要比一种方法有效得多。当然所谓的几种方法结合,不是指单纯的几种辅助方法的结合,也不是说有多少方法用多少方法,而应根据临床实际情况选择应用。

(二)手术治疗

1.颈椎病的手术适应证和禁忌证

并非所有的颈椎病患者需要手术治疗或者适合手术治疗,出现以下情况应当是明确的手术指征:

(1)颈椎病发展至出现明显的脊髓、神经根、椎动脉损害,经非手术治疗无效即应手术治疗。

(2)原有颈椎病的患者,在外伤或其他原因的作用下症状突然加重者。

(3)伴有颈椎间盘突出症经非手术治疗无效者。

(4)颈椎病患者,出现颈椎某一节段明显不稳,颈痛明显,经正规非手术治疗无效,即使无四肢的感觉运动障碍,也应考虑手术治疗以中止可以预见的病情进展。

颈椎病手术不受年龄的限制,但必须考虑全身情况。若肝脏、心脏等重要脏器患有严重疾病、不能耐受者,应列为手术禁忌证。此外,颈椎病已发展至晚期,或已瘫痪卧床数年,四肢关节僵硬;肌肉有明显萎缩者,手术对改善生活质量已没有帮助时,也不宜手术。若颈部皮肤有感染、破溃,则需在治愈这些局部疾患后再考虑手术。手术方式包括颈椎前路手术及后路手术,主要的目的是减压。

2.颈椎病手术治疗的原则

手术治疗颈椎病的基本原则为脊髓及神经组织的彻底减压、恢复颈椎生理曲度和椎间高度以及病变节段的稳定性。

3.微创治疗

脊柱微创外科几乎涉及了脊柱外科的绝大部分疾病,但现在开展比较多、比较成熟的是对椎间盘疾病的微创治疗,其中经皮激光椎间盘减压术(PLDD)技术因其较为成熟、损伤小操作方便、术后恢复快,符合现代外科微创技术发展趋势等特点。

(1)适应证。

1)颈椎间盘膨出、突出或间盘蜕变。

2)具有颈肩痛及根性症状。

3)保守治疗及物理治疗 2～3 个月以上无效。

4)根据作刺激性间盘造影术时症状的加重决定手术节段,特别是当影像学表现为多节段的间盘蜕变时。

(2)禁忌证。

1)颈椎间盘游离。

2)肿瘤。

3)椎间孔的骨赘。

4)椎体不稳。

5)主要功能脏器不全不能耐受手术。

第八节　腰椎间盘突出症

腰椎间盘突出系指由于腰椎间盘髓核突出压迫其周围神经组织而引起的一系列症状。

临床统计表明,腰椎间盘突(脱)出症是骨科门诊最为多见的疾患之一,也是腰腿痛最为多见的原因。追溯历史,早在 1543 年 Vesalius 就描述了椎间盘的外观。20 世纪 20 年代,德国的 Shmorl 先后发表了 11 篇有关椎间盘解剖和病理的文章,对椎间盘做了较广泛的研究。1932 年,Barr 首先提出腰椎间盘突出是腰腿痛可能的原因。其后,Barr 和 Mixter 首次提出了有关腰椎间盘突出症的概念与治疗方法。从此以后,对腰椎间盘突(脱)出症的基础研究也逐步深入,从而更提高了本病的临床诊断和治疗的效果。

一、病因

腰椎间盘联结相邻两个腰椎椎体之间,椎间盘的外周有坚韧而富于弹性的纤维软骨构成的纤维环,中心部位为乳白色凝胶状、含水丰富而富于弹性的髓核组织,其上、下各有一层透明软骨构成的薄层软骨板。纤维环及软骨板的前部因为有前纵韧带的附着而增强,但纤维环的后部及后外侧较为薄弱,且与后纵韧带的附着也较为疏松。使其成为椎间盘结构上的薄弱环节。髓核组织在幼年是呈半液状的胶冻样,随着年龄的增长,髓核的含水量逐渐减少,而其内的纤维细胞、软骨细胞和无定形物质逐渐增加,髓核逐渐变成颗粒状脆弱易碎的蜕变组织。成人腰椎间盘无血管供应,其营养来源主要依靠椎体血管与组织液渗透,营养供给差,自身修复能力极低。此外,椎间盘形成椎体间的一个类似气垫结构的微动关节,具有吸收椎体间震荡力,缓解脊柱纵向震动以及通过自身形变参与脊柱的旋转、前屈、后伸、侧屈等运动方式。因此,椎间盘压应力大,而且活动多,容易受伤及劳损蜕变。在腰椎间盘蜕变的基础上,由于腰椎压应力大,或腰椎在不良姿势下活动,或准备不充分的情况下搬重物,或猝倒臀部着地等,纤维环破裂,髓核在压应力下突出于纤维环之外,压迫神经根等而产生临床症状。因为发病前多有明显的椎间盘蜕变,很多患者也可能在打喷嚏、咳嗽等轻微外力作用下发病或无明显外力作用下发病。腰椎间盘突出症可分如下类型。

1.腰椎间盘突出

根据突出之椎间盘髓核的位置方向可分为中央型、后外侧型、极外侧型。中央型椎间盘突出从后纵韧带处突出,可能穿破后纵韧带,位于硬膜囊的前方,主要压迫马尾神经,也可压迫单侧或双侧神经根;后外侧型突出之髓核位于后纵韧带外侧椎间孔附近,压迫单侧神经根或马尾神经以及血管;极外侧型髓核从椎间孔或其外侧突出,压迫单侧神经根。

2.突出之髓核

与神经根的关节分为肩上型、肩前型、腋下型。此分型将神经根与硬膜囊的关系比作稍外展的上肢与躯干的关系,如突出之髓核位于神经根上方,则为肩上型,位于神经根前方则为肩前型,位于神经根内下方则为腋下型。

3.椎间盘的破损程度

病理情况由轻至重可分为纤维环呈环状膨出、纤维环局限性膨出、椎间盘突出型、椎间盘脱出型、游离型椎间盘五种类型。

二、临床表现

(一)临床症状

1.腰痛

是大多数患者最先出现的症状,发生率约 91%。由于纤维环外层及后纵韧带受到髓核刺激,经窦椎神经而产生下腰部感应痛,有时可伴有臀部疼痛。

2.下肢放射痛

虽然高位腰椎间盘突出(腰$_{2~3}$、腰$_{3~4}$)可以引起股神经痛,但临床少见,不足 5%。绝大多数患者是腰$_{4~5}$、腰$_5$~骶$_1$间隙突出,表现为坐骨神经痛。典型坐骨神经痛是从下腰部向臀部、大腿后方、小腿外侧直到足部的放射痛,在喷嚏和咳嗽等腹压增高的情况下疼痛会加剧。放射痛的肢体多为一侧,仅极少数中央型或中央旁型髓核突出者表现为双下肢症状。坐骨神经痛的原因有三种:

(1)破裂的椎间盘产生化学物质的刺激及自身免疫反应使神经根发生化学性炎症。

(2)突出的髓核压迫或牵张已有炎症的神经根,使其静脉回流受阻,进一步加重水肿,使得对疼痛的敏感性增高。

(3)受压的神经根缺血。上述三种因素相互关联,互为加重因素。

3.马尾神经症状

向正后方突出的髓核或脱垂、游离椎间盘组织压迫马尾神经,其主要表现为大、小便障碍,会阴和肛周感觉异常。严重者可出现大小便失控及双下肢不完全性瘫痪等症状,临床上少见。

(二)腰椎间盘突出症的体征

1.一般体征

(1)腰椎侧凸:是一种为减轻疼痛的姿势性代偿畸形。视髓核突出的部位与神经根之间的关系不同而表现为脊柱弯向健侧或弯向患侧。如髓核突出的部位位于脊神经根内侧,因脊柱向患侧弯曲可使脊神经根的张力减低,所以腰椎弯向患侧;反之,如突出物位于脊神经根外侧,则腰椎多向健侧弯曲。

(2)腰部活动受限:大部分患者都有不同程度的腰部活动受限,急性期尤为明显,其中以前屈受限最明显,因为前屈位时可进一步促使髓核向后移位,并增加对受压神经根的牵拉。

(3)压痛、叩痛及骶棘肌痉挛:压痛及叩痛的部位基本上与病变的椎间隙相一致,80%~90%的病例呈阳性。叩痛以棘突处为明显,系叩击振动病变部所致。压痛点主要位于椎旁

1cm 处,可出现沿坐骨神经放射痛。约 1/3 的患者有腰部骶棘肌痉挛。

2.特殊体征

(1)直腿抬高试验及加强试验:患者仰卧,伸膝,被动抬高患肢。正常人神经根有 4mm 滑动度,下肢抬高到 60°～70°始感腘窝不适。腰椎间盘突出症患者神经根受压或粘连使滑动度减少或消失,抬高在 60°以内即可出现坐骨神经痛,称为直腿抬高试验阳性。在阳性患者中,缓慢降低患肢高度,待放射痛消失,这时再被动屈曲患侧踝关节,再次诱发放射痛称为加强试验阳性。有时因髓核较大,抬高健侧下肢也可牵拉硬脊膜诱发患侧坐骨神经产生放射痛。

(2)股神经牵拉试验:患者取俯卧位,患肢膝关节完全伸直。检查者将伸直的下肢高抬,使髋关节处于过伸位,当过伸到一定程度出现大腿前方股神经分布区域疼痛时,则为阳性。此项试验主要用于检查腰$_{2\sim3}$和腰$_{3\sim4}$椎间盘突出的患者。

3.神经系统表现

(1)感觉障碍:视受累脊神经根的部位不同而出现该神经支配区感觉异常。阳性率达 80％以上。早期多表现为皮肤感觉过敏,渐而出现麻木、刺痛及感觉减退。因受累神经根以单节单侧为多,故感觉障碍范围较小;但如果马尾神经受累(中央型及中央旁型者),则感觉障碍范围较广泛。

(2)肌力下降:70％～75％患者出现肌力下降,腰、神经根受累时,踝及趾背伸力下降,低 1 神经根受累时,趾及足跖屈力下降。

(3)反射改变:也为本病易发生的典型体征之一。腰、神经根受累时,可出现膝跳反射障碍,早期表现为活跃,之后迅速变为反射减退,腰$_5$神经根受损时对反射多无影响。骶$_5$神经根受累时则跟腱反射障碍。反射改变对受累神经的定位意义较大。

三、影像学及实验室检查

(一)X 线检查

腰椎 X 线征可显示腰椎生理前凸减小或消失甚至反曲,腰椎侧弯,椎间隙减小等;此外,还可见到关节骨质增生硬化,要注意有无骨质破坏或腰椎滑脱等。

(二)CT 检查

可显示在椎间隙,有高密度影突出椎体边缘范围之外,还可以显示对硬膜囊、神经根的压迫;见到关节突关节增生、内聚等关节蜕变表现。

(三)MRI 检查

可从矢状位、横断面及冠状面显示椎间盘呈低信号,并突出于椎体之外,还可显示硬膜外脂肪减少或消失,黄韧带增生增厚等。

(四)腰椎管造影检查

是诊断腰椎间盘突出症的有效方法,可显示硬膜囊受压呈充盈缺损,多节段椎间盘突出显示"洗衣板征"。但因属有创检查,现已渐被 MRI 取代。

四、诊断与鉴别诊断

(一)诊断要点

1.症状

腰痛和放射性下肢痛。

2.体征

有坐骨神经受压的体征。

3.影像学检查

有明显的腰椎间盘突出,且突出的节段、位置与上述症状体征相符。

(二)鉴别诊断

1.急性腰扭伤

有明确的腰部受伤史,以腰痛及活动困难为主,部分患者可伴有臀部及大腿后部疼痛。临床检查可见腰部肌肉紧张,多处压痛,腰部活动受限以屈伸及旋转活动受限为主。直腿抬高试验多正常,没有下肢的定位感觉障碍及肌力下降。X线检查可见到生理前凸减小、轻度侧弯等,CT、MRI检查多无明显阳性发现。休息或保守治疗后疼痛缓解。

2.腰椎管狭窄症

多为中老年患者,病程较长,其临床特点可概括为:间歇性跛行、症状重体征轻、弯腰不痛伸腰痛。X线检查可见到骨质退变增生,椎间关节增生硬化,椎体边缘骨质增生。骨性椎管狭窄多见于发育性椎管狭窄患者,椎管矢状径小于11mm,大多数为蜕变性狭窄,骨性椎管大小可能正常。CT及MRI检查可见腰椎管狭窄。

3.梨状肌综合征

因梨状肌的损伤、炎症或挛缩变性,致坐骨神经在梨状肌处受压。主要表现为臀部及腿痛,多单侧发病,查体腰部正常,压痛点局限在臀部"环跳穴"附近,梨状肌紧张试验阳性,直腿抬高试验及加强试验多阴性。

五、治疗

(一)非手术疗法

腰椎间盘突出症大多数患者可以经非手术治疗缓解或治愈。其治疗原理并非将蜕变突出的椎间盘组织回复原位,而是改变椎间盘组织与受压神经根的相对位置或部分回纳,减轻对神经根的压迫,松解神经根的粘连,消除神经根的炎症,从而缓解症状。

非手术治疗主要适用于:

(1)年轻、初次发作或病程较短者。

(2)症状较轻,休息后症状可自行缓解者。

(3)影像学检查无明显椎管狭窄。

1.绝对卧床休息

初次发作时,应严格卧床休息,强调大、小便均不应下床或坐起,这样才能有比较好的效果。

卧床休息3周后可以佩戴腰围保护下起床活动,3个月内不做弯腰持物动作。此方法简单有效,但较难坚持。缓解后,应加强腰背肌锻炼,以减少复发的概率。

2.牵引治疗

采用骨盆牵引,可以增加椎间隙宽度,减少椎间盘内压,椎间盘突出部分回纳,减轻对神经根的刺激和压迫,需要专业医生指导下进行。

3.理疗和推拿、按摩

可缓解肌肉痉挛,减轻椎间盘内压力,但注意暴力推拿按摩可以导致病情加重,应慎重。

4.皮质激素硬膜外注射

皮质激素是一种长效抗炎剂,可以减轻神经根周围炎症和粘连。一般采用长效皮质类固醇制剂＋2％利多卡因行硬膜外注射,每周一次,3次为一个疗程,2～4周后可再用一个疗程。

5.髓核化学溶解法

利用胶原酶或木瓜蛋白酶,注入椎间盘内或硬脊膜与突出的髓核之间,选择性溶解髓核和纤维环,而不损害神经根,以降低椎间盘内压力或使突出的髓核变小从而缓解症状。但该方法有产生过敏反应的风险。

(二)经皮髓核切吸术/髓核激光气化术

通过特殊器械在 X 线监视下进入椎间隙,将部分髓核绞碎吸出或激光气化,从而减轻椎间盘内压力达到缓解症状目的,适合于膨出或轻度突出的患者,不适合于合并侧隐窝狭窄或者已有明显突出的患者及髓核已脱入椎管内者。

(三)手术治疗

1.手术适应证

(1)病史超过三个月,严格保守治疗无效或保守治疗有效,但经常复发且疼痛较重者。

(2)首次发作,但疼痛剧烈,尤以下肢症状明显,患者难以行动和入眠,处于强迫体位者。

(3)合并马尾神经受压表现。

(4)出现单根神经根麻痹,伴有肌肉萎缩、肌力下降。

(5)合并椎管狭窄者。

2.手术方法

经后路腰背部切口,部分椎板和关节突切除,或经椎板间隙行椎间盘切除。中央型椎间盘突出,行椎板切除后,经硬脊膜外或硬脊膜内椎间盘切除。合并腰椎不稳、腰椎管狭窄者,需要同时行脊柱融合术。

近年来,显微椎间盘摘除、显微内镜下椎间盘摘除、经皮椎间孔镜下椎间盘摘除等微创外科技术使手术损伤减小,取得了良好的效果。

第九节　胸椎间盘突出症

胸椎间盘突出症临床上较少见,由于它症状复杂,临床表现多样,因而诊断比较困难,往往会延误诊断。近年来随着诊断方法的改进,如 CT、MRI 的应用,使胸椎间盘突出症能够获得早期诊断,另外还发现了一些临床无症状的胸椎间盘突出患者。目前对胸椎间盘突出症的自然病史仍不十分了解,临床上对于造成脊髓压迫的胸椎间盘突出症患者首选外科手术,近年来随着手术方法和技巧的改进,手术治疗胸椎间盘突出症的疗效也不断得到提高。

一、病因

由于胸椎间盘突出症多见于胸腰段,而此处胸椎蜕变最明显,因而大多数学者认为蜕变是胸椎间盘突出症的主要诱因,创伤在胸椎间盘突出症中的角色仍有争论,外伤的确在交通事故和坠落伤中导致胸椎间盘突出症,但慢性、轻度损伤是否是胸椎间盘突出症的诱因仍难定论。

脊柱慢性劳损损伤及姿势不正也可引发本病。

二、临床表现

胸椎间盘突出的表现变化多样,没有一项特异的表现可用于诊断,其症状和体征由间盘突出的情况决定,包括间盘突出的节段、大小、方向、压迫的时间,血管受损程度和椎管的大小。在有症状的患者,病变常是进行性发展的。

患者常是先出现胸背痛,随后是感觉障碍,无力和大小便功能障碍。脊柱可有轻度侧弯及椎节局限性疼痛、压痛及叩痛。

三、影像学检查

(一)脊柱 X 线平片

只有在椎间盘出现钙化时 X 线平片上才有较大的价值,而钙化的椎间盘并不一定就是突出的椎间盘,但是却提示椎间盘突出的诊断。Baker 等认为椎间盘钙化有两种模式,一种是椎间隙后方的广泛钙化;另一种是突入椎管内。这种情况由于钙化病灶很小而容易忽视,通过对成人腰椎间盘的研究证实:沉积物可能是焦磷酸盐或羟基磷灰石钙。对存在后凸畸形合并有椎体楔变或终板不规则改变的腰痛或神经功能障碍患者应该仔细检查以排除椎间盘突出的可能性,还有一些表现如椎间隙狭窄、增生等改变都是非特异性的改变,对诊断有一定的帮助。

(二)脊髓造影

因胸椎后凸畸形和纵隔结构的重影,胸椎脊髓造影十分困难。脊髓造影是把水溶性的造影剂注入椎管中,拔除针之后通过体位调整造影剂的流动,然后进行前后位和侧位片的拍片,突出椎间盘表现为在突出节段的充盈缺损,中央突出产生卵圆形或圆形的充盈缺损,大的突出可以表现为完全性的阻塞,侧方形的突出表现为三角形或半圆形的充盈缺损,脊髓被推向对侧。脊髓造影时脑脊液的测量无特异性的诊断作用,蛋白含量的增加通常少于 50%,通常在 $50 \sim 100mg/$天,有时也可以达到 $400mg/$天。

(三)CT

CT 检查是胸椎间盘突出症诊断的一个极有价值的方法,与标准的脊髓造影相比,CT 不仅提高了敏感性和精确性,而且能够探测椎间盘的硬膜囊内浸润。CT 对椎间盘钙化的诊断也有帮助,在脊髓造影之后再进行 CT 检查则更为灵敏。CT 诊断椎间盘突出的标准是椎体后方的局灶突出并伴有脊髓受压或移位。

(四)MRI

MRI 的出现给胸椎间盘突出症的诊断和治疗带来了革命性进步,一些有条件的医院对于需要手术的患者术前均进行 MRI 检查,但也有一些医院还是采用 CT 检查或脊髓造影。MRI 检查无创、快速、无放射线、对患者无损害,其敏感性和特异性都很高,而且可以得到矢状位的胸椎图像,是目前诊断胸椎间盘突出症最好的方法。MRI 是一种技术性很强的检查,其图像的表现和质量与操作者的专业知识以及所采用的扫描序列有很大的关系。但 MRI 也有其本身的缺点,比如脑脊液的流空现象、钙化椎间盘信号丢失、心脏搏动伪影等。

另外,造影剂增强检查对于鉴别椎间盘突出和小的脑膜瘤很有价值,突出物质往往不增强,而脊髓脑膜瘤则出现增强现象。尽管 MRI 能够获得良好的矢状位和横切位的图像,但胸椎间盘突出症患者的 MRI 图像还是应该紧密结合临床表现进行分析,有研究报道椎间盘严重突出引起脊髓变形的现象可以在无症状患者中见到。

四、治疗

(一)非手术疗法

主要用于轻型病例,其主要措施包括以下内容:

1.休息

根据病情轻重可选择绝对卧床休息、一般休息或限制活动量等。前者主要用于急性期患者,或是病情突然加剧者。

2.胸部制动

胸椎本身活动度甚微,但为安全起见,对活动型病例可辅加胸背支架予以固定,此对病情逆转或防止恶化具有积极意义。

3.对症处理

包括口服镇静药、外敷镇痛消炎药膏、理疗、活血化瘀类药物及其他有效的治疗措施等,均可酌情选用。

在表现为急性胸背部疼痛和 MRI 无明确显示有胸椎间盘突出的患者中,大多数不需要外科手术治疗,当症状缓解后,他们可重新开始剧烈的运动。

(二)手术疗法

用于胸椎椎间盘切除及融合术的术式主要有以下三类。

1.前路手术

即通过胸腔或胸腹联合切口抵达胸椎椎节前方施术切除突出的髓核并同时予以内固定(融合)术。

2.后路手术

此种传统的术式已沿用多年,大多数骨科或神经外科医师都熟悉这一手术途径,操作上也较容易。但若想切除胸椎椎管前方的髓核则相当困难,尤其是在中央型病例。

3.侧后方手术

胸腰椎椎管次全环状减压术途径,此种手术入路较易切除椎管前方的致压物且损伤小,基本上不影响椎节稳定性。

第七章　儿科疾病护理

第一节　小儿疼痛

一、疼痛评估

评估儿童疼痛的关键在于选用适合患儿年龄和发育水平的评估方式,通过结合患儿的病史资料,询问、观察和测定患儿的各项反应进行评估。

(一)小儿疼痛评估的内容

小儿对疼痛感受的差异性较大,受影响因素较多,且对疼痛的描述方法也不尽相同,因此,护士应以整体的观点看待患儿的疼痛,从生理、心理等多方面对患儿进行综合评估。

为了全面搜集患儿疼痛的资料,在评估疼痛的病因、部位、时间、性质、程度、病程、伴随症状、影响因素和缓解措施后,还要注意评估患儿疼痛的表达方式和行为表现、患儿既往疼痛的经历和行为表现,以及患儿父母对疼痛的反应。对于年幼的患儿,大部分信息需要父母提供,护士应积极地与患儿父母沟通,并鼓励患儿父母参与。

1.疼痛的病程及程度分类

(1)疼痛的病程分类:急性疼痛、慢性疼痛、短暂性疼痛。

(2)疼痛的程度分类:微痛、轻痛、甚痛、剧痛。

2.疼痛的性质及形式分类

(1)疼痛的性质分类:钝痛、酸痛、胀痛、锐痛、刺痛、绞痛、灼痛、闷痛、切割痛。

(2)疼痛的形式分类:钻顶样痛、爆裂样痛、跳动样痛、撕裂样痛、牵拉样痛、压榨样痛。

(二)小儿疼痛评估工具

疼痛评估工具可以对患儿是否存在疼痛,疼痛的程度等进行较为准确的评估,目前有多种小儿疼痛评估工具可供选择,主要通过自我描述、观察法和生理学参数测定 3 种方式进行疼痛评估。

为了对患儿疼痛进行准确的评估,评估工具的选择应综合考虑患儿的年龄段、疾病的严重性、诊疗情况等因素,也可联合使用多种评估工具以提高准确性。8 岁以上的患儿,可使用成人的疼痛评估工具,如视觉模拟评分法、数字等级评分法等。

二、小儿疼痛的护理

(一)疼痛处理原则

A——询问及评估;B——相信;C——选择,选择合适的疼痛控制方法;D——给予,及时给予减轻疼痛的方法;E——鼓舞及促进。

(二)药物性干预

(1)遵医嘱给止痛药,根据患儿的体重计算药量。针对不同情况,可选择不同止痛药。轻度疼痛可用非甾体抗炎药,如对乙酰氨基酚、阿司匹林、布洛芬等。术后镇痛常用阿片类药物,也可局部涂抹镇痛剂,如25%利多卡因,能最大限度地减轻患儿静脉置管、静脉抽血等造成的疼痛,可直接涂抹于皮肤,60～90min产生麻醉效果。

(2)注意监测患儿的生命体征及阿片类药物的反应,如呼吸抑制,并观察止痛药的其他副作用,如镇静、恶心、呕吐、瘙痒、便秘等。

(3)经常评估患儿的疼痛水平,判断止痛药是否有效。

(三)非药物性干预

除药物镇痛外,非药物性干预也有很好的镇痛效果,可联合镇痛药物使用或单独使用。

1.环境的作用

病房中的噪声不仅能使患儿脉搏减慢、呼吸节律改变、血压及血氧饱和度改变、睡眠受到侵扰,还与疼痛刺激有协同作用。因此病房中应尽量减少噪声,避免加重患儿对疼痛刺激的感知。

2.体位治疗

体位治疗主要是保持屈曲体位和襁褓包裹(用柔软的毯子将新生儿和婴儿包裹起来)。

3.袋鼠式护理

袋鼠式护理是指将新生儿直立式贴在父母亲的胸口,提供他们所需的温暖及安全感。

4.抚触诱导性治疗

抚触诱导性治疗主要有按摩、摇晃、拥抱、肌肤接触等,可增加新生儿的安全感,可与袋鼠式护理协同应用。

5.非营养性吸吮(NNS)

非营养性吸吮是指婴儿口中仅放置安抚奶嘴让患儿进行吸吮动作,但并无母乳或者配方奶吸入。实施时,一般于疼痛性操作前2～5min将安抚奶嘴放入患儿口中,增加吸吮动作,操作过程中保持安抚奶嘴在患儿口中,操作结束后5min左右将安抚奶嘴取下。

非营养性吸吮不但可使疼痛减轻,还能增加新生儿的体重,降低心率,使呼吸和胃肠功能改善,减轻烦躁、减少能量的消耗,提高氧饱和度。

6.冷热疗法

热疗可促进血液循环,使肌肉放松;冷疗可减轻水肿,缓解急性软组织损伤的疼痛。

7.口服糖水

经口给予甜溶液可减轻小儿疼痛,可用于新生儿镇痛。手术或疼痛性操作前2min,口服12%～24%的蔗糖溶液2mL,早产儿根据孕周适当降低口服量,一般不低于0.5mL。

此外,葡萄糖溶液也有镇痛作用。每次在新生儿被刺痛前2min,经口喷洒0.5mL30%的葡萄糖溶液,是一种简单、实用且容易被新生儿接受的方法。

第二节　小儿用药

药物治疗是小儿综合治疗的重要组成部分,合理、正确地用药在治疗中起到关键作用。但不同年龄阶段的小儿,其生理、病理和心理特点各异,在发病原因、疾病过程和转归等方面与成人更有不同之处,且小儿病情多变,因此,对小儿用药必须慎重、准确、针对性强,做到合理用药。

一、小儿用药特点

(1)小儿肝肾功能及某些酶系发育不完善,对药物的代谢及解毒功能较差,如氯霉素中毒可致灰婴综合征。

(2)小儿血脑屏障不完善,药物容易通过血脑屏障到达神经中枢,如小儿用吗啡类药物(可待因等)易产生呼吸中枢抑制,用山梗菜碱可引起婴儿运动性烦躁、不安及一时性呼吸暂停等。

(3)小儿年龄不同,对药物反应不同,药物的毒副作用有所差别,如3个月以内的婴儿用退热药可出现虚脱,8岁以内小儿服用四环素易引起黄斑牙,萘甲唑啉治疗婴儿鼻炎可引起昏迷、呼吸暂停。

(4)胎儿、乳儿易受母亲用药的影响。孕妇用药时,药物通过胎盘屏障可进入胎儿体内,对胎儿产生影响。此外部分药物可经母乳作用于乳儿,引起乳儿的毒性反应。如苯巴比妥、阿托品、水杨酸盐、地西泮等应慎用;放射性药物、抗癌药、抗甲状腺激素等药物,在母亲哺乳期应禁用。

(5)小儿易发生电解质紊乱。小儿体液占体重的比例较大,对水、电解质的调节功能较差,因此,小儿对于影响水、盐代谢和酸碱代谢的药物特别敏感,如小儿应用利尿剂后易发生低钠或低钾血症,应用利尿剂后应严密观察病情变化。

二、药物的选择

小儿用药应慎重选择,要根据小儿年龄、病种、病情及一般情况,有针对性地选用药物,不能随便滥用,合并使用药物不宜过多,注意药物配伍禁忌。

(一)抗感染药物

抗生素主要对由细菌引起的感染性疾病有较好的效果。要掌握适应证,针对不同的细菌、不同的感染部位,正确选择用药,保证适当的用量、足够的疗程,不可滥用。在使用过程中要注意抗生素的毒、副作用。

如婴儿长期滥用广谱抗生素容易发生鹅口疮、肠道菌群失调和细菌出现耐药性;卡那、庆大霉素可引起听神经和肾损害;氯霉素可抑制造血功能,使白细胞降低,对新生儿、早产儿还可导致"灰婴综合征";磺胺药物易在泌尿道内形成结晶,引起血尿、尿痛、尿闭等,还可抑制造血系统,引起白细胞减少等。

(二)退热药

小儿急性感染时多伴发热,高热易引起惊厥,故儿科常用退热药。首选对乙酰氨基酚和布洛芬制剂,但剂量不宜过大,必要时可重复使用,一般每日不超过4次。用药后注意观察患儿的体温和出汗情况,及时补充液体。婴儿不宜使用阿司匹林,以免发生瑞氏综合征(Reye综合征）。6个月以下的小婴儿退热药要慎用，尽量采用物理降温，如需用药物降温时，剂量应相应减少，以免大量出汗导致虚脱或体温不升。

（三）镇静止惊药

患儿发生高热、烦躁不安、剧咳不止、频繁呕吐及惊厥等症状可用镇静止惊药。常用的药物有水合氯醛、苯巴比妥、地西泮、氯丙嗪、异丙嗪等，使用中要特别注意观察呼吸情况，以免发生呼吸抑制。婴幼儿一般禁用吗啡，因可抑制呼吸。

（四）祛痰、镇咳、止喘药

婴幼儿支气管较窄，又不会咳痰，炎症时易发生阻塞，引起呼吸困难。故婴幼儿一般不用镇咳药，多用祛痰药或雾化吸入稀释分泌物，配合体位引流排痰，使之易于咳出。哮喘患儿使用平喘药时应注意观察有无精神兴奋、惊厥等；新生儿、小婴儿应慎用茶碱类药物。此外，因为抑制咳嗽不利排痰，尤其是可待因、吗啡等强镇咳药抑制呼吸中枢，一般不主张使用。

（五）止泻药与泻药

小儿对脱水的耐受力差，6岁以下的小儿便秘时应先以饮食调节为主，多吃水果、蜂蜜、蔬菜等，或使用开塞露、甘油栓及清洁灌肠等通便方法，尽量不用口服泻药，以免引起水和电解质紊乱。小儿腹泻时不主张用止泻药，多采用调整饮食和补充液体等方法，因止泻药减少肠蠕动，加重了肠道内毒素吸收，使毒素无法排出，甚至发生全身中毒现象。

（六）肾上腺皮质激素的应用

严格掌握适应证，在诊断未明确时尽量避免滥用，以免掩盖病情。短疗程常用于过敏性疾病、重症感染性疾病；长疗程则用于治疗血液病、肾病综合征及自身免疫性疾病。在使用中不可随意减量或停药，防止出现反跳现象，并注意观察激素的副作用。水痘患儿禁用激素，以防疾病扩散加重病情。

三、药物的剂量计算

（一）按体重计算

此方法是最常用、最基本的计算方法。

剂量（每日或每次）＝患儿体重（kg）×每日（次）每克体重所需药量。

体重应以实际测值为准。年长儿按体重计算如已超过成人剂量则以成人剂量为限。若为注射药物，护士还须准确、熟练地将医嘱的药量换算为抽取注射用的药液量。

如某患儿需肌内注射地西泮（安定）2mg，其针剂规格为每支 10mg/2mL，该小儿注射该药液量应为 2mg/10mg×2mL＝0.4mL。若注射药物为瓶装粉剂，护士应先计算好恰当的液量冲化粉剂，以便于计算抽液量。如头孢拉定针剂每瓶 0.5g，可用 5mL 注射用水冲化，使其溶液每1mL 内含头孢拉定 100mg，若医嘱为某小儿应注射该药 150mg，护士应抽取注射量为 1.5mL。

（二）按体表面积计算

此方法更为准确，但较复杂。一般用于抗代谢药、抗肿瘤药和免疫抑制剂等药物的计算。

小儿体表面积可按"小儿体表面积图或表"查得，也可按以下公式计算得知：

小于30kg，小儿体表面积（m²）＝体重（kg）×0.035+0.1

大于30kg，小儿体表面积（m²）＝[体重（kg）−30]×0.02+1.05

（每日或每次）剂量＝（每日或每次）每平方米体表面积需要剂量×体表面积（m²）

(三)按年龄计算

用于剂量幅度大,不需要很精确计算剂量的药物,如止咳药、营养药等。

(四)按成人剂量折算

仅用于未提供小儿剂量的药物,所得剂量一般都偏小,故不常用,方法如下:

小儿剂量＝成人剂量×小儿体重(kg)/50。

四、给药方法

根据患儿年龄、疾病种类、病情轻重,选择给药剂型、给药次数及给药途径,保证用药效果。

(一)口服法

口服法是最常用的给药方法,对患儿身心的不良影响小。婴幼儿通常选用糖浆、水剂及冲剂,如是片剂应研成粉状,不要与其他食物混合。

喂药时最好将患儿抱起或头略抬高,垫上手帕,用拇指按压其下颏,使之张口,用小勺或用滴管(去掉针头的注射器也可以)滴入,一次不能太多,待咽下后再继续喂,以免呛咳将药吐出。喂药应在喂奶前或2次喂奶间进行,以免因服药时呕吐而将奶吐出引起误吸。年长儿可训练或鼓励其自己服药,应在其服药后离去,以免误服或不服。

(二)注射法

注射法比口服法奏效快,但对小儿刺激大,适用于急重症及不宜口服的患儿。常用的注射法有肌内注射、静脉推注及静脉滴注。

肌内注射时,一般选择臀大肌外上方,对不合作、哭闹挣扎的婴幼儿,可采取"三快"的特殊注射技术,即进针、注药及拔针均快,缩短哭闹挣扎时间,以免发生断针等意外。

静脉推注时速度宜慢,注意观察患儿反应,切忌药液外渗。

静脉滴注时应注意保持静脉通畅,防止药液外渗皮下,并根据年龄大小、病种、病情严重程度控制滴速,避免短时间内进液过多。

(三)外用法

以软膏为多,也可采用水剂、混悬剂、粉剂等。可对患儿手部进行适当约束,避免患儿用手抓摸药物,误入眼、口引起意外。

(四)蒸气及气雾吸入法

用蒸气吸入器或气雾吸入器,使水蒸气或气雾由患儿口鼻吸入,常用于治疗咳嗽、哮喘等。吸入时可将蒸气对准口鼻,或将管口含于口中,通常每次吸入20min左右。

(五)其他方法

如患儿神志不清、昏迷不能吞咽药物时,可通过鼻饲将药物注入。有些药物如水合氯醛等可通过直肠给药,一般保留灌肠1次不超过30mL。

第三节　小儿惊厥

惊厥是多种原因所致大脑神经元暂时功能紊乱的一种表现,发作时全身或局部肌群突然发生阵挛或强直性收缩,常伴有不同程度的意识障碍,是儿科常见的急症。发生率为成人的10～15倍,尤以婴幼儿多见。

一、临床表现

典型表现为突然起病,头向后仰,双眼上翻、凝视或斜视,口吐白沫,面部及四肢肌肉呈阵挛性或强直性抽搐,伴不同程度的意识障碍,可有大小便失禁等。严重者可因呼吸道狭窄出现缺氧发绀,甚至窒息死亡。

新生儿及小婴儿表现不典型,以微小发作多见,如呼吸暂停、两眼凝视、反复眨眼、咀嚼动作、一侧肢体抽动或双侧肢体交替抽动等。惊厥发作时间可由数秒至数分钟或更长时间不等,抽搐后多入睡。

若惊厥发作持续30min以上或反复惊厥发作间歇期意识不能完全恢复者称为惊厥持续状态。惊厥发作可使机体氧及能量消耗增多,若惊厥发作时间长或反复发作可导致缺氧性脑损害,引起神经系统后遗症,从而影响小儿智力发育和健康。

二、常见护理诊断

(1)有窒息的危险与惊厥发作时咽喉肌肉痉挛或意识障碍患儿误吸分泌物有关。

(2)有受伤的危险与惊厥发作造成的碰伤、坠床、舌咬伤等有关。

(3)潜在并发症颅内高压症。

(4)恐惧与家长担心患儿的生命安危及预后有关。

三、护理措施

(一)控制惊厥,预防窒息

(1)惊厥发作时应就地抢救,不要搬运,立即让患儿平卧,头偏向一侧,松解衣服和领口,及时清除口、鼻腔的分泌物和呕吐物,保持呼吸道通畅。

(2)遵医嘱迅速应用止惊药物,观察患儿用药后的反应并记录。

(3)保持安静,禁止一切不必要的刺激。

(4)备好气管插管用具及吸痰器,开口器等急救物品。

(5)密切观察患儿的呼吸、面色等。

(二)预防损伤

1.预防肢体碰伤及骨折

惊厥发作时,要有专人守护,并在床栏杆处放置棉垫,以防碰伤。切勿强行牵拉或按压患儿肢体,以免骨折或脱臼。

2.防止皮肤擦伤及舌咬伤

惊厥时由于局部肌肉抽搐,易导致皮肤擦伤,应在患儿腋下置一纱布以防止皮肤擦伤。对已经出牙的患儿用纱布包裹压舌板置于患儿上下磨牙之间,防止咬伤舌头。

(三)预防与监测并发症

(1)保持呼吸道通畅,有缺氧者及时给予氧气吸入,减轻缺氧性脑损伤。

(2)密切观察病情变化,监测患儿体温、脉搏、呼吸、血压、瞳孔及神志改变。对于惊厥持续时间长、频繁发作者,应警惕脑水肿、颅内压增高,如患儿脉率减慢、收缩压升高、呼吸节律慢而不规则、双侧瞳孔扩大,应及时通知医生,并协助治疗,降低颅内压。

(四)心理支持

缓解家长紧张情绪,关心体贴患儿,急救时操作要轻快、熟练,以取得家长信任;对家长予以安慰并解释病情,以消除其恐惧心理,从而更好地配合护理工作。

四、健康教育

(1)介绍惊厥发生的病因、诱因,教会家长观察惊厥发作的方法。

(2)指导预防惊厥发作的措施,如高热惊厥患儿在日后发热时,可能还会发生惊厥,指导家长平时注意加强小儿体格锻炼,防止受凉,预防上呼吸道感染。在患儿发热时,及时用物理降温的方法控制体温,预防惊厥的发作。

(3)指导惊厥的急救方法,如发作时要就地抢救,针刺或指压人中穴,保持安静,不能摇晃,大声喊叫或抱着患儿往医院跑,以免加重惊厥或造成机体损伤。发作缓解期迅速将患儿送往医院查明原因,防止再发作。

第四节　小儿急性颅内压增高

颅内压是指颅腔内各种结构所产生的压力总和,即脑、脑血管系统及脑脊液所产生的压力。小婴儿囟门未闭或颅缝存在时,对颅内结构扩张可产生一定的缓冲作用。

颅内压增高是指各种原因引起脑组织和(或)颅内液体量增加所导致的一种临床综合征,重症者可引起脑疝而危及生命。

一、临床表现

颅高压的临床表现与引起颅内压增高的原发病性质、部位、发生发展速度及并发症等诸多因素密切相关。主要表现为以下几个方面。

(一)头痛

患儿多数有头痛,呈广泛或局限性,晨起较重,持续时间可长可短,不呈阵发性表现。咳嗽、排便用力及改变体位时可加重,平卧时好转。婴幼儿常不能自述头痛,多表现为烦躁不安,尖声哭叫甚至拍打头部。

(二)呕吐

多为喷射性,与进食无关,不伴恶心,部分患儿呕吐后头痛可缓解。

（三）意识、性格及行为改变

患儿可有不安、喜怒无常、淡漠、抑郁、困倦、乏力、嗜睡。

（四）眼部表现

严重颅内压增高可有复视、斜视、眼球突出、球结膜水肿、眼球运动障碍、一过性视物模糊等。重症脑积水患儿可出现"落日征"。

（五）头颅改变

婴儿前囟隆起是颅内高压的早期表现，晚期可出现骨缝裂开、头围增大、浅表静脉怒张。

（六）生命体征改变

多在急性颅内压增高时发生，血压首先升高，继而脉搏徐缓，呼吸慢而不规则。

（七）脑疝

颅内压严重增高时可引起小脑幕切迹疝或枕骨大孔疝。临床表现主要有意识改变，呼吸节律不整。病情严重时，患儿出现昏迷，瞳孔扩大，光反射消失，直至呼吸循环衰竭。

二、常见护理诊断

（1）头痛与颅内压增高有关。

（2）潜在并发症脑疝。

三、护理措施

（一）避免加重颅内压增高

（1）患儿须安静卧床休息，卧床时头肩抬高 20°～30°，头偏向一侧，以利于颅内血液回流，减轻颅内压而缓解头痛；疑有脑疝症状时，则以平卧位为宜。

（2）保持绝对安静，避免一切刺激，如搬动、声音、躁动、咳嗽及痰堵以防颅压突然增高，必要的检查和护理尽量集中进行，操作动作要轻柔，必要时可使用镇静剂。

（二）降低颅内压，预防脑疝

1.按医嘱运用脱水剂

20％的甘露醇一般用量为每次 0.5～1.0g/kg，4～8h1 次，静脉注射后 10min 即可发挥明显的脱水作用。

运用时需注意：

（1）注射时应避免漏出血管外导致局部组织坏死。一旦漏出，尽快用 25％的硫酸镁湿敷并抬高肢。

（2）应在 30min 内静脉推注或快速滴入，才能达到高渗利尿作用。

（3）寒冷季节或室温较低时，甘露醇可出现结晶，使用时应加温使之溶解后再用。

2.保持呼吸道通畅、给氧

及时清理呼吸道分泌物，保持呼吸道通畅，根据病情选择恰当的给氧方式。

3.病情观察

严密观察患儿生命体征和神志、瞳孔、肌张力及前囟情况，及早发现颅内压增高征象。若出现两侧瞳孔不等大，对光反射减弱或消失，心率减慢时，疑为脑疝应立即报告医生，并做好抢救准备。

四、健康教育

(1)指导家长对患儿的护理,如保持安静,避免各种刺激,取头肩抬高侧卧位等;指导家长观察患儿的呼吸。脉搏、神志、瞳孔及肌张力的变化,发现异常立即报告医护人员。

(2)出院后注意观察有无并发症及后遗症,注意患儿的反应和肢体活动情况,头围大小,听力、智力有无异常,如有异常及时就诊;指导家长对恢复期患儿进行功能训练,以减少后遗症的发生。

第五节　小儿急性呼吸衰竭

急性呼吸衰竭简称呼衰,是指呼吸器官或呼吸中枢的各种疾病导致呼吸功能障碍,出现低氧血症或伴有高碳酸血症,并由此引起一系列生理功能和代谢紊乱的临床综合征,是小儿时期常见的急症之一。

一、临床表现

(一)症状体征

1.呼吸困难

是呼吸衰竭最早最突出的表现。中枢性呼吸衰竭主要表现为呼吸节律不齐、深浅不匀,呈现潮式呼吸、叹息样呼吸及下颌呼吸等。周围性呼吸衰竭主要表现为呼吸频率改变及辅助呼吸肌代偿性活动增强,如呼吸频率加快、鼻翼扇动、"三凹"征等。

2.缺氧及二氧化碳潴留表现

常表现口唇、口周和甲床发绀。缺氧早期心率增快、血压升高、烦躁、易激惹,继而心音低钝、心率减慢、血压下降、淡漠、嗜睡、意识模糊其至惊厥、昏迷。随着二氧化碳潴留的加重可出现烦躁多汗、皮肤潮红等。

(二)并发症

重症患儿可发生心力衰竭、心源性休克、消化道出血、肾功能衰竭、脑疝等。

二、常见护理诊断

(1)气体交换受损与肺通气、换气功能障碍有关。

(2)不能维持自主呼吸与呼吸肌麻痹及呼吸中枢功能障碍有关。

(3)潜在并发症心力衰竭、心源性休克、消化道出血、肾功能衰竭、脑疝。

(4)恐惧与担心患儿病情及生命安危有关。

三、护理措施

(一)保持气道通畅,改善呼吸功能

(1)患儿取半卧位或坐位休息,以利于膈肌活动,增加肺活量。患儿衣服应宽松,被褥应轻

暖、松软,以减轻对呼吸运动的限制。

(2)协助排痰:鼓励清醒患儿用力咳嗽,定时帮助患儿翻身,每 2h1 次,并轻拍胸背部,边拍边鼓励患儿咳嗽,促使痰液排出。

(3)雾化吸入:按医嘱给予超声雾化吸入,每日 3～4 次,每次 15min 左右,也可按医嘱在雾化器内加入解痉化痰、消炎药物,以利于通气和排痰。

(4)机械吸痰:对无力咳嗽、昏迷的患儿,可用导管定期吸出咽部分泌物。对已行气管插管或气管切开的患儿每小时吸痰 1 次,吸痰前向气管内滴入 2～5mL 生理盐水,并拍胸、背部,使盐水与黏痰混合,易于吸收。吸痰前充分给氧,然后把导管轻轻插入气管深部,边退出边吸引,每次吸痰时间不超过 15s,吸痰时动作要轻快,并严格遵守无菌操作。

(5)合理给氧:按医嘱给予加温、湿化后的氧气吸入,一般采用鼻导管、面罩或头罩给氧。一般氧流量 1～2L/分,浓度 25%～30%,严重缺氧时可用至 60%～100%,但持续时间不超过 4～6h。氧疗期间应检测血气分析,使血氧分压保持在 65～85mmHg(8.7～113kPa)。

(6)保证营养和液体摄入量,昏迷患儿应给予鼻饲或静脉高营养,防止营养耗竭、呼吸肌疲劳的发生。

(二)做好人工辅助呼吸,维持有效呼吸功能

(1)协助医生进行气管插管或气管切开,进行人工辅助呼吸。

(2)专人监护人工呼吸,每小时检查 1 次呼吸机的各项参数并做好记录,注意患儿胸部起伏面色和周围循环状况;防止脱管堵管及气胸的发生。

(3)防止继发感染:每天消毒呼吸机管道,室内用紫外线照射每日 1～2 次,每次 30min。每天更换加温湿化器滤纸,雾化液要新鲜配制,以防污染。同时做好口腔和鼻腔的护理。

(4)保持呼吸道通畅:定时为患儿翻身、拍背、吸痰,改善肺部循环,促进痰液引流。

(5)做好撤离呼吸机前的护理:长期使用呼吸机者,易产生对呼吸机的依赖,应做好解释工作并帮助患儿进行呼吸肌的锻炼,撤离前要备妥吸氧装置、吸痰设备、解痉药品及插管的物品,停用呼吸机后应密切观察患儿呼吸、心率等生命体征,以防病情恶化。

(三)病情观察与并发症监测

(1)患儿应入住重症监护病房,进行特别护理。重点监测体温、脉搏、呼吸、血压,注意患儿精神状态、皮肤颜色、肢体温度及尿量变化。记录患儿呼吸频率、节律、类型、心音、心率及心律,及时发现并发症并积极救治。

(2)使用呼吸中枢兴奋药物的患儿,用药后应观察有无烦躁不安、反射增强、局部肌肉抽搐等表现,以便及时通知医生处理。

(四)心理支持

关心体贴患儿,耐心向家长介绍患儿的病情、治疗方法及护理措施等有关问题,对病情较重患儿的家长给予同情和安慰。

四、健康教育

(1)家长掌握为患儿翻身,拍背及日常生活护理的方法。

(2)家长观察患儿呼吸、脉搏、皮肤颜色及肢体温度变化的方法。

(3)呼吸衰竭缓解后,针对不同的原发病进行相应的康复指导。

第六节　小儿急性充血性心力衰竭

充血性心力衰竭是指心脏泵血功能减退造成的动脉系统缺血、静脉系统淤血的临床综合征,急性充血性心力衰竭是小儿常见的急症,可危及患儿生命,但经积极抢救,大多数患儿预后较好。

一、临床表现

年长儿表现接近成人,主要表现乏力、活动后气急、食欲减退,安静时呼吸、心率增快,颈静脉怒张,肝大、压痛,肝颈静脉回流征阳性。重者端坐呼吸、肺底部闻及湿性啰音,尿量明显减少,下肢水肿,第一心音减低,出现奔马律。

婴幼儿常表现喂养困难、烦躁多汗、哭声低弱、呼吸急促、心率增快、心界扩大、肝大。判断婴幼儿心力衰竭的临床指征为:①安静时心率增快,婴儿大于 180 次/分,幼儿大于 160 次/分,不能用发热或缺氧解释。②呼吸困难、发绀突然加重,安静时呼吸大于 60 次/分。③肝大达肋下 3cm 以上或观察下进行性肿大 1.5cm 以上。④心音明显低钝或出现奔马律。

二、常见护理诊断

(1)心排血量减少与心脏负荷加重、心肌收缩力降低有关。

(2)气体交换受损与心衰所致肺循环淤血有关。

(3)潜在并发症强心苷中毒。

三、护理措施

(一)减轻心脏负荷,增强心肌功能

(1)休息并保持安静。患儿可取半卧位,小婴儿取 15°~30°的斜坡卧位,保持病室安静舒适,尽量避免患儿烦躁、哭闹,必要时按医嘱应用镇静药物。

(2)控制水盐摄入。一般给予低盐饮食,每日饮食中的钠盐不超过 0.5~1g,重症患儿暂时进无盐饮食。宜少量多餐,防止过饱,婴儿喂乳也要少量多次,所用乳头宜稍大,但须防止呛咳。吮吸困难者可采用滴管,必要时鼻饲。水肿严重者液体入量控制在 75mL/(kg·d)以下,静脉补液时滴速不能过快。

(3)遵医嘱应用强心苷制剂和利尿剂,并观察用药后的效果。

(4)保持大便通畅,避免排便用力。鼓励患儿食用含纤维较多的蔬菜、水果等,必要时用甘油栓或开塞露通便。

(5)密切观察病情变化。监测呼吸、心率,密切观察烦躁、发绀等缺氧表现,注意心音减低、肝大、水肿等表现是否减轻。记录液体出入量,定时测体重,了解水肿增减情况。

(二)吸氧并改善气体交换

对呼吸困难、发绀患儿给予氧气吸入。急性肺水肿(如吐粉红色泡沫痰)时,可在氧气湿化瓶内放入 20%～30% 的乙醇间歇吸入,每次 10～20min,间隔 15～30min,重复 1～2 次,促使泡沫表面张力减低而破裂,增加气体与肺泡壁的接触,改善气体交换,并密切观察呼吸困难、发绀等表现的缓解情况。

(三)预防与监测强心苷中毒

(1)每次应用强心苷前应测脉搏,必要时听心率,若婴儿脉率小于 90 次/分,年长儿小于 70 次/分,需暂停用药,与医生联系决定是否继续用药。

(2)遵医嘱按时按量用药。为保证强心苷剂量准确,注射用药可先稀释,再抽药;若口服给药,应仔细喂服,勿与其他药物混合,如患儿服药后呕吐,应与医生联系,决定补服或用其他途径给药。

(3)为避免增加强心苷的毒性反应,在用药期间禁止服用钙剂,鼓励患儿进食含钾丰富的食物,如牛奶、柑橘、香蕉、菠菜、豆类等。

(4)密切观察治疗效果及其毒性反应。强心苷治疗有效的指标为呼吸困难减轻、心率减慢、肝缩小、尿量增加;患儿安静、食欲好转。强心苷过量中毒可见心律失常、食欲减退、恶心、呕吐、嗜睡、头晕、黄视、绿视等表现,如出现上述毒性反应,应立即停用强心苷,并与医生联系及时采取相应措施。

四、健康教育

(1)向患儿及家长介绍心力衰竭的病因、诱因、护理要点及预后知识,使其认识心力衰竭的严重性,加强自身护理,避免复发。

(2)说明限制患儿活动的意义,避免患儿用力、翻身、进食及排便时及时给予帮助,避免烦躁、哭闹和不良刺激,以免加重心脏负荷。病情好转后逐渐增加活动量,避免过度劳累。

(3)向家长详细介绍所用强心苷制剂、利尿剂的名称、剂量、给药时间和方法,使其掌握学会药物疗效和不良反应的观察,以便及时就医。

(4)心力衰竭缓解后,指导治疗原发病,避免诱发因素,如预防呼吸道感染、避免过度劳累及情绪激动等,预防心衰再次发生。

第七节　小儿急性肾衰竭

急性肾衰竭是指由于肾本身或肾外因素引起急性肾功能衰退,肾排出水分及清除代谢废物的能力下降,以致不能维持机体的内环境稳定,临床上出现少尿或无尿及氮质血症等改变的一组临床综合征。

一、临床表现

(一)少尿型肾衰分 3 期

1.少尿期

一般持续 1~2 周,持续时间越长,肾损害越严重,持续少尿超过 15d 或无尿超过 10d 者预后不良。

此期主要表现有:

(1)水钠潴留,表现为全身水肿、高血压、肺水肿、脑水肿和心力衰竭。

(2)电解质紊乱,常表现为"三高三低","三高"即高钾、高磷、高镁,"三低"即低钠、低钙、低氯血症,其中高钾血症多见。

(3)代谢性酸中毒,表现为嗜睡、乏力、呼吸深长、口唇樱桃红色等。

(4)尿毒症,出现全身各系统症状,消化系统表现为食欲不振、呕吐、腹泻等;神经系统表现为意识障碍、焦躁、抽搐、昏迷等;心血管系统表现为高血压、心律失常和心力衰竭等;血液系统表现为贫血、出血倾向等。

(5)感染,是急性肾衰竭常见的并发症,以呼吸道和泌尿道感染多见,致病菌以金黄色葡萄球菌和革兰阴性杆菌较常见。

2.多尿期

少尿期后尿量逐渐增多,一般持续 1~2 周(长者可达 1 个月)。此期由于大量排尿,可出现脱水、低钠及低钾血症,免疫力降低易感染。

3.恢复期

多尿期后肾功能逐渐恢复。血尿素氮及肌酐逐渐恢复正常。一般肾小球滤过功能恢复较快,肾小管功能恢复较慢。

(二)非少尿型肾衰

非少尿型肾衰指血尿素氮、血肌酐迅速升高,肌酐清除率迅速降低,而不伴有少尿表现。较少见,但近年有增多趋势。

二、常见护理诊断

(1)体液过多与肾小球滤过功能受损、水分控制不严有关。

(2)营养失调,低于机体需要量与摄入不足及透析等原因有关。

(3)潜在并发症高钾血症、代谢性酸中毒、心力衰竭等。

(4)有感染的危险与机体抵抗力低下及透析等原因有关。

三、护理措施

(一)维持体液平衡

(1)控制液体的入量,坚持"量出为入"的原则。每日液量:尿量+异常丢失+不显性失水=内生水,无发热患儿每日不显性失水为 $300mL/m^2$,体温每升高 $1℃$ 不显性失水增加 $75mL/m^2$,内生水在非高分解代谢状态下为 $250\sim350mL/m^2$。

(2)准确记录 24h 的出入量,包括口服和静脉输入的液量、尿量及异常丢失量。

（3）每日定时测体重。

（二）保证营养均衡

少尿期限制水、钠、钾、磷、蛋白质的入量，供给足够的热量，早期只给糖类以减少组织蛋白的分解和酮体产生。蛋白质控制在每日 $0.5\sim1.0g/kg$，以优质蛋白为佳，如肉类、蛋类、奶类等；不能进食者可静脉营养，补充葡萄糖氨基酸、脂肪乳等。透析治疗时因丢失大量蛋白质，故不需限制蛋白入量；长期透析时可输新鲜血浆、水解蛋白和氨基酸等。

（三）密切观察病情

注意观察生命体征的变化，及时发现心力衰竭、电解质紊乱及尿毒症等的早期表现，及时与医生联系。当血钾大于 $6.5mmol/L$ 时为危险界限，应积极处理，可用 5% 的碳酸氢钠每次 $2mL/kg$ 静脉注射；给 10% 的葡萄糖酸钙 $10mL$ 静脉滴注；透析，血液透析可在 $1\sim2h$ 内使血钾降至正常范围，腹膜透析则需 $4\sim6h$。

（四）预防感染

保持居室卫生及温、湿度，严格无菌操作，加强探视管理。加强皮肤及黏膜的护理保持皮肤清洁、干燥。保持呼吸道通畅，定时翻身、拍背。注意空气消毒。

四、健康教育

用患儿家长能理解的语言，向患儿及家长介绍急性肾衰的原因及护理要点，说明生活护理与预后的关系，强调配合医疗和护理的重要性，以取得家长的配合。

第八节　儿科护理常规

一、住院护理常规

（一）合理安排病室

合理安排病室，将感染性与非感染性患儿分室护理；将同病种急性期与恢复期患儿尽可能分室护理。

（二）入院介绍

向患儿及家属介绍病区环境、作息时间、探视制度、主管医生、主管护士及护士长等。

（三）清洁护理

若病情允许，应在 24h 内完成患儿的卫生处置工作，如洗头、沐浴、剪指（趾）甲、更换衣服等。

（四）测量体重

入院时测体重 1 次，住院后每周测体重 1 次；新生儿每周测体重 2 次。

（五）测量生命体征

新入院患儿 3d 内每日测体温 4 次；体温正常者 3d 后改为每日测 2 次；危重、发热、低体温者每 4h 测 1 次;高热患儿每 1～2h 测 1 次,退热处理后 0.5～1h 复测体温。根据患儿的病情酌情测脉搏、呼吸和血压。

(六)做好相关检验

入院 24h 内完成血常规、尿常规、粪常规检查。

(七)给药护理

按医嘱准确给药,严格查对制度,勤观察、巡视,发现问题及时处理。

(八)饮食

按医嘱给予;乳儿尽量母乳喂养,疾病诊疗期间不间断母乳喂养。

(九)休息与睡眠

除病情严重外,不需过分限制活动;为患儿创设利于休息与睡眠的环境。

(十)病室消毒

一般每周消毒 1 次;新生儿病室、重症监护病室每日消毒不少于 2 次;治疗室每日消毒 2 次;患儿出院或死亡后,床单位应进行终末消毒。

(十一)安全措施

病房窗外装有护栏、药柜上锁;不准携带刀、剪入院;患儿外出必须由成人带领,交接班时应清点病区患儿人数;防止坠床、烫伤等安全事故的发生。

(十二)做好出院患儿的健康指导

对急、重症患儿,护士应先治疗、抢救,待病情稳定后,再完成其他入院常规工作。

二、住院患儿的心理护理

儿童住院时,由于年龄、病种、病情、住院时间的长短及个人的特点不同,因而对住院有不同的心理反应,护士应了解儿童对疾病的认识,根据住院期间主要的压力来源及不同的心理反应进行心理护理,以减轻疾病的痛苦,消除焦虑,使患儿尽快恢复身心健康。

(一)儿童对疾病的认识

1.运筹前期(2～7 岁)

孩子认为疾病是外来的,是与自己无关的现象,常将疾病和疼痛等感觉与惩罚联系起来,对疾病的发展与预后缺乏认识。

2.具体运筹前期(7～11 岁)

认为疾病是外来的,但对疾病的病因有一定了解,认为道德行为与病因有关,并能注意疾病的程度。他们认为疾病是存在于体内,但无法用术语描述。开始恐惧伤残和死亡,并与惩罚相联系。

3.形式运筹前期(11 岁至成人)

儿童认为疾病与器官功能不良有关,并且每个人的疾病不同。他们认识到心理及态度可影响健康,对疾病的发生及治疗有一定的见解及自我控制能力。

(二)住院儿童主要的压力来源

住院儿童主要的压力来源包括疾病本身带来的痛苦和创伤、治疗限制日常活动及对各种治疗的恐惧、身体形象改变所造成的情绪影响、对疾病的认识有限而产生情绪反应、与亲人分离、接触陌生环境和陌生人、中断学习等。

(三)主要的心理护理措施

1.创造和谐的人际环境

护士态度要和蔼、亲切。初次接触孩子时向其父母及保育人员询问孩子的心理及有关情况。了解孩子的生活习惯、喜欢的玩具、表达日常需要的语言和方式等,根据孩子年龄及理解能力,用简单易懂的语言或方式,向孩子介绍医院情况和生活制度,介绍有关医护人员及同病室的伙伴,使其对新环境有所了解,减少焦虑和恐惧心理。对孩子应多鼓励,不责骂、不恐吓、不欺骗、不讽刺,答应孩子的事一定要做到。

2.减轻身体伤害和疼痛

护士应关心爱护孩子,做各项护理工作前,应用儿童可以理解的语言或方式解释操作过程;操作中要耐心、细心,技术要熟练、准确,对孩子的疼痛反应要及时评估,并给予有效处理;对孩子的合作应给予鼓励与表扬。

3.减轻控制感的丧失

努力取得孩子的合作,减少对肢体的束缚,增加自由活动的时间和空间。支持、鼓励孩子独立完成自己能完成的活动。

4.尽量固定护士

护士要尽量固定,连续护理,以满足孩子情感及其他方面的需要。

5.家长参与,减少分离

允许家长陪伴,让家长尽可能多地陪伴孩子,使分离性焦虑程度减轻。家长要对孩子进行心理疏导,告诉孩子看病或住院的原因及探视的时间及次数。争取家长的主动参与和良好的配合,有效地减轻孩子的不良心理反应,使其早日康复。

三、与患儿沟通的技巧

沟通是人与人之间通过各种方式的信息交流,在心理上和行为上发生相互影响的过程。一般通过语言、非语言沟通等方式进行,具有交流信息、传递情感和调节行为的功能。沟通是儿科护理中的重要技能,是实施小儿护理的必要条件,通过沟通不仅能完成有效的护理评估,而且可以建立良好的护患关系,从而解决患儿的健康问题。小儿处在生长发育阶段,语言、心理发展尚不成熟,在沟通方面与成人有很多不同,因此与患儿的沟通应采用一些特殊的技巧。

(一)小儿沟通特点

1.缺乏表达情感的语言能力

由于发育水平不同,不同年龄阶段的小儿表达个人需要的方式也有差别。1岁以内的婴儿多以不同音调的哭声表示自己的身心需要;1~2岁因吐字不清楚、用词不准确、重复字较多,其语言表达使对方难以理解。3岁以上的小儿,语言表达能力逐渐增强,可通过语言并借助肢体动作,形容、叙述某些事情,但因缺乏逻辑思维能力,条理性较差,表达往往不够准确。

2.缺乏认识、分析问题的能力

小儿随着年龄的增长,对事物的认识逐渐从直觉活动思维和具体形象思维过渡到抽象逻辑思维,至学龄期逐步学会正确地掌握概念,对问题进行合乎逻辑的推理和做出恰当的判断,但仍有很大成分的具体形象性。因此,与成人相比,小儿时期对问题的理解、认识、分析、判断的能力较差,易影响沟通的进展与效果。

3.模仿能力强

随着小儿神经系统逐渐发育,至学龄前期小儿的思维能力得到进一步发展,他们喜欢模仿成人的言行举止,设法了解和认识周围环境。学龄儿童已经具备了一定的判断能力,能有意识地模仿优秀老师和同伴。因此成人在与小儿沟通时有目的地加以引导,就可能获得事半功倍的效果。

(二)与小儿沟通的方法与技巧

1.语言沟通

语言沟通分为书面语言沟通和口头语言沟通 2 种。一般与患儿的语言沟通为面对面的口头沟通,是最常用的沟通形式,其优点是能较迅速、清楚地将信息传递给对方。在交流中护士将有关医院环境、护理、治疗等情况向患儿及其家长进行详细解释,患儿也可以及时向护士倾诉自己的生理、情感需求。但由于患儿的语言能力有限,可能会不同程度地影响沟通效果,因此,有效的沟通必须采用双方能懂的话语,并灵活采用相应的技巧。

(1)主动介绍:护士初次接触患儿及其家长时,应主动自我介绍,并亲切地询问患儿熟悉的生活与事情,如患儿的乳名、年龄、幼儿园或学校的名称、爱好等,这样可拉近与患儿及家长的距离。同时,应鼓励患儿自己做介绍或提出疑问避免只与家长交流,将所有问题由家长全部代替表达,形成替代沟通的局面,挫伤患儿主动合作的积极性。

(2)方式恰当:尽量不用"是不是""要不要"等封闭式提问的话语,因此类问题的固定答案可单纯回答"是"或"否",难以表达患儿的真实主观感受;宜采用患儿能理解的方式而不用否定方式。如患儿对"拿笔画画"的建议能愉快地接受,而对"不能咬笔"的劝告语言则可能持抗衡的态度;使用患儿熟悉的语句、肯定的谈话方式,不仅有助于患儿理解,也能促进主动配合。如体格检查胸部需解开衣服,应避免说"我来查体,你要不要解开衣扣?"可向患儿解释"现在让我来听听你的胸部,需要你解开衣扣,要我帮忙吗?"

(3)真情理解:小儿情绪变化快,对环境刺激敏感,有时表现为喜怒无常,当小儿受伤或受挫时,应容许小儿哭泣或表达愤怒。但尊重和理解小儿的感情并不意味着允许他们的破坏性行为,应给予正确的引导,将其攻击性行为转化为建设性游戏,或通过积极的语言沟通解决问题,帮助小儿学会控制情绪。对患儿某些幼稚的想象,护士应采取诚恳态度表示理解与接受,从而赢得患儿的信任,切不可取笑、讥讽患儿。由于患儿语言表达能力较差,有时出现吐字不清、语句不连贯、叙述不明等情况,护士应耐心倾听,不要随意打断患儿说话,可适时帮助患儿修正话语,以获得准确的资料。

(4)语音合适。护士应掌握谈话时语音的技巧,注意说话的声调、音量、速度、语气、顿挫,以促进沟通的顺利进行。如在谈话中适时地停顿,给患儿及其家长理顺思路的时间;语速、语气的变化等能引起患儿及家长的注意与反应。

2.非语言沟通

非语言沟通又称身体语言,是伴随着语言沟通而存在的一些非语言的表达方式和情况是指通过表情、姿势、体态、目光等进行的沟通。在组成沟通的成分中,非语言性沟通占60%～70%。通常情况下,非语言沟通方式比语言性沟通方式对小儿更有效,并且当语言信息与非语言信息出现不一致时,小儿会比较相信后者。

(1)关心爱护的情感流露:在非语言沟通中,无论采用何种方式,均应发自内心地对患儿表现出关爱之情,这是建立良好护患关系的重要基础。它有助于消除患儿的紧张情绪,增加主动交流的积极性。护士在沟通时要保持良好的情绪,除特殊情况外,一般不戴口罩,以便让患儿能看见护士的微笑,拉近双方情感上的距离。对婴幼儿来说,抚摸是有利于情感交流的方式,护士通过怀抱、抚摸向患儿传递"爱"的信息,患儿也会从中感受到护士的关爱,得到情感、情绪上的满足。

(2)平等尊重的体态动作:儿科护士的服务对象虽然年龄小、经历少,认知能力较差,但仍应平等相待,尊重患儿。在交流时与患儿保持较近的距离,采取蹲姿以达到与患儿眼睛在同一水平线,耐心地倾听,尽可能地满足患儿的要求,可使患儿获得满足感和安全感,维护了自尊。

3.游戏

适当的游戏可发展小儿的想象力、创造力,促进小儿的运动,增进相互了解,拉近护士与患儿之间的距离。当游戏起到消除恐惧和忧虑的作用时,称为治疗性游戏。小儿通过游戏能表达对家庭、朋友及医护人员的感受,发泄对某些事情的恐惧、焦虑和愤怒。护士在与患儿做治疗性游戏的同时可评估患儿对疾病的认知水平,对患儿进行护理干预,鼓励、教育患儿,帮助其消除不良情绪。

(1)了解游戏:护士应了解游戏的内容、规则,以加快与患儿熟悉的过程。如在游戏开始时制定程序、规则,游戏结束后对结果进行讲评等,护士都应参与其中,使患儿在不知不觉中消除陌生、拘束感,将护士作为朋友对待。

(2)合理安排:护士应选择适于患儿的年龄、心理发育阶段及病情程度等的游戏与玩具。如学龄前患儿好奇心很强,可安排做具有探索性的游戏,如纸牌、魔术等,以引起患儿的探索兴趣,加快沟通过程。

4.绘画

儿童通过绘画可表达愿望,宣泄感情。图画有各种含义,多与小儿熟悉的、体验到的事情有关。护士通过绘画与患儿进行交流,可了解和发现患儿存在的问题。绘画可分为自发性绘画和目标性绘画2种。前者是患儿随意按照自己的兴趣、想象进行绘画;后者是患儿根据既定的内容、范围要求进行绘画,如绘人、绘风景等。

分析绘画技巧有:

(1)整体画面。如画面多处涂擦、重叠,可能反映患儿矛盾、焦虑的心理。

(2)个体形象的大小。画面中较大的形象反映在患儿心目中比较重要的、权威的人或事情。

（3）个体出现的次序。反映人或事在患儿心目中重要性排列的次序，先出现的较之后出现的在患儿心目中更重要。

（4）患儿在图画中的位置。患儿在画包括自己在内的家庭或集体的图画中，自己及其他成员所在的位置，表示患儿认为自己所处的地位。绘画能反映小儿复杂的心理状态，在分析图画时，护士应结合患儿的背景资料、具体情况等全面、综合地进行细致分析。

5.与患儿父母的沟通

通常情况下，护士在与患儿沟通中，需父母协助完成。小儿患病后，父母常有内疚、紧张、焦虑等心理，这些情绪同样可引起患儿的不安。护士应以热情、理解、关心的态度，与患儿父母传递信息，使沟通自然、顺畅，给家长提供放松紧张、焦虑情绪的机会，同时也可增加患儿对护士的信任感。

与患儿父母的沟通最好以一般的谈话开始，如"孩子现在怎么样？"可使父母在轻松的气氛下表达自己所关心的主题；同时，要鼓励父母主动交谈，采用较好的说法如"什么""怎样""你的意思……"等，这样有利于父母叙述患儿的情况。避免在谈话开始时使用封闭性的问题，使家长做出单一的反应而限制了交谈，如"是不是""有没有"等。此外，还可适时应用倾听、适当的沉默等沟通手段。

第八章　新生儿疾病护理

第一节　正常足月儿

正常足月儿是指胎龄满 37～42 周出生、体质量为 2500～4000g、无任何畸形和疾病的活产婴儿。

一、正常足月儿特点

(一)外观特点

胎毛少,哭声响亮,皮肤红润,头发分条清楚,耳壳软骨发育好,耳舟清楚。乳晕清晰,乳房可摸到结节,直径大约 7mm;指(趾)甲超过指(趾)尖;男婴睾丸降入阴囊,女婴大阴唇完全遮盖小阴唇,足底纹多而交错。四肢肌张力好。

(二)体温

体温中枢发育不完善,调节能力差。皮下脂肪较薄,体表面积相对较大,容易散热。产热主要依靠棕色脂肪。新生儿室内环境温度要适宜。室温过高时,通过皮肤蒸发和出汗散热血液易浓缩,出现脱水热;若室内体温过低,产热不足,则出现新生儿硬肿症。

(三)呼吸系统

胎儿在宫内不需要肺的呼吸,但有微弱的呼吸运动。出生时经产道挤压,1/3 肺液由口鼻排出,其余由肺间质毛细血管和淋巴管吸收,若吸收延迟,则出现湿肺。

新生儿在第一次吸气后,出现啼哭,肺泡张开。呼吸浅快,每分钟 40～45 次,新生儿胸腔较小,肋间肌较弱,胸廓运动较浅,主要靠膈肌运动,呼吸呈腹式。

(四)循环系统

胎儿出生后血液循环发生巨大变化,脐带结扎,肺血管阻力降低,卵圆孔和动脉导管出现功能性关闭。心率波动较大,一般为 120～140 次/分钟,足月儿血压平均为 9.3/6.7kPa(70/50mmHg),早产儿较低。

(五)消化系统

新生儿消化道面积相对较大,有利于吸收。胃呈水平位,贲门括约肌发育较差,幽门括约肌发育较好,因此易发生溢乳。新生儿肠壁较薄,通透性高,有利于吸收母乳中的免疫球蛋白,也易使肠腔内毒素及消化不全产物通过肠壁而进入血循环,引起中毒症状,生后 12h 内开始排出胎粪,3～4d 排完。如生后 24h 内未排胎粪者应进行检查。

(六)血液系统

新生儿在胎儿期处于相对缺氧状态,出生时血液中的红细胞和血红蛋白量相对较高,血红蛋白中胎儿血红蛋白约占 70%，后逐渐被成人血红蛋白替代。

(七)泌尿系统

新生儿出生后，一般在 24h 内排尿，48h 未排尿者需检查原因。新生儿尿稀释功能尚可，但肾小球滤过率低，浓缩功能较差，不能迅速有效地处理过多的水和溶质，易发生水肿或脱水症状。

(八)神经系统

新生儿脑相对较大，重 300～400g，占体质量的 10%～20%，生后具有觅食反射、吸吮反射、握持反射、拥抱反射等原始反射。出现神经系统疾病时，原始反射暂时减弱或消失。正常情况下，原始神经反射生后 3～4 个月消失。

(九)免疫系统

新生儿的免疫功能不健全。脐部为开放性伤口，细菌容易繁殖并进入血液，发生感染性疾病。新生儿不易患一些传染病是由于通过胎盘从母体中获得免疫球蛋白 IgG，而免疫球蛋白 IgA，尤其是分泌型 IgA、IgM，不能通过胎盘传给新生儿，因此新生儿易患呼吸道和消化道的感染性疾病。

(十)能量和电解质需要量

新生儿热卡需要量取决于维持基础代谢和生长发育的能量消耗，在适中环境下，新生儿期平均每日所需热卡 418～502kJ/(kg·d)。钠、钾每日需要量各 1～2mmol/kg。

二、正常足月儿的特殊表现

(一)生理性黄疸

新生儿由于肝内葡萄糖醛酸转移酶不足及出生后大量红细胞破坏，大多数生后 2～3d 开始出现皮肤、巩膜黄染，4～5d 达高峰，足月儿 7～10d 消退，早产儿可延长至 2～4 周消退，其他身体情况良好，这是正常生理现象，称生理性黄疸。

(二)青记

一些新生儿在背部、臀部常有蓝绿色色斑，此为特殊色素细胞沉着所致，俗称青记或胎生青痣，随年龄增长而渐退。

(三)假月经

有些女婴由于受母体内雌激素的影响，出生后 1 周内可出现大阴唇轻度肿胀，或阴道流出少量黏液及血性分泌物，2～3d 即消失，不必做任何处理。

(四)乳房肿大

新生儿由于受母体内雌激素，孕激素、生乳素和缩宫素的影响，部分新生儿无论男女都可出现乳房肿胀，有的还会分泌乳汁，经 2～3 周自然消退，不要挤乳头。

(五)生理性体质量下降

新生儿出生后 2～4d，由于大小便、皮肤及呼吸水分的蒸发，出现体质量下降，平均比出生时下降 6%～9%，一般 4d 后开始回升，7～10d 恢复到出生时的体质量，以后体质量逐渐增加。

(六)"马牙"和"螳螂嘴"

新生儿上腭中线和齿龈切缘上常有黄白色小斑点，俗称"马牙"，系上皮细胞堆积或黏液腺分泌物积留所致,于出生后数周至数月自行消失。新生儿面颊部有脂肪垫,俗称"螳螂嘴",对吸乳有利,不应挑割,以免发生感染。

(七)粟粒疹

新生儿生后 3 周内,可在鼻尖、鼻翼、面颊部长出细小、白色或黑色的,突出在皮肤表面的皮疹,系新生儿皮脂腺功能未完全发育成熟所致,多自行消退,一般不必处理。

三、正常足月儿的护理

(一)主要护理诊断

(1)体温改变与体温调节中枢发育不完善有关。

(2)窒息与呛奶、呕吐有关。

(3)感染与新生儿免疫功能不足及皮肤黏膜屏障功能差有关。

(二)护理措施

1.娩出后护理

新生儿娩出后与家长核对性别,将其放在有保暖设施的操作台上,迅速清除口、咽、鼻腔内分泌物,使呼吸道通畅,建立正常呼吸。脐带结扎后立即擦去其身上的血渍。胎脂有保护皮肤的作用,不必全部擦净,皮肤褶皱处有过多胎脂时可用消毒植物油轻轻擦去。清洁皮肤的同时注意检查新生儿有无畸形、产伤等。

2.保持呼吸道通畅

(1)在新生儿娩出后,开始呼吸前,应迅速清除口、鼻部的黏液及羊水,保持呼吸道通畅,以免引起吸入性肺炎。

(2)经常检查鼻孔是否通畅,清除鼻孔内的分泌物。

(3)保持新生儿适宜的体位,一般取右侧卧位,如仰卧时避免颈部前屈或过度后仰;给予俯卧时,专人看护防止窒息。

(4)避免随意将物品阻挡新生儿口鼻腔或按压其胸部。

(5)保持室内空气清新,每日开窗通风 2～3 次,每次 15～30min,室内相对湿度维持在55%～60%为宜。

3.维持体温稳定

新生儿体温调节功能尚不完善,因此应有足够的保暖措施,保暖方法有头戴帽、母体胸前怀抱、母亲"袋鼠"怀抱、婴儿培养箱和远红外辐射床等。使用时因人而异,最好使婴儿处于适中温度的环境。"适中温度"系指能维持正常体温及皮肤温度的最适宜的环境温度。此温度下,身体耗氧量最少,蒸发散热量最少,新陈代谢最低。此外,值得引起注意的是接触婴儿的手、仪器、物品等均应预热,以免导致传导散热。

4.预防感染

(1)建立消毒隔离制度和完善的清洗设施:要求人人严格遵守,入室更衣换鞋,接触新生儿前后勤洗手,避免交叉感染。每季度对工作人员做 1 次咽拭子培养,对带菌者及患感染性疾病者应暂时调离新生儿室。病室应该使用湿式法进行日常清洁,每天用紫外线行空气消毒

30min 以上，并定期进行全面的清洁消毒。

（2）脐部的处理：一般在新生儿分娩后 1～2min 内结扎，遵守无菌操作，消毒处理好脐残端。同时应每天检查脐部，涂以 95％酒精，使其干燥。如有感染可用 3％过氧化氢洗净后，再用 3％碘附消毒，或局部使用抗生素。

（3）皮肤的护理：新生儿出生后，初步处理皮肤皱褶处的血迹，擦干皮肤后给予包裹。每天沐浴 1 次，达到清洁皮肤和促进血液循环的目的。同时，检查皮肤黏膜完整性及有无肛旁脓肿等情况。

（4）使用奶具：经高压灭菌、一人一用一更换；奶品新鲜配制，一次未吃完的奶不可留至下餐再喂。

5.供给营养

（1）喂养正常足月儿：提倡早哺乳，一般生后半小时左右即可给予母亲哺乳，鼓励按需喂奶。确实无法母乳喂养者先试喂 5％～10％葡萄糖水，无消化道畸形及吸吮吞咽功能良好者可给予配方乳。人工喂养者奶具专用并消毒，奶流速以能连续滴出为宜。

（2）称体质量定时、定磅秤，每次测定前均要调节磅秤零位点，确保测得体质量的精确度，为了解营养状况提供可靠依据。

6.确保新生儿安全

避免新生儿处于危险的环境，如高空台面、可能触及的热源、电源及尖锐物品，工作人员的指甲要短而钝。

7.健康教育

（1）促进母婴感情建立：目前国内外均大力提倡母婴同室和母乳喂养。因此，在母婴情况允许下，婴儿出生后，应尽早（30min 内）将新生儿安放在母亲身旁，进行皮肤接触，鼓励早吸吮，促进感情交流，有利于婴儿身心发育。

（2）宣传育儿保健常识：向家长介绍喂养（包括添加辅食）、保暖、防感染、预防接种等有关知识。

8.新生儿筛查

护理人员应了解有条件对新生儿进行筛查的单位及项目，如先天性甲状腺功能减低症、苯丙酮尿症和半乳糖症等，以便对可疑者建议去进行筛查。

第二节　早产儿

一、外部特点

（一）头部

头大，头长为身长的 1/3；囟门宽大，颅缝可分开，头发呈短绒样，耳郭软，缺乏软骨，耳舟不清楚。

(二)皮肤

鲜红薄嫩,水肿发亮,胎毛多,胎脂丰富,皮下脂肪少,指甲软,不超过指端。

(三)乳腺结节

不能触到,36周后触到直径小于3mm的乳腺结节。

(四)胸腹部

胸廓呈圆筒状,肋骨软。

(五)足底纹

仅在足前部见1～2条足纹,足跟光滑。

(六)生殖系统

男婴睾丸未降或未全降;女婴大阴唇不能盖住小阴唇。

二、生理特点

(一)出生后体质量

早产儿出生后第一周的"生理性体质量减轻",可下降10％～15％,1周后体质量开始恢复,至2～3周末恢复至出生体质量。

(二)呼吸系统

呼吸中枢相对更不成熟,呼吸不规则,常发生呼吸暂停。呼吸暂停指呼吸停止时间达15～20s,或虽不到15s,但伴有心率减慢(<100次/分钟)和出现发绀。早产儿的肺发育不成熟,表面活性物质少,易发生肺透明膜病。有宫内窘迫史的早产儿,易发生吸入性肺炎。

(三)消化系统

吞咽反射弱,容易呛乳而发生乳汁吸入。胃贲门括约肌松弛、容量小,易溢乳。早产儿以母乳喂养为宜,但需及时增加蛋白质,早产儿易发生坏死性小肠炎,要注意乳汁的渗透压不可超过460mmol/L。

(四)肝脏功能

早产儿肝不成熟,葡萄糖醛酸转换酶不足,生理性黄疸较重,持续时间长,易引起核黄疸。因肝功能不完善,肝内维生素K依赖凝血因子合成少,易发生出血症。

(五)神经系统

神经系统的功能和胎龄有密切关系,胎龄越小,反射越差。早产儿易发生缺氧,导致缺氧缺血性脑病。此外,由于早产儿脑室管膜下存在发达的胚胎生发层组织,因而易导致颅内出血。

(六)体温

体温调节功能更差,棕色脂肪少,基础代谢低,产热少,而体表面积相对大,皮下脂肪少,易散热,汗腺发育不成熟和缺乏寒冷发抖反应。因此,早产儿的体温易随环境温度的变化而变化。

(七)心血管系统

早产儿的动脉导管关闭常常延迟,可导致心肺负荷增加,引起充血性心力衰竭、肾脏损害以及坏死性小肠结肠炎。血容量不足或心肌功能障碍,容易导致低血压。

(八)造血系统

由于出生后血容量快速增加导致血红蛋白稀释、红细胞生成素反应低下、医源性失血、血小板低、血管脆弱易出血以及溶血等,常发生贫血。

(九)泌尿系统

早产儿肾小球和肾小管不成熟,肾脏浓缩功能差,肾小管对醛固酮反应低下,易产生低钠血症;肾脏保存碳酸氢盐和排泄酸、氨的能力差,容易发生代谢性酸中毒。肾小管重吸收葡萄糖阈值低,因而易引起高血糖、尿糖等。

(十)免疫功能

早产儿由于体液免疫和细胞免疫均不成熟,缺乏来自母体的抗体,皮肤的屏障功能差,对感染的抵抗力弱,易引起败血症。

三、早产儿的护理

(一)常见护理诊断

(1)体温过低与体温调节功能差、产热贮备力不足有关。

(2)营养低于机体需要量与摄入不足及消化吸收功能差有关。

(3)感染与免疫功能不足有关。

(4)低效性呼吸形态与呼吸器官发育不成熟有关。

(二)护理措施

1.早产儿室

早产儿室有条件应与足月儿室分开,除满足足月儿室条件外,还应配备婴儿培养箱、远红外保暖床、微量输液泵、吸引器和复苏囊等设备。工作人员相对固定,为加强早产儿的护理管理,最好开展系统化整体护理。

2.维持体温稳定

早产儿体温中枢发育不完善,体温升降不定,多为体温低下,因此,早产儿室的温度应保持在 24～26℃,晨间护理时提高到 27～28℃,相对湿度为 55%～65%。

应根据早产儿的体质量、成熟度及病情,给予不同的保暖措施,加强体温监测,每日 2～4 次。一般体质量小于 2000g 者,应尽早置于婴儿培养箱保暖。体质量大于 2000g 在箱外保暖者,还应戴绒布帽,以降低耗氧量和散热量;必要的操作如腹股沟采血等须解包时,应在远红外辐射床保暖下进行,没有条件者,则因地制宜,采取简易保暖方法,并尽量缩短操作时间。

3.合理喂养

早产儿各种消化酶不足,消化吸收能力差,但生长发育所需营养物质多。因此,早产儿最好母乳喂养,无法母乳喂养者以早产儿配方乳为宜。喂乳量根据早产儿耐受力而定,以不发生胃潴留及呕吐为原则。

吸吮能力差者可用滴管、胃管喂养和补充静脉高营养液。每天详细记录出入液量,准确称体质量,以便分析、调整补充营养。早产儿易缺乏维生素 K 依赖凝血因子,出生后应补充维生

素 K_1 预防出血症。除此之外,还应补充维生素 A、C、D、E 和铁剂等物质。

4.预防感染

早产儿抵抗力比足月儿更低,消毒隔离要求更高,更应加强口腔、皮肤及脐部的护理,发现微小病灶应及时处理。经常更换体位,以防发生肺炎。制订严密的消毒隔离制度,严禁非科室人员入内,严格控制参观和示教人数,超过人流量后应及时进行空气及有关用品消毒,确保空气及仪器物品洁净,防止交叉感染。

5.维持有效呼吸

早产儿易发生缺氧和呼吸暂停。有缺氧症状者给予氧气吸入,吸入氧浓度及时根据缺氧程度及用氧方法而定,若持续吸氧最好不超过 3d,或在血气监测下指导用氧,预防氧疗并发症。呼吸暂停者给予弹足底、托背、吸氧处理,条件允许放置水囊床垫,利用水振动减少呼吸暂停发生。

6.密切观察病情

由于早产儿各系统器官发育不成熟,其功能不完善,护理人员应具备高度的责任感与娴熟的业务技能,加强巡视,密切观察病情变化。如发现以下情况应及时报告医师,并协助查找原因,迅速处理。

(1)体温不正常。

(2)呼吸不规则或呻吟。

(3)面部或全身青紫(或苍白)。

(4)烦躁不安或反应低下。

(5)惊厥。

(6)早期或重度黄疸。

(7)食欲差、呕吐、腹泻、腹胀,出生 3d 后仍有黑便。

(8)硬肿症、出血症状、出生后 24h 仍无大小便。

7.发展性照顾

发展性照顾是一种适合早产儿个体需要的护理模式。这种护理模式可以促进早产儿的体质量增长、减少哭闹和呼吸暂停次数。此模式的护理目标是使早产儿所处的环境与子宫内尽可能相似,并帮助早产儿以有限的能力适应宫外环境。具体措施如下。

(1)保持舒适的卧位。用柔软的毛巾做成"鸟巢"状围在早产儿身体四周,使其手、脚能触及,感觉如同在妈妈的子宫内,既安全又舒适。

(2)减少光线的刺激。当光源大于 60W 时,就会对早产儿视网膜产生影响。

(3)减少噪音的刺激。

(4)护理人员操作要求。非治疗时间将房间的照明度降低;在暖箱上盖适当的罩布使之变暗;降低室内外噪音;轻声交谈;使早产儿呈屈曲状态;根据不同情况提供相应护理。

四、健康教育

(1)向家长介绍早产的原因和疾病特点。早产儿往往需要住院治疗,因此应鼓励家长探视和参与照顾早产儿的活动。

(2)向家长介绍早产儿出院的标准。当早产儿能自己吮奶并能保证热卡的需要；在室内温度 21～24℃下能保持正常体温；体质量每日增加 10～30g，并达到 2000g 以上；近期内无呼吸暂停及心动过缓发作，并已停止吸氧及用药一段时间；无贫血及其他疾病症状才能出院。

(3)刚出院的早产儿相对足月儿来说生活能力低下，喂养困难，家庭护理仍然重要，要指导家长怎样做好出院后的家庭护理及早期干预。

第三节　极低出体质量儿

极低出生体质量儿是指出生体质量<1500g 的早产儿，根据我国 15 个城市不同胎龄的新生儿出生体质量值调查，此类婴儿胎龄应在 33 周以下，若超过 33 周，则此极低出生体质量儿为小于胎龄儿。极低出生体质量儿是新生儿中发病率和病死率最高的一组人群。

一、生理特点及临床表现

(一)呼吸系统

(1)胸壁软，肺不成熟，小支气管的软骨少，故功能残气量低，肺顺应性差，易发生肺透明膜病。

(2)约 70％极低出生体质量儿于生后 1 周可发生呼吸暂停，频发性呼吸暂停每日可多达 40 多次。极低出生体质量儿呼吸暂停最常见的原因是原发性；其次是低体温或发热、缺氧酸中毒、低血糖、低血钙、高胆红素血症等；难治的反复发作的呼吸暂停，见于颅内出血和肺部疾病时，仔细检查常可发现同时伴有神经症状或呼吸道症状。

(3)慢性肺损伤在极低出生体质量儿多见，发生率高达 40％～50％，其中支气管肺发育不良较常见。

其特征：

1)生后 1 周内间歇正压通气持续 3d 以上。

2)有慢性呼吸窘迫表现(气促、肺啰音等)持续 28d 以上。

3)为维持 PaO_2>6.67kPa 而须供氧持续 28d 以上。

4)胸片有异常表现。与极低出生体质量儿气道及肺泡发育不成熟、气压伤及氧中毒或动脉导管开放等损伤有关。

(二)循环系统

动脉导管持续开放发生率高，常在生后 3～5d 闻及心脏杂音，且常引起充血性心力衰竭，预后不良。

(三)消化系统

消化系统易患坏死性小肠结肠炎，多在第一次喂养后发生。

(四)泌尿系统

肾浓缩功能差,肾小管重吸收葡萄糖的阈值低,若补给的葡萄糖浓度稍高,易引起高血糖及利尿。同时肾小管回吸收钠功能差,易出现低钠血症,因此,需补充钠盐量大于足月儿。

(五)神经系统

(1)中枢神经系统发育不完善,反射及协调功能差,喂养常有困难。

(2)脑室内出血发生率高达 65%,其中 1/4 甚至一半可无明显症状。

(六)体温调节

对环境温度要求较高,通常需 37~38℃,否则易致体温过低,并因其汗腺功能发育不完善,环境温度过高又易发热。

(七)能量代谢

(1)糖耐量低,尤以感染时更低,血糖值>6.94mmol/L,可出现尿糖,并可出现呼吸暂停和大脑抑制。极低出生体质量儿出现低血糖的情况罕见。

(2)生后易出现低蛋白血症,一般为 30~45g/L,因此引起核黄疸的危险较血清蛋白浓度高的成熟儿大得多,几周后若低蛋白血症持续存在,提示蛋白质摄入不足。

(3)易出现晚期代谢性酸中毒,与肾小管泌 H^+ 功能差而排出 HCO_3^- 阈值低有关。

(4)极低出生体质量儿血清钙浓度较足月儿更低,胎龄 28~30 周的健康婴儿血清钙通常为 1.5~1.9mmol/L,除非血清钙降至 1.5mmol/L 以下,一般不需补充葡萄糖酸钙。这样低的血清钙水平通常见于生后 3d 内,至第 7 天自然回升,不伴有激惹、抖动、惊厥和呼吸暂停等低血钙症状。

二、主要护理诊断

潜在并发症:核黄疸、颅内出血。

三、护理措施

(一)维持正常体温

娩出后马上擦干水,并用毛巾包裹,尽快放进预热好的暖箱,并着单衣。

(二)呼吸管理

注意保持呼吸道通畅,及时吸除口、鼻腔分泌物;呼吸暂停频繁经应用氨茶碱后无效,或吸入氧浓度 0.5,PaO_2 仍小于 6.65kPa(50mmHg)和 $PaCO_2$ 大于 7.98kPa(60mmHg)时报告医生处理。做好经鼻持续气道正压吸氧或间歇正压通气护理等;定期做血气分析检测;必要时协助应用肺泡表面活性物质替代治疗。

(三)预防核黄疸

密切观察黄疸的进展和转归。在黄疸高峰期,每 4h 经皮胆红素测定仪测黄疸指数 1 次,并适当补充清蛋白。在血清胆红素过高有引起核黄疸的危险时,应及时报告医生,做好光疗护理,必要时协助换血治疗。

(四)预防颅内出血

在颅内出血的活动期,应注意头部制动,各种治疗、护理集中进行且动作轻柔。

(五)护理喂养

喂养不宜过迟,以防止低血糖及减轻黄疸程度。吸吮力差者,采用管道鼻饲或口饲并尽量母乳喂养,以减少坏死性小肠结肠炎的发生。由于患儿吮吸及消化能力差,胃容量小,而每日所需能量又相对较多,因此可采用少量多餐的喂养方法。

四、健康教育

极低出生体质量儿较容易发生脑室内出血和脑室周围白质软化,所以患各种后遗症的概率较大。做到早发现、早治疗。出院后一定按时到医院复查。

第四节 巨大儿

新生儿出生体质量大于或等于 4000g,称为巨大儿或高出生体质量儿。巨大儿中有些是健康儿。

一、巨大儿常见原因

(一)遗传因素

通常父母体格较大。

(二)营养因素

孕妇食量较大,蛋白质摄入较多。

(三)病理因素

母亲糖尿病;母婴 Rh 血型不合溶血病;各种原因所致胎儿高胰岛素血症。

(四)其他

其他如大血管转位、胎儿成红细胞增多症等。

二、临床特点

(一)产前情况

孕母的子宫大于同孕周正常子宫的大小往往提示巨大儿的可能性。

(二)产时情况

由于胎儿体格较大,易发生难产而致窒息、颅内出血,或发生各种产伤。因为头部过大,在分娩时会产生过大的压力,导致先锋头、头颅血肿或者变形。

(三)出生后表现

糖尿病母亲的新生儿常表现为肥胖,有时面颊潮红,口唇深红;出生后由于从母体进入的血糖中断,而此时血中胰岛素仍高,故易发生低血糖。

三、主要护理诊断

(一)营养失调

低于机体需要量:与糖尿病母亲的新生儿易出现低血糖有关。

（二）潜在并发症

呼吸功能受损、颅内出血：与胎儿过大难产有关。

四、护理措施

（一）喂养

尽早开奶，在母乳喂养后应加喂糖水以提供足够的液体和能量，防止低血糖发生。监测血糖，遵医嘱静脉补充葡萄糖。

（二）维持呼吸功能

胎儿分娩时头部过度曲向一侧以利双肩娩出，可能会导致颈部神经损伤，引起膈肌麻痹；剖宫产娩出的患儿，往往会有肺液滞积在肺内，影响气体的有效交换。应密切观察呼吸频率、节律，有无发绀，勤翻身，必要时予以氧气吸入。

（三）密切观察病情

注意头部制动，治疗护理操作集中进行，动作轻柔。密切观察有无肌张力增高、脑性尖叫等异常神经系统症状。

五、健康教育

告知巨大儿发生的原因及可能发生的问题，提醒父母需加强护理，注意并发症的发生，定期复查血糖。

第五节　新生儿听力筛查

新生儿听力筛查（UNHS）是通过耳声发射、自动听性脑干反应和声阻抗等电生理学检测，在新生儿出生后自然睡眠或安静的状态下进行的客观、快速和无创的检查。

国内外报道表明，正常新生儿和高危因素新生儿听力损失发病率的差异较大，正常新生儿为 $0.1\% \sim 0.3\%$，高危因素新生儿为 $2\% \sim 4\%$。

一、新生儿听力筛查时间

（一）初步筛查过程（初筛）

初步筛查过程（初筛）即新生儿生后 $3 \sim 5d$ 住院期间的听力筛查。

（二）第 2 次筛查过程（复筛）

第 2 次筛查过程（复筛）即出生 42d 内的婴儿初筛"没通过"，或初筛"可疑"，甚至初筛已经"通过"，但属于听力损失高危儿，如重症监护病房患儿，需要进行听力复筛。

二、新生儿听力筛查对象

新生儿听力筛查对象主要有 2 种：一是所有出生的正常新生儿；二是对具有听力障碍高危因素的新生儿。听力障碍高危因素如下。

（1）在新生儿重症监护室 48h 及以上者。

（2）早产（小于 26 周）或出生体质量低于 1500g。

（3）高胆红素血症。

（4）有感音神经性和（或）传导性听力损失相关综合征的症状或体征者。

（5）有儿童期永久性感音神经性听力损失的家族史者。

（6）颅面部畸形，包括小耳症外耳道畸形、腭裂等。

（7）孕母宫内感染，如巨细胞病毒、疱疹、毒浆体原虫病等。

（8）母亲孕期曾使用过耳毒性药物。

（9）出生时有缺氧窒息史，Apgar0～4 分/1 分钟或 0～6 分/5 分钟。

（10）机械通气 5d 以上。

（11）细菌性脑膜炎。

三、新生儿听力筛查注意事项

（一）筛查前

（1）认真听筛查人员讲解听力筛查的意义和方法，仔细阅读知情同意书并签字。

（2）最佳的测试结果是在宝宝自然睡眠状态时获得，如婴儿烦躁、哭闹会影响测试结果，因此听力测试前家长应尽量把婴儿喂饱使其进入睡眠状态。

（3）给婴儿换好干净尿布，使其舒适不哭闹。

（4）给婴儿选择厚薄适度的包被，薄则易受凉，太厚则会影响操作。

（二）筛查中

（1）保持安静，避免交谈；关闭一切通信设备，避免出现噪音。

（2）保持婴儿筛查的正确姿势，露出测试耳，避免遮盖。

（3）测试时家长可将手轻轻扶按在婴儿肩部，使其有安全感。

（4）做完一侧耳后，不要用力翻动婴儿以免惊醒，应配合医生轻轻翻转到对侧耳。

（三）筛查后

（1）认真听取医生解释，未通过筛查者按医生指示去做。

（2）有听力损失高危儿，每 6 个月接受一次听力监测，直至 3 周岁。

（3）通过筛查者，定期接受儿保科的听力保健。

（4）平时注意防止噪声、药物等对婴儿听力的损害。

（5）注意观察婴儿的听觉和言语发育，可疑有发育迟缓者及时就诊排除。

四、不同因素对筛查结果的影响

听力筛查结果受多种因素的影响，主要包括以下几方面。

（1）新生儿期外耳道羊水、胎脂、胎性残积物滞留会使耳声发射的传入刺激声和传出反应信号衰减或消失，从而导致耳声发射引出信号的减弱或消失。

因此，筛查前适当用小棉棒清理外耳道，使外耳道洁净尤为重要。此外，筛查时间的确立也是影响假阳性的重要因素之一，过早进行听力筛查会导致假阳性增高。

国内外研究显示，初筛的适宜时间为新生儿出生后的 48h 以后。

（2）新生儿中耳积液是影响耳声发射（OAE）测试结果的主要干扰因素。中耳积液的患儿，无论耳蜗功能正常与否，其测试结果均可显示为异常。我们认为如果是由于新生儿中耳积液导致筛查未通过，随着中耳积液的吸收，3个月后听力诊断性检查时，有的患儿听力可转变为正常，这种情况称为"阳转阴"可能更为合适。

（3）筛查时小儿体动较多或烦躁。会出现假阳性，应该尽量避免。另外，如发现小儿感冒、鼻塞、流涕、咳嗽或喉鸣及呼吸音重等情形，建议先行治疗，等待症状好转后再进行复查，以免出现假阳性。

如果小儿喉鸣及呼吸音较重，反复治疗效果不佳，又确实需要了解听力情况时，建议直接进行诊断性听力检查。

（4）技术及操作等不规范。如耳塞未完全插入外耳道；耳塞的插头与导线之间断线；测试环境不符合标准等。

五、随访与监测

（1）所有3岁内的婴幼儿在保健专家或家长感到异常时，都应使用有效的评估手段进行整体发育评估，包括各发育阶段指标的常规监测听力技能及双亲所关心的问题等。

（2）听觉及言语发育观察表检查或简易听力计测听未通过，或双亲及监护人对其听力或言语感到有问题的婴幼儿，都应推荐到当地指定的耳鼻喉科或听力学中心进行听力学评估和言语－语言评估。

第六节　新生儿黄疸

一、疾病概要

新生儿黄疸是新生儿时期由于胆红素（大部分为未结合胆红素）在体内积聚，引起巩膜、皮肤、黏膜、体液和其他组织被染成黄色的现象，是新生儿时期最常见的症状之一。

新生儿黄疸可分为生理性黄疸和病理性黄疸（高胆红素血症）。生理性黄疸无须特殊治疗，多可自行消退，早期喂奶，供给充足奶量，可刺激肠管蠕动，建立肠道正常菌群，减少肠肝循环，有助于减轻黄疸程度。

生理性黄疸在某些诱因的作用下或患某些疾病时可加重，发展成为病理性黄疸，严重时可导致胆红素脑病，如不及时治疗，病死率高。病理性黄疸的治疗目的是降低血清胆红素，防止胆红素脑病的发生，故应加强观察，尽快祛除病因。

二、护理评估

（一）健康史

询问家族中有无黄疸患儿，其母有无肝炎病史；询问胎次，了解黄疸出现时间、发展情况；询问患儿有无拒奶、呕吐、发热、皮肤或脐部感染、大便颜色等情况；了解有无使用可能引起黄疸及溶血的药物。

(二)身体状况

1.生理性黄疸

是新生儿正常发育过程中发生的一过性胆红素血症，60％足月儿和 80％以上的早产儿在出生后 2～3d 即出现黄疸，4～5d 达高峰，足月儿在 2 周内消退，早产儿可延迟至 3～4 周，血清胆红素足月儿不超过 205.2μmol/L，早产儿＜257μmol/L，患儿一般情况良好。

2.病理性黄疸

(1)黄疸在出生后 24h 内出现。

(2)黄疸程度重，血清胆红素足月儿＞205.2μmol/L、早产儿＞256.5μmol/L，或每日上升超过 85μmol/L。

(3)黄疸持续时间长(足月儿＞2 周，早产儿＞4 周)。

(4)黄疸退而复现。

(5)血清结合胆红素＞26μmol/L。

3.辅助检查

红细胞计数、血红蛋白降低及网织红细胞计数显著增高；血清胆红素异常，病理性黄疸时，足月儿超过 205.2μmol/L，未成熟儿超过 256.5μmol/L；血型测定，母婴 ABO 或 Rh 血型不合；抗体测定，患儿红细胞直接抗人球蛋白试验阳性；患儿红细胞抗体释放试验阳性；患儿血清中抗游离抗体试验阳性。

4.心理—社会状况

由于家长对新生儿黄疸的病因、性质、护理、预后等知识缺乏而表现出担忧、焦虑；或忽视其治疗的重要性，使某些病情较重的患儿未得到及时的治疗、护理和帮助；过往有该病死亡病例的家庭，一旦患儿出现黄疸加重便会更加恐惧。

三、护理诊断

(一)有液体不足的危险

液体不足与光照疗法有关。

(二)潜在并发症

潜在并发症包括胆红素脑病。

(三)知识缺乏

家长缺乏黄疸护理的相关知识。

四、护理措施

(一)一般护理

1.加强保暖

将患儿置于适中温度环境中，维持体温的稳定。

2.合理喂养

提早哺乳能避免低血糖的发生，同时可刺激肠蠕动，促进胎粪排出，减少胆红素的肝肠循环,减轻黄疸;母乳性的黄疸可暂停母乳喂养,待黄疸消退后继续母乳喂养;患儿黄疸期间常表现为吸吮无力、食欲缺乏、应耐心喂养,按需调整喂养方式,少量多次,保证乳量摄入。

3.密切观察病情

观察生命体征,重点观察黄疸进展情况,如皮肤、巩膜、粪便和尿液的色泽变化,以判断黄疸出现的时间、进展速度及程度,护理观察时可按肉眼所见出现黄疸的部位,大致估计血清胆红素的变化;认真观察并记录患儿呼吸、心率、尿量的变化;有无胆红素脑病的早期征象,若喂养困难、吸吮无力、精神反应差、肌张力减退、拥抱反射减弱或消失,以及有无抽搐等,做好抢救准备。

4.做好心理护理

鼓励家长表达内心感受及担忧,耐心解答家长提出的问题。

(二)对症护理

1.预防胆红素脑病

按医嘱进行蓝光疗法,采用波长 420~470nm 的蓝光照射皮肤,使未结合胆红素在光和氧的作用下,变成水溶性的异构体,从胆汁、尿液中排出,从而降低血清胆红素浓度;按医嘱输入血浆和清蛋白,以增加胆红素与清蛋白的联结,预防胆红素脑病的发生;按医嘱进行换血疗法(适用于严重新生儿溶血症所致高胆红素血症),可及时换出血清中特异的血型抗体和致敏的红细胞,降低血清未结合胆红素,防止胆红素脑病的发生;护士应协助医师做好换血前环境、用品、药物的准备,以及术中与换血后护理;协助医师做好预防缺氧、感染、低血糖及酸中毒的护理。

2.预防脱水

光照时会增加患儿隐性失水,以及出现光疗的不良反应(呕吐、腹泻、脱水),故应按医嘱定时给予喂乳,做好补液。

3.做好光疗的护理

光疗前清洁、消毒光疗箱,保持玻璃床板透明度,调节箱温至 30~32℃,湿度达 50%~65%;灯管与患儿的距离为 33~50cm;光疗时给患儿戴黑色护眼罩,穿尿布裤,将患儿抱入蓝光箱内,测体温和体质量,检测血清胆红素。可采用持续或间断照射,若采用单面光疗时,需每 2h 更换体位 1 次,使全身皮肤均匀受光,避免骶尾部皮肤长时间受压引起损伤。光疗中患儿可有呕吐、绿色稀薄粪便、皮疹或发热等,应注意观察,并做好臀部及皮肤护理。

(三)用药护理

(1)合理制订补液计划,根据不同补液内容调节相应的速度,切忌快速输入高渗性的药物,以免血脑屏障暂时开放,使其与白蛋白联结的胆红素也进入脑组织。

(2)不使用对肝脏有损害及可能引起黄疸和溶血的药物,如维生素 K_3、维生素 K_1、新生霉素等药物。

(3)遵医嘱给予肝酶诱导剂和清蛋白,前者可诱导肝脏葡萄糖醛酸转移酶的活性,加速未结合胆红素的转化排出,后者能结合游离未结合胆红素而减少其通过血脑屏障的机会,从而降低胆红素脑病的发生。

(四)出院指导

(1)指导家长对黄疸患儿密切观察,早发现、早治疗,使家长了解此病一旦发展成胆红素脑病,则可造成几乎不可逆转的后遗症。

(2)红细胞 G-6-P-D 缺乏患儿需忌食蚕豆及其制品,衣物保管时切勿放樟脑丸,并注意药物的选用,以免诱发溶血。

(3)对于新生儿溶血症做好产前咨询及孕妇预防性服药。

(4)胆红素脑病出现后遗症患儿,及时给予康复治疗及指导出院后康复护理。

第七节　新生儿腹泻

一、疾病概要

新生儿腹泻是新生儿的常见疾病,表现为大便次数增多,粪便稀薄或混有脓血或黏液。

新生儿腹泻直接影响新生儿营养的吸收,不利于生长发育。由于腹泻损失大量水分及电解质,可引起新生儿脱水、酸中毒、低血钾、低血钙、代谢紊乱,甚至威胁生命。

二、临床表现

(一)轻型

一般情况良好,仅大便次数增多,大便由于病原体的不同而呈现不同的表现,可为黄绿色蛋花样便、黄色稀便、黏液脓血便等。

(二)中型

每日大便 10 余次或更多,精神较差,可伴有发热、呕吐、食欲减低。

(三)重型

全身状况差,高热,精神萎靡,可发生脱水、酸中毒及电解质紊乱。

三、护理评估

(一)健康史

了解喂养史,包括喂养方式、人工喂养喂何种乳品、冲调浓度、喂哺次数及量,注意有无不洁饮食史。

(二)身体状况

腹泻的次数、数量、性质、颜色、气味,询问家长患儿腹泻开始时间;脱水程度的估计,测量患儿体质量,观察前囟、眼窝、皮肤弹性、循环情况、尿量是否减少;检查肛周皮肤有无发红、发炎和破损;观察生命体征有无异常。

(三)辅助检查

血常规、大便常规、大便致病菌培养和血生化等化验是否异常。

（四）心理－社会状况

了解家长对疾病的认知程度。

四、护理问题

(一)体液不足

与腹泻、呕吐丢失过多和摄入不足有关。

(二)腹泻

与喂养不当、感染导致胃肠功能紊乱有关。

(三)有交叉感染的危险

与腹泻致病菌有关。

(四)有皮肤完整性受损的危险

与大便次数增多刺激臀部皮肤有关。

(五)知识缺乏

家长缺乏喂养知识及相关的护理知识。

五、护理措施

(一)一般护理

(1)密切观察患儿的呼吸、体温、心率及大便的次数、性质、数量、腹部症状,并详细记录24h出入量。认真观察、记录大便次数、颜色、气味、性状、数量,及时送检,为治疗提供可靠依据。

(2)细心观察患儿有无脱水表现,注意四肢温度与小便量,有无口腔黏膜干燥、皮肤弹性下降、手足冷凉、眼窝凹陷、尿量减少等脱水表现,迅速建立静脉通道进行补液和治疗。对于脱水严重者,建立双静脉液路,一条途径用药,另一条途径快速补液。

(3)遵医嘱按时完成补液量的同时,喂患儿稀释脱脂奶,调节肠道功能。

(4)按消化道隔离常规进行护理,接触患儿前后严格洗手。

(5)选用柔软布类尿布,勤更换,每次便后用温水清洗臀部并吸干,必要时涂以油剂或软膏保护,防止发生尿布皮炎。皮肤破溃者局部可用烤灯照射。

(二)对症护理

患儿出现四肢冷凉、皮肤发花、反应低下等严重脱水、电解质紊乱、酸中毒表现时,立即通知医师,给予急查电解质、加快输液速度、遵医嘱补充电解质、应用纠酸药物等抢救措施。

(三)出院指导

(1)指导合理喂养,提倡母乳喂养。

(2)注意喂养卫生,奶瓶及用物定时消毒,接触患儿前后要洗手。

(3)培养良好的卫生习惯。

(4)注意气候变化,防止患儿受凉或过热。

(5)避免长期滥用广谱抗生素。

第八节　新生儿胃食管反流

一、疾病概要

胃食管反流(GER)是指由于全身或局部原因引起下端食管括约肌(LES)功能障碍和(或)与其功能有关的组织结构异常,以致 LES 压力低下而胃内容物反流入食管的一种临床表现,并可导致严重并发症。胃食管反流在新生儿期,特别是早产儿是十分常见的现象,其发病率高达 80%～85%,是新生儿呕吐最常见的原因。

2 周以内的新生儿 LES 压力低,至少出生后 6 周才达到成人水平,早产儿需 2～3 个月胃食管功能才能较成熟,建立有效抗反流屏障。此外,LES 到咽部距离相对短,卧位时间较长,哭闹时腹压往往升高,均可使胃食管反流,更多见于新生儿期。

二、护理评估

(一)健康史

评估患儿胎龄、日龄、体质量,了解患儿喂养方法、体位、呕吐发生时间、频率,有无伴发心脏畸形、唇腭裂、食管气管瘘等。

(二)身体状况

评估患儿体质量、营养状况、皮下脂肪厚度、生长发育情况,有无便血、贫血、进食时呛咳、吸入性肺炎等。

(三)辅助检查

食管钡剂造影是检查食管功能最有用的诊断方法,简单易行,必要时,还可以做食管内窥镜检查、食管压力测定、pH 测定等。

(四)心理-社会状况

评估家长育儿知识及对疾病的认知程度和经济承受能力。

三、护理诊断

(一)有窒息的危险

与溢奶和呕吐有关。

(二)营养失调:低于机体需要量

与反复呕吐致能量和各种营养素摄入不足有关。

(三)有感染的危险

感染与反流物直接或间接刺激呼吸道有关。

(四)知识缺乏

患儿家长缺乏本病护理的相关知识。

四、护理措施

(一)一般护理

(1)新生儿室需要阳光充足、空气流通,避免对流。室内最好备有空调和空气净化设备。

保持室温在 22～24℃,相对湿度 55％～65％。室内采用湿式清扫,每天空气消毒。

(2)饮食护理:采用正确的喂养方法,保证热量的供给,少食,增加喂养次数,喂以稠厚的乳汁以减少反流,减轻症状。严重者可给予静脉营养治疗。

(二)对症护理

1.呕吐

保持呼吸道通畅,及时清除呼吸道内呕吐物。根据患儿病情采取正确的体位,以减轻呕吐,防止窒息和继发肺内感染发生。轻症患儿进食时或进食后 1h 保持直立位。重症患儿需要 24h 持续体位治疗,可将患儿置于床头抬高 30°的木板上,头偏向一侧取俯卧位,以背带固定,俯卧位可防止反流物的吸入。

2.观察患儿呕吐发生的时间

频率,喂养时有无呛咳、发绀、呼吸暂停及窒息发生,并注意患儿体质量增长情况。对经保守治疗无效或并发严重并发症等符合手术指征的要配合医师做好手术治疗的准备。

(三)用药护理

禁用降低 LES 压力的药物,如普鲁苯辛、阿托品、哌替啶、地西泮等。

(四)出院指导

教会家长对患儿进行体位治疗与饮食治疗的方法,增强战胜疾病的信心。

第九节　新生儿感染性肺炎

一、疾病概要

新生儿感染性肺炎是新生儿时期的常见病,可发生在产前、产时或产后,分为吸入性肺炎和感染性肺炎两大类,更多是由于出生后感染细菌和病毒所致。新生儿感染性肺炎发病早期呼吸道症状和体征都不明显,尤其是早产儿。

二、护理评估

(一)健康史

1.羊水吸入性肺炎

胎儿在宫内或娩出过程中是否吸入羊水,出生时有无窒息史,复苏后有无呼吸困难、青紫、口吐白沫,肺部有无湿啰音。

2.胎粪吸入性肺炎

胎儿在宫内或分娩过程中将胎粪污染的羊水吸入下呼吸道。有宫内窘迫或生后 Apgar 评分低的病史,气管内可吸出胎粪。婴儿皮肤、指甲、口腔黏膜、头发均被胎粪染成黄色或深绿色。生后很快出现呼吸困难、呻吟、青紫、鼻翼扇动、吸气三凹征,缺氧严重者可出现抽搐。听诊两肺布满干湿啰音或出现管状呼吸音。

3.乳汁吸入性肺炎

乳汁吸入气管量少者症状轻,有咳嗽、气促、喘息等;吸入量多者可致肺炎,一次大量吸入可发生窒息。

4.感染性肺炎

根据发生的阶段不同分为宫内感染性肺炎、分娩过程中感染性肺炎、出生后感染性肺炎。

(二)身体状况

检查患儿精神反应情况,注意有无发热、气促、发绀、吐奶、口吐白沫,听诊双肺呼吸音是否改变。

(三)辅助检查

胸部 X 线片常表现为肺纹理增粗,两肺广泛点状、片状浸润影;血常规白细胞大多正常;做气管内分泌物培养了解病原菌;做血气分析了解缺氧情况。

(四)心理-社会状况

了解患儿家长对本病病因、表现、护理治疗知识的认知程度,评估有无焦虑。

三、护理诊断

(一)清理呼吸道无效

与呼吸急促、患儿咳嗽反射功能不良有关。

(二)气体交换受损

与肺部炎症有关。

(三)体温调节无效

与感染后机体免疫反应有关。

(四)营养失调:低于机体需要量

与摄入困难、消耗增加有关。

(五)潜在并发症

包括气胸、脓胸、脓气胸。

四、护理措施

(一)一般护理

1.加强基础护理

及时更换尿布及呕吐、出汗所湿衣被;严格执行无菌操作,护理前后须洗手,防止交叉感染。

2.卧位要求

根据病情采取头高足低位或半卧位,喂奶后右侧位,每 2h 更换体位和翻身拍背 1 次。

3.饮食护理

供给足够的能量和水分,喂奶以少量多次为宜,奶孔小、发绀明显者奶前及奶后给氧,有呛咳者采用抱起喂奶或鼻饲。重症者给予鼻饲或通过静脉补充营养物质和液体。

4.严密观察病情变化

保持病室安静,光线不宜过强。烦躁者,遵医嘱适当应用镇静剂(尤其是重症肺炎合并先天性心脏病者),对哭闹患儿进行安抚并随时保持呼吸道通畅。

注意患儿神志,面色、呼吸快慢、深浅度及节律、缺氧情况等。如有呼吸衰竭、心力衰竭、休克等征象时立即报告医生采取积极的抢救措施。

(二)对症护理

1.发热

监测体温,体温较高者可给予散包、温水浴、冷水袋或调节环境温度来降温,体温低者给予保暖。

2.呼吸困难

(1)及时清理呼吸道分泌物,保持呼吸道通畅,吸痰时动作轻柔,负压 50～80mmHg,最大不超过 100mmHg,吸痰时间为 5～10s,每次小于 10s,避免损伤黏膜。吸痰管插入深度适宜,约 5cm,避免损伤声带或导致吞咽反射。

(2)痰多黏稠者行高频雾化治疗,雾化前先吸痰,雾化后翻身拍背并再次吸引。

(3)加强胸部物理治疗,每日定时翻身、拍背,必要时特定电磁波治疗仪(TDP)照射治疗。

(4)血氧分压＜50mmHg 时,给予氧疗,一般头罩给氧,保持鼻腔清洁、气道通畅,保证氧气供给,氧流量不宜过大,一般头罩为 5L/分,持续心电监护,维持血氧饱和度在 85％～95％,用氧时间不宜过长,缺氧好转后停止给氧。

3.心力衰竭

观察体温、心率,呼吸、发绀情况,如患儿出现烦躁不安、呼吸急促、心率加快、肝脏在短时间内显著增大时,提示并发心力衰竭,应立即给予镇静、吸氧、强心、利尿,严格控制补液量及速度等。

4.气胸

当患儿突然出现气促、呼吸困难、发绀明显加重时,可能并发气胸或纵隔气肿,应做好胸腔闭式引流的术前准备。

(三)用药护理

(1)严格按无菌操作,准确收集痰及血培养标本,根据培养结果遵医嘱及时应用敏感有效的抗生素,并观察其疗效和不良反应。

(2)新生儿由于肾功能不良及肝酶活性不足,一些主要经肝代谢和肾排泄的药物应慎用,必须使用时应减量或进行血药浓度监测。

(四)出院指导

(1)新生儿抵抗力差,避免去公共场所及与有感冒等感染性疾病的人群接触,一旦感冒很容易向下呼吸道蔓延而并发肺炎。

(2)指导家长正确护理及喂养新生儿。

第十节　新生儿呼吸窘迫综合征

一、疾病概要

新生儿呼吸窘迫综合征(NRDS)又称新生儿肺透明膜病,是因缺乏肺泡表面活性物质(PS)所引起的一种新生儿呼吸系统疾病。多发生于未成熟儿,也可见于围生期窒息、母亲患有糖尿病和产程未开始即行剖宫产的婴儿。

肺泡表面活性物质具有降低肺泡表面张力,使肺泡张开的作用。当其缺乏时,可使肺泡壁表面张力增高,肺泡萎陷不张,通气降低,通气与灌注血流比例失调,造成低氧血症和二氧化碳蓄积,使肺血管痉挛,血流灌注不足;肺泡萎陷和肺血管痉挛使肺动脉压力升高,导致动脉导管、卵圆孔开放,循环血液由右向左分流,使低氧程度进一步加重;肺组织缺氧、毛细血管通透性增高、细胞外液渗出、纤维蛋白沉着于肺泡表面形成肺透明膜,阻碍气体交换。

本病预后随着肺泡表面活性物质的应用可得到很大改观,病死率下降,但并发肺炎和缺氧性颅内出血的预后极差。预防在于避免早产、测定胎肺成熟度及促使胎肺成熟后分娩,对提高分娩或有早产迹象而胎儿不成熟者,分娩前2～3d应遵医嘱给孕妇肌内注射地塞米松或倍他米松,或静脉滴入氢化可的松,共用2d;出生后气管内滴入表面活性物质,或控制母孕期糖尿病,防止窒息等。

二、护理评估

(一)健康史

患儿发生本病前常有早产、宫内窘迫及宫内感染、母亲患糖尿病、产时窒息、分娩未发动前行剖宫产等病史;患儿出生时呼吸、心搏正常,哭声尚好,一般在6h内出现症状。病重者多在3d内死亡,若能度过3d,肺成熟度逐渐增强;无并发症者,则可逐渐康复。

(二)身体状况

起病后患儿出现进行性呼吸困难和青紫,伴烦躁不安、鼻翼翕动、三凹征、呼气性呻吟,或以后出现呼吸不规则或呼吸暂停,面色青灰,肌张力低下,最后进入衰竭。早期胸部尚隆起,随肺不张加重而下陷,呼吸音低,肺底部偶闻少许湿啰音。心率快、心音由强变弱,甚至出现充血性心力衰竭。由于疾病加重或使用呼吸机,患儿吸吮母乳困难。

(三)辅助检查

1.血液检查

血pH、二氧化碳结合力(CO_2CP)、动脉血氧分压(PaO_2)降低,二氧化碳分压($PaCO_2$)增高。

2.X线检查

早期两肺野透光度普遍降低,内有散在的细小颗粒和网状阴影,以后出现支气管充气症,重者整个肺野可不充气呈"白肺"。最后全肺均不透光而成毛玻璃样。

(四)心理－社会状况

患儿出生不久突发此病,家长无心理准备,难以承受此种压力,表现十分悲伤、沮丧及内疚。或因对本病的治疗和预后知识缺乏而出现焦虑及恐惧等心理变化。

三、护理诊断

(一)自主呼吸障碍

与 PS 缺乏导致的肺不张、呼吸困难有关。

(二)气体交换受损

与肺泡缺乏 PS 肺泡萎陷及肺透明膜形成有关。

(三)营养失调:低于机体需要量

与摄入量不足有关。

(四)有感染的危险

与抵抗力降低有关。

(五)知识缺乏

家长缺乏本病治疗、预防及预后的知识。

四、护理措施

(一)一般护理

1.提供适宜的环境,使患儿保暖

适宜的温、湿度可减少机体对氧的消耗,降低呼吸道分泌物的黏稠度和减少呼吸道水分丢失,同时使体温保持正常,减少体热散失,有助于保存能量、促进体质量增加及维持血糖正常。病室内应保持安静,各项护理操作集中进行,减少拥抱。室温维持在 24℃,相对湿度 55%～65%,使皮肤温度保持在 36～36.5℃,肛温在 36.5～37.5℃。同时做好消毒隔离,注意无菌操作,预防感染。

2.加强病情观察

患儿应送入监护室,用监护仪监测呼吸、心率、血压和动脉血气,并密切观察体质量变化、皮肤颜色有无鼻翼翕动及三凹征、胃肠紊乱的表现(如持续性呕吐、腹泻或便秘、腹胀,以及低血糖现象等),若有异常变化,及时通知医师。

3.做好心理护理

耐心解答家长提出的问题,解释患儿病情的发生、发展及其预后(若患儿无并发症,度过 3d 后存活机会会增加)。让家长了解治疗和护理的过程,并解释机械通气对治疗本病的必要性,必要时请家长探望患儿,以减轻他们的焦虑程度并积极配合医疗护理。

(二)对症护理

1.促进肺的气体交换

可采取下列措施使患儿度过危极期,待患儿能产生足量的肺表面活性物质时,病情可望恢复。供氧及辅助呼吸,根据患儿病情及血气分析结果,选择供氧方式,供氧浓度一般以 40% 为宜以消除青紫为准,使血氧分压维持在 50～80mmHg。通常发生呼吸窘迫的新生儿,使用鼻

导管、面罩、头罩吸氧难以改善氧合作用,故对轻症和早期患儿应及时采用鼻塞持续气道正压呼吸(CPAP);对反复呼吸暂停或自主呼吸浅表的患儿,用 CPAP 后病情无好转,则应采用气管插管后间歇正压通气(IPPV)加呼气末正压通气(PEEP)。

应用呼吸机时,应协助医师做好人工呼吸疗法的护理,每小时应检查呼吸机的各项参数是否与要求一致,注意观察患儿胸廓起伏、面色、外周循环等情况;避免气管插管堵塞、移位、脱管及肺部感染等。在更换氧气筒和调节氧气流量时,必须先开启输氧管和玻璃接头,迅速调节好流量后再连接,以防氧气流量过大引起肺泡破裂、气胸等。供氧期间应防止氧中毒的发生:每1～2h 评估并记录体温、呼吸频率、心率、血压、呼吸音、血氧饱和度,动脉血气分析。

2.达到并保持正常的营养状态

危重期不能吸吮吞咽者,按医嘱静脉补充营养,供给充足的能量及水分。切忌输入过多液体,以免加重肺间质水肿,使缺氧加重,故液体量应控制在每天 60mL/kg,能量每天以 210～250kJ/kg 为宜。已排胎粪并有肠鸣音者,可采用鼻胃管喂哺,病情好转后及早恢复母乳喂养。每天测体质量 1 次,若体质量每天增加 10～30g,血糖正常,无呕吐、腹胀、腹泻或便秘、每天出入量保持平衡,即可维持正常的营养状态。

3.保持呼吸道通畅

患儿颈后放置小圆枕,经常拍击胸背部,每 2h 或必要时变换 1 次体位,利于呼吸道分泌物的引流。可气管内吸痰、湿化或雾化吸入,及时清除呼吸道分泌物。若每分钟呼吸 40～60 次、无或仅有轻度三凹征、双肺呼吸音清晰,表明清理呼吸道有效。

4.预防感染

按医嘱使用青霉素或头孢菌素等抗生素,预防和治疗肺部感染;进行气管内插管时必须严格按操作规程进行,所用器械应严格消毒。

(三)用药护理

(1)协助医师尽早使用肺表面活性物质,将抽吸的药液,分别以 4 个不同体位(平卧、左侧卧、右侧卧、再平卧),通过气管插管滴入患儿肺内,然后用复苏囊加压吸氧,使药液充分弥散,用药后 4～6h 内禁止气道内吸引。此疗法可减轻症状及提高治愈率。

(2)按医嘱可给予 5‰碳酸氢钠,以纠正代谢性酸中毒,使肺血管扩张,增加肺血流量。

(3)按医嘱给予吲哚美辛静脉滴注,使动脉导管关闭,从而改善缺氧状况,药量必须准备。

(四)出院指导

(1)做好日常护理:注意保暖,预防感冒,注意通风,同时调整好温、湿度。向家长介绍保暖、皮肤护理、防感染、预防接种等有关知识。

(2)注意观察患儿一般情况:包括精神、反应,面色、哭声、食欲、大小便和皮肤颜色等。

(3)加强喂养:患儿病情恢复后可按正常患儿喂养,即以母乳或配方乳喂养,按需喂奶。

(4)定期随访:观察患儿体格发育和智力发育情况,发现问题及时诊治。

(5)新生儿呼吸窘迫综合征多发生在早产儿,因此应做好早产儿发展性照顾。

第十一节　新生儿缺氧缺血性脑病

一、疾病概要

新生儿缺氧缺血性脑病(HIE)是指围生期窒息导致脑的缺氧缺血性损害,临床出现一系列中枢神经异常的表现。脑组织以水肿、软化、坏死、出血为主要病变,可造成永久性脑功能障碍,是新生儿致残和死亡的主要原因之一。

临床表现:①轻者表现为兴奋、易激惹、肢体及下颌颤动,拥抱反射活跃,肌张力正常,脑电图基本正常。②中度表现为嗜睡、反应迟钝,肌张力降低,前囟张力稍高,拥抱及吸吮反射减弱,脑电图轻度异常,CT 检查示脑组织密度降低。③重度表现意识不清,肌张力松软,肢体自发动作消失,瞳孔不等大,对光反应差,呼吸不规则或暂停。脑电图及影像检查明显异常。

二、护理评估

(一)健康史

询问孕妇围生期健康史,患儿有无窒息史,有无严重的心动过缓或心搏骤停史;了解患儿出生时是否有脐带脱垂、绕颈,有无误吸羊水及出生时 Apgar 评分结果。

(二)身体状况

评估患儿的意识状态、肌张力、各种反射情况、瞳孔反应及有无呼吸暂停。

(三)辅助检查

脑 CT 检查注意有无缺氧缺血性改变,脑脊液压力有无增高。

(四)心理-社会状况

了解患儿家长对本病的认识程度;评估家长对本病的治疗态度及心理承受能力。

三、护理诊断

(一)低效性呼吸形态

与缺氧缺血致呼吸中枢损害有关。

(二)潜在并发症

包括颅内压升高、呼吸衰竭。

(三)有失用性综合征的危险

与缺氧缺血导致的后遗症有关。

四、护理措施

(一)一般护理

(1)脑组织对缺氧极为敏感,及早合理给氧,如大流量头罩吸氧、CPAP 正压给氧,必要时气管插管呼吸机辅助呼吸等,尽快改善缺氧情况,但不宜长期高浓度吸氧。

(2)密切观察有无抽搐先兆,如尖叫、兴奋、易激惹、斜视、四肢肌张力增高等,及时给予抗惊厥处理,避免抽搐发作。护理操作集中进行,尽可能减少干扰和刺激。

（3）保持呼吸道通畅，患儿取侧卧位或仰卧位，头偏向一侧，及时清理呼吸道分泌物，每次吸痰时间不超过 15s。

（4）对患儿实行保护性隔离，护理患儿前后认真洗手，严格手卫生。

（5）建立通畅的静脉液路。应用脱水剂控制脑水肿，应用促进脑细胞功能恢复的药物，维持水电解质和酸碱平衡。

（6）保证营养，少量多次喂奶，吸吮吞咽困难者可采取鼻饲或滴管喂养。重症或伴有呕吐者暂不适合哺乳，可由静脉滴注液体及营养。总结每日出入量，做好护理记录。

（7）向患儿家长耐心细致地解答病情，以取得理解。

（二）对症护理

1.呼吸停止

立即弹足底或托背部，帮助患儿恢复自主呼吸，刺激无效时配合医生给予气囊辅助呼吸或气管插管。

2.心跳停止

应用 1：10000 肾上腺素静推或气管滴入，进行胸外心脏按压。

（三）用药护理

新生儿心肺发育不完善，需在保证患儿对液体及能量需要的前提下严格控制输液速度和量，特别是在应用血管活性药时，要精确控制输液量和速度；观察输液通路是否通畅、有无局部液体外渗，一旦发生外漏，立即更换输液部位。

应用多巴胺维持循环时应定时测量血压，检查有无血压升高、心率增快等不良反应。应用脱水药、利尿药时应密切观察患儿精神状态、前囟，皮肤弹性、尿量及色泽的变化，以防脱水过度导致水、电解质平衡失调。

（四）出院指导

（1）向家长解释本病的有关知识，以取得合作。

（2）早期康复干预，促进神经系统功能恢复。

（3）对有后遗症可能的患儿，要给家长讲解康复治疗方法及其重要性，以尽可能减轻后遗症。

第十二节　新生儿颅内出血

一、疾病概要

新生儿颅内出血是由于缺氧及产伤或医源性损伤所致的一种脑损伤疾病。缺氧缺血性颅内出血以早产儿多见；分娩过程中胎头所受压力过大，局部压力不均或头颅短时间内变形过速，均可导致大脑镰、小脑天幕、脑表面静脉撕裂，导致硬脑膜下出血及蛛网膜下隙出血；产伤性颅内出血以足月儿多见。此外,医源性损伤可使血压急剧上升,脑血流量增加,引起毛细血管破裂而造成颅内出血。

临床表现有意识,呼吸、肌张力改变,眼部症状,颅内压增高以及无原因黄疸和贫血。本病出血量少者,大多可痊愈;出血量大者,预后较差;严重者可在产程中或出生时即死亡。幸存者常有脑性瘫痪、运动和智能障碍、视力或听力障碍、共济失调、癫痫等后遗症。本病的预防应加强孕期保健,预防早产;提高助产技术,减少难产所致产伤或窒息及医源性颅内出血。

二、护理评估

(一)健康史

患儿出生前可有孕妇患心力衰竭、严重贫血、妊娠高血压综合征、前置胎盘、胎盘早剥、胎儿脐带脱垂或绕颈,出生时产程延长以及分娩过程中产妇使用吗啡类药物等,使患儿在宫内、产程中及产后缺氧,导致缺氧、缺血性颅内出血;出生时有急产、头盆不称、胎位异常、高位产钳或负压吸引助产等致病因素,使头颅受挤压变形、脑血管破裂造成产伤性颅内出血;出生后快速输注高渗液体、机械通气不当;早产儿因颅骨软,在使用面罩加压吸氧、头皮静脉穿刺、气管插管时操作不当,导致医源性颅内出血。

(二)身体状况

因出血部位或出血量不同,症状出现早晚及症状轻重各有差异。一般于出生后数小时至1周出现症状。患儿出现烦躁不安、易激惹、双眼凝视、斜视、眼球震颤、脑性尖叫或惊厥等兴奋状态;出现嗜睡、昏迷、肌张力低下、拥抱反射消失等抑制状态(通常先出现兴奋,随后出现抑制,病重者可直接进入抑制状态)。

若并发颅内压增高时,表现为生命体征改变、前囟隆起、呕吐频繁,意识障碍;发生脑疝时出现瞳孔不等大、固定和散大,对光反射消失,四肢肌张力增高,意识障碍加深,早期呼吸增快,继之减慢,不规则或暂停,出现发绀;幸存者常有脑性瘫痪、视力或听力障碍、运动和智能障碍、癫痫、共济失调等后遗症。

(三)辅助检查

1.脑脊液检查

呈均匀血性或镜下有较多皱缩红细胞,常为蛛网膜下隙出血。

2.B超和CT

可确定出血部位及其范围,有助于诊断和判断预后。

(四)心理－社会状况

家长对本病的严重性、预后缺乏认知,若患儿致残,家长可能会出现焦虑、内疚、悲伤、愤怒、失望等反应。有的家长甚至会做出遗弃患儿的选择以摆脱自身的负担,进而带来一系列的社会问题。

三、护理诊断

(一)低效性呼吸形态

与呼吸中枢受损有关。

(二)喂养困难

与颅内出血、中枢神经受损有关。

(三)体温调节无效

与体温调节中枢受损有关。

(四)有窒息的危险

与惊厥、昏迷有关。

(五)潜在并发症

包括颅内压升高。

四、护理措施

(一)一般护理

1.保持头高体位

将患儿头肩部抬高15°～30°,并予侧卧位,避免垂头仰卧的姿势,以防止出血加重和减轻脑水肿;凡需要头侧位时,整个躯体应与头部保持同一侧位,使头部始终处于正中位;应避免平卧头侧位,否则将压迫颈动脉。

2.维持体温稳定

置患儿于中性温度的环境中,避免体温过低,减少氧的消耗。

3.保证热量供给

病重者可适当推迟喂乳时间,根据病情选择奶瓶喂乳或鼻饲喂养,或全静脉营养,防止低血糖的发生。

4.密切观察病情

注意生命体征、意识状态、活动、肌张力,以及瞳孔对光反射和各种神经反射等变化,注意前囟是否隆起,有无惊厥等。新生儿惊厥多表现为局限性微小抽搐(如眨眼、口角抽动,应仔细观察)。

5.做好心理护理

鼓励家长提问并表达害怕及担忧的原因,耐心解答家长所提出的问题。向家长解释颅内出血的严重性、预期病程、治疗效果和预后,并安慰家长,以减轻他们的心理压力和焦虑程度,增强家长的应对能力。

(二)对症护理

1.防止脑组织受损程度加重

保持安静,患儿应绝对静卧,直至病情稳定,一切治疗和护理操作应轻柔、尽量集中进行或调整和尽可能减少护理活动与诊疗操作;尽量少搬动、少刺激患儿,避免拥抱,喂乳时不宜抱喂,以免引起患儿烦躁而加重缺氧与出血;合理用氧,可避免低氧血症所致的脑血管自主调节功能受损和毛细血管破裂,减轻脑出血程度和脑水肿,根据缺氧程度,选择不同的用氧方式和浓度。

2.维持有效呼吸

保持呼吸道通畅,及时清除呼吸道分泌物。频繁呼吸暂停者,应使用呼吸机辅助呼吸。每小时监测 1 次呼吸机上的参数指标;每 2h 评估 1 次呼吸状况(频率、节律,深浅度及有无呼吸暂停);监测动脉血气分析等,以便了解是否存在低氧血症。

(三)用药护理

(1)按医嘱给予维生素 K、酚磺乙胺等止血剂,以控制出血。给药时做到准确无误,注意药物的配伍禁忌和观察药物疗效。

(2)使用苯巴比妥、地西泮时应注意观察呼吸情况,以免患儿发生呼吸抑制。静脉滴注 20% 甘露醇注射液时注意勿渗出血管外,以防引起组织坏死。

(3)患儿多有脑水肿,故静脉输液时,液体量宜少,以保证满足基础需要为准。因输注高张性液体或输液速度过快,可致循环血量和脑血流量增多,血压升高,脑血管内压力增加,使缺氧状况下扩张的血管破裂而加重出血,故输液速度易慢,24h 内均匀输入,有条件可用输液泵输注,可准确掌握输液速度。

(四)出院指导

(1)向患儿家长详细解释病情、治疗效果及预后。

(2)鼓励坚持治疗和随访及恢复期的康复治疗,如高压氧治疗、婴儿抚触治疗及护脑药物的应用等。

(3)指导家长做好患儿肢体功能训练及智力开发。

第九章　风湿免疫科疾病护理

第一节　风湿性疾病护理概述

一、概念

(一)风湿性疾病

是泛指影响骨关节及其周围软组织,包括肌肉、滑囊、肌腱、筋膜等的一组以内科治疗为主的疾病,包括各种原因引起的关节、肌肉、肌腱、骨骼、血管的炎症疼痛和功能障碍。

风湿性疾病可以是周身性或系统性的,也可以是局限性的;可以是器质性的,也可以是精神性的或功能性的。很多风湿性疾病以疼痛(如关节、肌肉、软组织、神经等的疼痛)为主要症状,但并不是所有风湿性疾病都有疼痛。风湿性疾病中,各种原因所致的关节炎占重要组成部分,但风湿性疾病不只局限于关节炎。

(二)弥散性结缔组织病

也称为结缔组织病,是风湿性疾病的一大类,特指以血管和结缔组织的慢性炎症为病理基础,引起多器官系统损害的一类疾病。结缔组织病包括了目前临床最常见的病种,如类风湿关节炎、系统性红斑狼疮、系统性硬化症、干燥综合征等。

近年来,随着人口老龄化,风湿病的患病率有逐年上升的趋势。据统计,国内类风湿关节炎的患病率为 $0.32\%\sim0.36\%$,强直性脊柱炎约为 0.25%,骨关节炎在 50 岁以上人群的患病率更高达 50%,痛风患者也日益增多。而且随着老龄社会的到来,骨关节炎、骨质疏松症的患者也将越来越多。

二、风湿病的临床特点

(一)呈发作与缓解交替的慢性病程

大多数风湿病如系统性红斑狼疮、类风湿关节炎、皮肌炎等,由于目前尚无有效的医疗手段彻底治愈,均表现为病程漫长起伏不定。由于疾病的多次反复发作,患者四处求医问药,但病情仍难以有效控制而造成严重损害。

因此,风湿病带给患者的,可以概括为:痛苦、残废、药物中毒、经济损失、死亡。

(二)同一疾病临床表现个体差异大

以系统性红斑狼疮为例,有的患者以皮肤损害为主,出现典型的蝶形红斑;有的患者无皮肤损害,却有明显的狼疮肾炎的表现,甚至发生肾衰竭。

(三)免疫学异常

许多风湿病都有免疫学实验室检查的异常,如补体异常、免疫复合物增加、出现大量自身抗体等;有些还会有标志性抗体的出现,如系统性红斑狼疮抗 dsDNA 抗体、抗 SM 抗体阳性。

(四)治疗难度大

目前大多数风湿病缺乏特异的治疗手段,虽然均对糖皮质激素的治疗有一定反应,但难以治愈疾病,且不同患者对抗风湿病药物(如免疫抑制剂、细胞毒药物等)的耐受量、疗效及不良反应等都有较大差异,故常引起较高致残率(如类风湿关节炎)或病死率(如系统性红斑狼疮、系统性硬化症)。

三、风湿性疾病的病因及发病机制

(一)风湿病的病因

尚不完全明了,但大多数风湿病是与遗传、感染、性激素、环境及神经精神状态等因素密切相关的。

1.遗传因素

尽管风湿病不是传统意义上的遗传性疾病,但是遗传因素在风湿病发病中的作用已经较为肯定。在临床上,某些风湿病有明显的家族聚集性、单卵孪生子共患某种风湿病概率增高均提示该类疾病的遗传背景。

2.人类白细胞抗原(HLA)系统

是人类白细胞抗原中最重要的一类,因其高度多态性而成为最能代表个体特异性并伴随个体终身的稳定的遗传标志。免疫遗传学的进展和 HLA 与相关疾病的研究增加了对风湿性疾病的发病机制认识。

因此,某些特定类型的 HLA 便成为某些疾病的遗传标志。如在类风湿关节炎患者中,HLA-DR4 基因阳性率达 $60\%\sim70\%$,而正常人群中仅 $25\%\sim30\%$ 阳性;强直性脊柱炎患者中 HLA-B27 阳性率高达 $90\%\sim95\%$,而正常人群中阳性率仅为 $4\%\sim8\%$。因此认为 HLA-B27 与强直性脊柱炎等血清阳性脊柱关节病密切相关。

3.感染因素

目前认为,很多风湿病与感染有密切关系。感染可直接引起组织炎症,如化脓性关节炎,也可是感染后机体对病原体的特异免疫反应并与自身抗原起交叉免疫反应,或者抗原抗体反应中产生的免疫复合物导致组织损伤。β 溶血性链球菌感染引起的风湿热,肠道和泌尿道感染后引起的 Reiter 综合征,福氏志贺杆菌、沙门菌属耶尔森菌和幽门螺杆菌感染引起的反应性关节炎,以及肠道肺炎克雷白杆菌感染与强直性脊柱炎相关都支持这一观点。

有研究发现,肺炎克雷白杆菌表面固氮酶第 $188\sim193$ 位的 6 个氨基酸多肽结构与 HLA-B27 超变区 $72\sim77$ 位 6 个氨基酸多肽相同,提示微生物表达的抗原与 B27 抗原相似,微生物抗原被视为异物引起剧烈免疫反应,但同时与自身组织发生交叉反应而引起发病。

4.性激素

很多风湿病的发病与性别有显著关系。如系统性红斑狼疮多见于青年女性。女性类风湿关节炎患者在怀孕后关节症状可缓解,生产后关节症状可再次加重,提示雌激素促进类风湿关节炎发生,而孕激素则可能减轻病情。在动物模型,LEW/n 雌鼠对类风湿关节炎的敏感性高,雄性发病率低,雄鼠经阉割或用 β 雌二醇处理后,其发生类风湿关节炎的情况与雌鼠一样,说明性激素在类风湿关节炎发病中起一定作用。

5.其他

寒冷、潮湿、疲劳、营养不良、创伤精神因素等,常为本病的诱发因素,但多数患者患病前常无明显诱因可查。

(二)风湿病的发病机制

风湿性疾病的发病机制迄今尚不完全清楚。目前的大量研究表明,免疫损伤在风湿性疾病的发病中占有重要位置,许多风湿性疾病,至少部分是因为免疫异常所致的组织损伤。

1.免疫耐受与自身免疫

免疫系统是人体抵御病原菌侵犯最重要的保卫系统。它能发现并清除异物外来病原微生物等引起内环境波动的因素,具有抵抗病原微生物感染(防御功能),清除体内衰老、死亡或损伤的自身细胞(稳定功能),识别和消灭体内突变细胞(监视功能)等三大功能。免疫系统各组分功能的正常是维持机体免疫功能相对稳定的保证,任何组分的缺陷或功能的紊乱都会对自身器官或组织产生伤害。

在正常情况下,动物的免疫系统只对自身以外的异物抗原(如病毒、细菌异物组织等)发生免疫应答,结果是产生免疫分子或效应细胞,具有抗感染、抗肿瘤等对机体有利的保护作用;与此相反,机体免疫系统接触某种抗原后形成的特异性无应答状态,称为免疫耐受,比如机体免疫系统对自身组织抗原,此时机体对其他抗原仍可做出正常的免疫应答。

但由于某些原因(如遗传的易感性、环境、感染等),对自身构成成分(如各种机体组织)引起免疫反应导致组织病理损伤时,则称为自身免疫。在这一免疫应答过程中产生的针对自身组织、器官、细胞及其成分的抗体,称为自身抗体。自身免疫反应在很多风湿性疾病,特别是结缔组织病的发病中起到非常重要的作用。

2.免疫复合物在风湿性疾病

发病中的作用:抗原与相应抗体结合产生的复合物称为免疫复合物(IC)。

在正常情况下,小分子可溶性 IC 被肾小球滤过排出,大分子不溶性 IC 被巨噬细胞吞噬消灭,这是机体防御机制的一部分。但在某些情况下,机体短时间内产生大量 IC,或 IC 清除能力下降,IC 会在组织中沉积,从而激活补体,吸引中性粒细胞并释放溶酶体,其他淋巴细胞与细胞因子的释放,产生免疫损伤作用。

这种沉积既可以是可溶性免疫复合物通过血循环沉积至组织,称为 IC 的"循环沉积";也可以是某些抗原对特定组织有亲和力,与之结合后,再吸引抗体形成 IC,称为 IC 的"原位沉积"。如 IC 沉积在毛细血管壁,补体、吞噬细胞参与反应导致血清病;由类风湿因子与免疫球蛋白 IgG 结合形成的 IC,沉积于关节骨膜、皮下组织等处引起类风湿关节炎;由链球菌可溶性抗原与抗体结合,或与肾小球基底膜有特殊亲和力的 DNA 结合后,再吸引抗 DNA 抗体结合形成 IC,沉积于肾小球基底膜,激活补体,吸引中性粒细胞,释放各种酶类损伤肾小球引发肾小球炎。

综上所述,风湿性疾病发病的重要机制之一,是在有遗传易感性的个体,在内(如性激素水平、精神神经因素)、外环境(如感染等)的协同作用下,机体失去正常的免疫耐受,产生异常的免疫反应—自身免疫,产生大量自身抗体,免疫复合物异常沉积等,导致机体组织的损伤。

四、风湿性疾病的实验室检查

风湿病的实验室检查是临床和基础研究者关注的热点,尤其是免疫学检查,近年来有了很大的发展,方法日趋成熟,并逐步向规范化发展,在其诊断和治疗中起到很重要的作用。

(一)抗核抗体谱的检测及临床意义

抗核抗体(ANAs)是一组将自身真核细胞的各种成分(脱氧核糖核蛋白(DNP)、DNA 可提取的核抗原(ENA)和 RNA 等)作为靶抗原的自身抗体的总称。抗核抗体是一大类物质,抗原涉及细胞的所有组成成分,以前抗核抗体的概念多指抗细胞核成分的抗体,实际上有些抗原成分可以通过核膜而分布于核的内外,因此,现在临床上抗核抗体的概念已经有所改变,有些抗细胞质中抗原的抗体也统称为抗核抗体。大部分 ANAs 属 IgG 型,仅少数属 IgM 型。

(二)类风湿因子的检测及临床意义

类风湿性因子(RF)是由于感染因子(如细菌、病毒等)引起体内产生的以变性 IgG(一种抗体)为抗原的一种抗体,故又称抗抗体。

临床测定的 RF 中,最常见的是 IgM 型,其次为 IgG 型和 IgA 型、IgD 型和 IgE 型较少见。

(三)抗磷脂抗体的检测及临床意义

抗磷脂抗体(APA)是一组针对机体带磷脂负电荷的蛋白复合物产生的特异性自身抗体,包括狼疮抗凝物(LA)、抗心磷脂抗体(ACA)、抗磷脂酸抗体和抗磷脂酰丝氨酸抗体等。其中 ACA 最为常见,是针对血小板和内皮细胞膜上的心磷脂的自身抗体。

(四)抗中性粒细胞胞浆抗体的检测及临床意义

抗中性粒细胞胞浆抗体(ANCA)是一组以人中性粒细胞胞浆成分为靶抗原,与临床多种小血管炎、性疾病密切相关的自身抗体。主要的 ANCA 有两型:胞质型(CANCA)和核周型(pANCA)。此外,许多研究已证明,原发性小血管炎患者血清中 CA 的滴度与疾病活动性相关,ANCA 滴度的增高或持续提示病情恶化或缓解后再发。ANCA 的滴度升高往往出现在疾病复发之前,故对 ANCA 的动态监测对预测疾病复发具有重要意义。

第二节　风湿性疾病常见症状及体征的护理

一、概述

风湿性疾病(简称风湿病)是指病变累及骨、关节及其周围软组织(包括肌肉、肌腱、滑膜、韧带等)的一组疾病,其病因复杂,主要与感染、免疫、代谢、内分泌、环境、遗传、肿瘤等因素有关。风湿病主要包括弥散性结缔组织病、脊柱关节病、骨与软骨病变、感染性关节炎、伴风湿性疾病表现的代谢和内分泌疾病等。弥散性结缔组织病,简称结缔组织病,是风湿病中的一个大类,特点为以血管和结缔组织的慢性炎症为病理基础,可引起多器官多系统损害。风湿病的主要临床表现是关节疼痛、肿胀、功能障碍,病程进展缓慢,发作与缓解交替出现,部分患者可发生脏器功能损害,甚至功能衰竭。

随着研究的深入及新成果、新资料、新概念的总结,风湿性疾病的分类与命名在不断更新。美国风湿病学会于 1983 年从疾病的病因学、组织学、病理学、生物化学、遗传学、免疫学以及临床学等不同角度进行归纳分类,共分为 10 类,包括 100 多种疾病。

(1)弥散性结缔组织病,如系统性红斑狼疮、类风湿关节炎、硬皮病、多肌炎、血管炎病等。

(2)与脊柱相关的关节炎,如强直性脊柱炎、银屑病关节炎等。

(3)退行性关节病,如骨质增生、骨关节炎(原发性、继发性)等。

(4)与感染有关的关节炎,如化脓性关节炎、反应性关节炎等。

(5)代谢及分泌所致,如痛风、假性痛风等。

(6)与肿瘤相关的风湿性疾病,如滑膜肉瘤、多发性骨髓瘤等。

(7)神经性疾病所致,如脊神经根病变。

(8)伴有关节表现的骨骼、骨膜及软骨疾病,如骨质疏松、缺血性骨坏死。

(9)非关节性风湿病,如软组织风湿症、肌腱炎等。

(10)其他如复发性关节炎、肉瘤样病等。

近年来,风湿病的患病率呈逐年上升趋势。在我国 16 岁以上的人群中,系统性红斑狼疮(SLE)的患病率约为 0.07%,类风湿关节炎(RA)为 0.32%~0.36%,强直性脊柱炎(AS)约为 0.25%,原发性干燥综合征约为 0.3%,骨性关节炎(OA)在 50 岁以上者达 50%,痛风性关节炎也日渐增多。

常见的风湿病有 SLE、RA、特发性炎症性肌病等。其临床特点如下。

1.慢性病程表现为发作期与缓解期交替出现

如 SLE、RA、痛风等病程均较长、起伏不定,由于多次反复发作可造成严重损害。

2.免疫学、生化检查异常

风湿病患者常有免疫学或生化检查的改变,如 RA 患者类风湿因子(RF)多呈阳性;SLE 患者抗双链 DNA 抗体阳性。痛风患者血尿酸水平增高等,是相关疾病临床诊断、病情判断和预后的重要依据。

3.个体差异大

表现为同一疾病的临床表现各异。以 SLE 为例,有的患者以皮肤损害为主,出现典型的蝶形红斑;而有的患者无明显皮肤损害,却表现为狼疮性肾炎,甚至肾衰竭。同时,不同患者对抗风湿药的剂量、疗效、耐受量及不良反应等也有较大差异。

二、护理评估

(一)健康史

1.患病及治疗经过

(1)风湿病多为慢性病程,病情反复发作。应详细了解主要症状及其特点及患者发病的时间,起病急缓,有无明显诱因等,既往有无特殊的药物摄入史,如 SLE 的发生可能与普鲁卡因胺、异烟肼、氯丙嗪、甲基多巴等药物有关。

(2)既往就诊情况,询问既往进行过何种检查及结果,治疗及疗效。

(3)目前的主要表现及病情变化、一般情况等。

2.生活史与家族史

风湿病与患者的年龄、工作环境等关系密切,应详细询问,如长期生活在寒冷、阴暗、潮湿环境中者,类风湿关节炎的患病率较高。还应注意患者亲属中是否有人有类似疾病的发生。

(二)身体状况

1.全身状况

精神状态、营养状况,有无发热、消瘦等。

2.皮肤黏膜

皮肤有无红斑、皮疹或破损、皮下结节、雷诺现象和口腔黏膜溃疡等。

3.肌肉、关节及脊柱

有无肌肉萎缩、肌力减退,关节及脊柱有无红肿、压痛、畸形及活动受限等。

4.其他

评估心、肺、肝、脾、肾、眼等脏器功能。有无发音困难、眼部异常及视力变化,心率、心律是否正常,有无肝脾大。

三、辅助检查

1.自身抗体检测

(1)抗核抗体(ANA)及 ANA 谱对筛选 SLE 有较高的价值。

(2)类风湿因子(RF):RF 阳性主要见于 RA,且其滴度与 RA 的活动性和严重性成正比。

2.滑液检查

滑液的白细胞计数有助于区分炎性、非炎性关节炎和化脓性关节炎,对 RA 的诊断有一定价值。滑液中找到尿酸盐结晶或病原体,有助于痛风或感染性关节炎的确诊。

3.关节影像学检查

X 线检查是最常用的影像学诊断方法,有助于骨关节病变的诊断和病程分期。电子计算机体层显像(CT)、磁共振显像(MRI)及血管造影等有助于早期诊断。

4.其他

其他如关节镜、肌电图、活组织检查,对不同病因所致的风湿病各具不同的诊断价值。

四、常见症状及体征的护理

(一)关节疼痛与肿胀

疼痛常是关节受累最常见的首发症状,也是患者就诊的主要原因。几乎所有的风湿性疾病均可引起关节疼痛,常见于系统性红斑狼疮(SLE)、类风湿关节炎(RA)、强直性脊柱炎(AS)、骨关节炎(OA)等。疼痛的关节均可有肿胀和压痛,多为关节腔积液或滑膜增生所致,是滑膜炎或周围组织炎的重要体征。

1.护理评估

(1)健康史。

询问关节疼痛与肿胀时应注意：

1)疼痛的起始时间、起病特点、发病年龄，是缓慢发生还是急骤发作，是游走性还是固定部位。

2)疼痛呈急性发作还是持续性，有无明确诱发因素或缓解因素和方法。

3)疼痛的严重程度、与活动的关系。

4)具体受累关节，是多关节还是单关节。

5)疼痛是否影响关节的附属结构（如肌腱、韧带、滑膜等）。

6)有无关节畸形和功能障碍。

7)有无晨僵，晨僵持续时间、缓解方法等。

8)是否伴随其他症状，如长期低热、乏力、食欲缺乏、皮肤日光过敏、皮疹、蛋白尿、少尿、血尿、心血管或呼吸系统症状、口眼干燥等。评估疼痛对患者的影响，患者对治疗的期望和信心。评估患者的精神状态，有无焦虑、抑郁、失望及其程度。

(2)身体状况：进行身体评估时应当注意患者的营养状况、生命体征、关节肿胀程度，受累关节有无压痛、触痛、局部发热及活动受限情况。不同风湿病关节疼痛的起病形式、部位、性质等特点有所区别。类风湿关节炎以近端指间、掌指、腕关节等小关节多见，呈对称性多关节受累，疼痛呈持续性，活动后可减轻；风湿热关节痛多为游走性；骨关节炎累及多关节，多侵犯远端指间关节、腕、膝、腰等关节，活动后疼痛加剧；强直性脊柱炎主要侵犯脊柱中轴关节，多为不对称性，呈持续性疼痛；痛风多累及单侧第一跖趾关节，疼痛剧烈。

2.护理诊断

(1)疼痛：慢性关节疼痛与炎性反应有关。

(2)躯体活动障碍与关节持续疼痛有关。

(3)焦虑与疼痛反复发作、病情迁延不愈有关。

3.护理措施

(1)休息与体位：急性期关节肿胀伴体温升高时，应卧床休息。避免疼痛部位受压，可用支架支起床上盖被。帮助患者采取舒适的体位，尽可能保持关节的功能位置，必要时用石膏托、小夹板固定。

(2)心理护理。

1)观察患者的精神状态是否正常，发现情绪不稳定、精神障碍或意识不清者，应做好安全防护和急救准备，防止发生自伤和意外受伤等。

2)鼓励患者说出自身感受，并与患者一起分析原因，在协助患者认识自身心理不适表现的同时，向患者说明可能对身体状况产生的不良影响，帮助患者提高解决问题的能力，并采取积极的应对措施。劝导其家属多给予患者关心、理解及心理支持。对于脏器功能受损、预感生命受到威胁而悲观失望者，应主动介绍治疗成功的病例及治疗进展，鼓励患者树立战胜疾病的信心。

3）教会患者及其家属采取缓解心理不适的措施,如音乐疗法、香味疗法、放松训练、指导式想象、按摩等。

（3）对症护理。

1）协助患者减轻疼痛。

①为患者创造适宜的环境,以免患者因感觉超负荷或感觉被剥夺而加重疼痛感。

②合理应用非药物性止痛措施,如松弛术、皮肤刺激疗法(冷敷、热敷、加压、震动等)分散注意力。

③根据病情使用物理治疗方法缓解疼痛,如蜡疗、水疗、磁疗、超短波、红外线等。

④遵医嘱给予止痛药物:常用非甾体抗炎药,如布洛芬、萘普生、阿司匹林、吲哚美辛等,告诉患者按医嘱服药的重要性和有关药物的不良反应。

2）功能锻炼。

鼓励缓解期的患者多活动,进行有规律的功能锻炼,并向患者讲解活动对维持关节功能的作用,活动量应控制在患者能忍受的程度。同时鼓励患者生活自理,进行日常生活活动锻炼。

（二）关节僵硬与活动受限

关节僵硬是指经过一段时间的静止或休息后,患者试图再活动某一关节时,感到局部不适,难以达到平时关节活动范围的现象。常在晨起时表现最明显,又称为晨僵。晨僵是判断滑膜关节炎症活动性的客观指标,其持续时间与炎症的严重程度相一致。早期关节活动受限主要由肿胀、疼痛引起,晚期则主要由于关节骨质破坏、纤维骨质粘连和关节半脱位引起,此时关节活动严重障碍,最终导致功能丧失。

1.护理评估

（1）健康史:引起晨僵的病因较多,如类风湿关节炎、系统性红斑狼疮、损伤性关节炎、淀粉样变等。评估关节僵硬与活动受限的发生时间、部位持续时间、缓解方式,活动受限是突发的还是渐进的,对生活自理的影响程度,是否伴有紧张、恐惧等不良心理状态。

（2）身体状况:类风湿关节炎的僵硬最为典型,可持续数小时,而其他病因所致的则持续时间较短。有时晨僵是关节炎的前驱症状,非炎症性关节炎的晨僵持续时间较短,少于 1h,且程度较轻。其他如退变性、损伤性关节炎的僵硬感在白天休息后明显。

2.护理诊断

躯体活动障碍与关节疼痛、僵硬以及关节、肌肉功能障碍有关。

3.护理措施

（1）生活护理:根据患者活动受限的程度,协助患者进行洗漱、进食、大小便及个人卫生等生活护理,将患者使用的生活物品放在患者健侧手伸手可及处,鼓励患者使用健侧手臂从事自我照料,帮助患者尽可能恢复生活自理能力。

（2）休息与功能锻炼:睡眠时对病变关节保暖有利于预防晨僵。关节肿痛时,限制活动。缓解期鼓励患者坚持每天定时进行被动和主动的全关节活动锻炼,并逐步过渡到功能性活动,以恢复关节功能和肌肉力量,活动量以患者能够忍受为度,必要时给予帮助或提供适当的辅助工具,如拐杖、助行器、轮椅等,并教给患者个人安全的注意事项,指导患者及其家属正确使用辅助性器材,使患者既能避免长时间不活动而致关节僵硬,又能在活动时掌握安全措施,避免损伤。

(3)病情观察及预防并发症。

1)评估患者的营养状况,注意有无营养摄入不足或负氮平衡。

2)严密观察患病肢体的情况,并做肢体按摩,防止肌肉萎缩。

3)对于卧床患者,要协助患者定时翻身,鼓励有效咳嗽和深呼吸,防止肺部感染。

4)保持肢体功能位。

5)加强保护措施,防止受伤。

6)预防便秘,保证足够的液体摄入,多食富含纤维素的食物,适当活动,必要时给予缓泻剂。

(4)心理护理:鼓励患者表达自己的感受,注意疏导、理解、支持和关心患者。帮助患者接受活动受限的事实,重视发挥自身残存的活动能力,以增进患者自我照顾的能力和信心。

(三)皮肤损害

风湿病常见的皮损有皮疹、红斑、水肿、溃疡及皮下结节等,多由血管炎性反应引起。

1.护理评估

(1)健康史:了解皮肤受损的具体时间,有无日光过敏、口眼干燥、胸痛等症状。评估生命体征,皮损的部位、形态、面积大小和表面情况;有无指尖和肢体的溃疡;肢体末梢的颜色和温度,皮肤有无苍白、发绀等;有无甲床瘀点或瘀斑。

(2)身体状况:SLE 患者最具特征性的皮肤损害为面部蝶形红斑,口腔、鼻黏膜主要表现为溃疡或糜烂。类风湿性血管疾病累及皮肤,可见棕色皮疹、甲床瘀点或瘀斑。RA 患者可有皮下结节,多位于肘鹰嘴附近,枕、跟腱等关节隆突部及受压部位的皮下。皮肌炎皮损为对称性的眼睑、眼眶周围紫红色斑疹及实质性水肿。部分患者可因寒冷、情绪激动等刺激,导致突然发作的肢端和暴露部位皮肤苍白继而青紫再发红,并伴有局部发冷、疼痛的表现,称雷诺现象。

2.护理诊断

(1)皮肤完整性受损:与血管炎性反应及应用免疫抑制剂等因素有关。

(2)组织灌注无效:与肢端血管痉挛、血管舒缩功能调节障碍有关。

3.护理措施

(1)避免诱因。

1)注意保暖,避免皮肤在寒冷空气中暴露时间过长,寒冷天气尽量减少户外活动,指导患者外出时戴帽子、口罩、手套,穿保暖袜子等,保持肢体末梢的温度。

2)用温水洗涤,勿用冷水洗手洗脚。

3)避免吸烟、饮浓茶、咖啡等,以防交感神经兴奋、小血管痉挛、组织缺血、缺氧加重。

4)保持良好的心态,避免情绪激动和劳累。

（2）饮食护理：保证足够蛋白质、维生素和水分的摄入，以维持正氮平衡、满足组织修复的需要。

（3）用药护理。

1）非甾体抗炎药：为常用的抗风湿药物，包括阿司匹林、布洛芬、萘普生等。具有抗炎、解热、镇痛作用，能迅速减轻炎症引起的症状。主要不良反应为胃肠道反应，表现为消化不良、上腹痛、恶心、呕吐等，严重者可致出血性糜烂性胃炎，因此，应指导患者饭后服药或同时服用胃黏膜保护剂、H_2受体拮抗剂或米索前列醇等可减轻不良反应。此外，神经系统不良反应，如头痛、头晕、精神错乱等；长期使用此类药物可出现肝肾毒性、抗凝作用以及皮疹等，故用药期间应严密观察有无不良反应，监测肝肾功能。

2）糖皮质激素：有较强的抗炎、抗过敏和免疫抑制作用，能迅速缓解症状，主要不良反应是可引起继发感染、无菌性骨坏死等；长期使用可致向心性肥胖、血压升高、血糖升高、电解质紊乱，加重或引起消化性溃疡、骨质疏松，也可诱发精神失常，患者不能自行停药或减量过快，以免引起"反跳"。在服药期间，应给予低盐、高蛋白、高钾、高钙饮食，补充钙剂和维生素 D；定期测量血压，监测血糖、尿糖的变化。做好皮肤和口腔黏膜的护理。

3）免疫抑制剂：通过不同途径产生免疫抑制作用，主要的不良反应有白细胞减少，也可引起胃肠道反应、黏膜溃疡、皮疹、肝肾功能损害、脱发、出血性膀胱炎、畸胎等。应鼓励患者多饮水，观察尿液颜色，及早发现出血性膀胱炎。育龄女性服药期间应避孕。

4）改善微循环药物：遵医嘱给予血管扩张剂和抑制血小板聚集的药物，如他巴唑、硝苯地平、山莨菪碱或低分子右旋糖酐等。肢端血管痉挛引起皮肤苍白、疼痛时，可局部涂硝酸甘油膏，以扩张血管，改善血液循环，缓解症状。

（4）皮肤护理。

除常规的皮肤护理外，应注意以下方面：

1）保持皮肤清洁干燥，用温水擦洗，忌用碱性肥皂。

2）有皮疹、红斑或光敏感者，指导患者外出时采取遮阳措施。皮疹或红斑处避免涂各种化妆品或护肤品，可遵医嘱局部涂用药物性软（眼）膏；若局部溃疡合并感染者，遵医嘱使用抗生素治疗的同时，做好局部清创换药处理。

3）避免接触刺激性物品，如染发烫发剂。

4）避免使用易诱发风湿病症状的药物，如普鲁卡因胺等。

第三节　类风湿关节炎的护理

类风湿关节炎（RA）是一种慢性炎症性多关节炎，其主要临床表现为异质性、系统性和自身免疫性。异质性是指患者的遗传背景不同，病因可能也非单一，因而发病机制亦不完全相同。RA 可有不同的亚型(subsets),表现为病程、轻重缓急、预后和结局都有所差异。本病是进行性、侵袭性疾病,当炎症破坏软骨和骨质时,出现关节畸形和功能障碍,是造成人类丧失劳动力和致残的主要原因之一。

因此早期诊断、早期治疗至关重要。本病呈全球性分布,我国 RA 的患病率为 0.32%~0.36%,略低于 0.5%~1% 的世界平均水平。流行病学资料显示,RA 发生于任何年龄,80%发病于 35~50 岁,女性患者约为男性患者的 3 倍。

一、病因和发病机制

RA 的病因研究迄今尚无定论,尽管各种炎症介质细胞因子、趋化因子在 RA 的发病过程中备受关注,但其具体机制仍不清楚。

(一)环境因素

目前尚未证实有导致本病的直接感染因子,但研究表明,一些细菌、支原体和病毒等感染因素可能通过某些途径参与 RA 的发病和病情进展。其可能机制为:

(1)感染物侵入靶组织,与人体自身抗原通过分子模拟而导致自身免疫性的产生。

(2)免疫效应细胞因免疫调节紊乱丧失识别能力,导致患者对某些微生物产生高免疫反应,如活化 T 细胞和巨噬细胞并释放细胞因子,活化 B 细胞产生 RA 抗体。

(二)遗传因素

目前研究证实,RA 的发病与遗传因素有关。家系调查结果发现,RA 患者的一级亲属发生 RA 的概率为 11%。对孪生子的调查结果显示,单卵双生子同时患 RA 的概率为 12%~30%,而双卵孪生子同患 RA 的概率只有 4%。现有研究发现 HLA-DR4 单倍型与 RA 的发病密切相关。

(三)免疫因素

免疫因素被认为是 RA 主要的发病机制。活化的 T 细胞和巨噬细胞促进细胞因子释放,如肿瘤坏死因子-α(TNF-α)、白介素-1(interleukin-1,IL-1)、白介素-6(interleukin-6,IL-6)、白介素-8(interleukin-8,IL-8)等增多,使滑膜处于慢性炎症状态。

TNF-α进一步破坏关节软骨和骨,造成关节畸形。IL-1 是引起 RA 低热、乏力、急性期蛋白合成增多的主要细胞因子,是造成 C 反应蛋白和红细胞沉降率升高的主要因素。另外,活化的 B 细胞分化为浆细胞,产生大量免疫球蛋白。

免疫球蛋白和类风湿因子(RF)形成的免疫复合物,经补体激活后可以诱发炎症。可见,RA 是环境因素、遗传因素及免疫因素等各种因素共同作用的结果。

二、病理

RA 的基本病理改变是滑膜炎,类风湿结节和类风湿血管炎是 RA 的重要病变。急性期滑膜下层小血管扩张充血,内皮细胞肿胀、细胞间隙增宽,间质水肿和中性粒细胞浸润。病变进入慢性期,滑膜增生肥厚,形成许多绒毛状突起,突向关节腔内或侵入到软骨和软骨下的骨质。绒毛又名血管翳,具有很强的破坏性和侵袭性,是造成关节破坏、畸形、功能障碍的病理基础。

类风湿结节多见于关节伸侧受压部位的皮下组织，也可发生于肺、心、眼等器官。结节中心为纤维素样坏死，上皮样细胞浸润于周围组织，排列成环状，外有肉芽组织，是血管炎的一种表现。血管炎可发生在 RA 患者关节外的任何组织，主要累及中、小动脉和（或）静脉，管壁有淋巴细胞浸润、纤维素沉着，内膜有增生，可导致血管腔的狭窄或堵塞。

三、临床表现

RA 的临床表现多样，起病缓慢而隐匿。大多数患者在出现明显关节症状前可有低热，少数患者可有高热、乏力、全身不适、体质量下降等症状，以后逐渐出现典型关节症状。少数患者急剧起病，数天内出现多关节症状。

（一）关节

RA 病情和病程因个体差异而不同，患者从短暂、轻微的少关节炎，可出现急剧进行性的多关节炎，常伴有晨僵。滑膜炎症状经治疗后有一定可逆性，一旦出现关节结构破坏，很难逆转。

1.晨僵

早晨起床后病变关节感觉僵硬，称"晨僵"（日间长时间静止不动后也可出现），受累关节因炎症导致充血、水肿和渗出，使关节肿胀、僵硬、有胶黏着样的感觉，持续时间至少 1h 者意义较大。95％的 RA 患者可有晨僵出现，晨僵持续时间和关节炎症的程度呈正比，被认为是观察本病活动指标之一。

2.痛与压痛

关节痛往往是最早出现的症状，主要累及腕、掌指关节、近端指间关节等小关节，其次是足趾、膝、踝、肘、肩等关节。多呈对称性、持续性，时轻时重，疼痛的关节常伴有压痛。受累关节的皮肤可出现褐色色素沉着。

3.关节肿

由于关节腔内积液或关节周围软组织炎症，凡受累的关节均可肿胀，常见的部位为腕、掌指关节、近端指间关节、膝等关节，多呈对称性。病程较长者可因滑膜慢性炎症后的肥厚而引起肿胀。

4.关节畸形

关节畸形多见于较晚期患者，最为常见的晚期关节畸形是腕和肘关节强直、掌指关节的半脱位、手指向尺侧偏斜和呈"天鹅颈"样及"纽扣花样"表现，重症患者关节功能丧失，致使生活不能自理。多因绒毛侵袭破坏软骨和软骨下骨质结构造成关节呈纤维性或骨性强直，又因关节周围肌肉的萎缩痉挛则使畸形更为加重。

5.特殊关节

颈椎的可动小关节及周围腱鞘受累出现颈痛、活动受限，因颈椎半脱位有时甚至出现脊髓受压的表现。肩髋关节受累最常见的症状是局部疼痛和活动受限，髋关节往往表现为臀部及下腰部疼痛。25％的 RA 患者可出现颞颌关节受累，早期表现为讲话或咀嚼时疼痛加重，严重者有张口受限。

6.关节功能障碍

关节肿痛和结构破坏均可引起关节的活动障碍。美国风湿性疾病学会将本病按影响了生活的程度分为四级：

Ⅰ级：能照常进行日常生活和各项工作。

Ⅱ级：可进行一般的日常生活和某种职业工作，但参与其他项目活动受限。

Ⅲ级：可进行一般的日常生活，但参与某种职业工作或其他项目活动受限。

Ⅳ级：日常生活的自理和参与工作的能力均受限。

(二)关节外表现

1.类风湿结节

有 20%～30% 的 RA 患者出现类风湿结节，它是本病较常见的关节外表现，多位于关节隆突部及受压部位皮下，如前臂伸面、肘鹰嘴突附近、枕后粗隆处，也可累及心、肺等器官。其大小不一，结节直径由数毫米至数厘米，质硬、无压痛、对称性分布。其存在提示本病的活动。

2.类风湿血管炎

类风湿血管炎是 RA 患者关节外损害的病理基础，一般较少出现。体格检查可见指甲下或指端出现的小血管炎，其表现和滑膜炎的活动性无直接相关性，少数引起局部组织的缺血性坏死。眼受累多为巩膜炎，严重者因巩膜软化而影响视力。

3.肺和胸膜受累

肺和胸膜肺受累多见，男性多于女性，有时可为首发症状。表现为肺间质病变、胸膜炎及肺动脉高压等。肺间质病变是最常见的肺病变，见于约 30% 的患者，逐渐出现气短和肺功能不全，少数患者出现慢性纤维性肺泡炎，预后较差。约 10% 的患者出现胸膜炎，多为单侧或双侧性的少量胸腔积液，偶为大量胸腔积液。此外，尘肺患者合并 RA 时易出现大量肺结节，称之为 Caplan 综合征，也称类风湿性尘肺病。

4.心脏

RA 患者可累及心脏，其中心包炎最常见，多见于 RF 阳性、有类风湿结节的患者，但多数患者无相关临床表现。30% 的患者可出现小量心包积液。

5.神经系统

RA 患者出现神经系统病变多因神经受压。受压的周围神经病变与相应关节的滑膜炎的严重程度密切相关。最常受累的神经有正中神经、尺神经和桡神经。神经系统的受累可以根据临床症状和神经定位来诊断，如正中神经在腕关节处受压而出现腕管综合征。神经系统受累也可出现脊髓受压和周围神经炎的表现。

6.血液系统

RA 患者的贫血程度往往与病情的活动度相关，尤其与关节的炎症程度相关。RA 患者的贫血多是正常细胞正色素性贫血，若出现小细胞低色素性贫血，可因病变本身或因服用非甾体抗炎药而造成胃肠道长期少量出血所致。

RA 患者病情活动时，常见血小板增多，其增高程度和滑膜炎活动的关节数正相关，并受关节外表现的影响,但血小板增高的机制还不是很明确。RA患者伴有脾大、中性粒细胞减少,有的甚至有贫血和血小板减少,称之为Felty综合征。此时,RA患者并非都处于关节炎活动期,其中较多患者合并有下肢溃疡、色素沉着、皮下结节、关节畸形,以及全身表现,如发热、乏力、食欲减退和体质量下降等。

7.其他

有30%～40%的RA患者在疾病的各个时期均可出现干燥综合征,表现为口干、眼干。本病很少累及肾,偶有轻微膜性肾病肾小球肾炎、肾内小血管炎以及肾脏的淀粉样变等。

四、辅助检查

(一)血常规

血常规检查可有轻至中度贫血。活动期患者血小板可增高。白细胞及分类多正常。

(二)炎性标志物

红细胞沉降率和C反应蛋白常升高,并且和疾病的活动度相关。

(三)自身抗体

自身抗体的检测有利于RA与其他炎性关节炎相鉴别,有些新抗体诊断的特异性较RF明显提高,且可在疾病早期出现,如抗环瓜氨酸肽抗体(CCP),抗核周因子抗体、抗角蛋白抗体以及抗Sa抗体等。

1.类风湿因子

类风湿因子(RF)是一种自身抗体,有IgM、IgG和IgA型RF。在临床工作中主要检测IgM型RF,它见于约70%的患者血清,其滴度一般与本病的活动性和严重性呈比例。RF并非RA的特异性抗体,除RA外,可见于SLE、原发性干燥综合征、系统性硬化病、肺结核等其他疾病,甚至在5%的正常人也可以出现低滴度的RF,因此RF阳性者必须结合临床表现,方能诊断本病。

2.抗角蛋白抗体谱

抗角蛋白抗体谱是一组靶抗原为细胞基质的聚角蛋白微丝蛋白的抗体,环瓜氨酸肽是该抗原中主要的成分,因此抗CCP抗体在此抗体谱中对RA的诊断敏感性和特异性高,已在临床中普遍使用。本组抗体包括核周因子抗体、抗角蛋白抗体、抗聚角蛋白微丝蛋白抗体和抗CCP抗体。这些抗体有助于RA的早期诊断,尤其是血清RF阴性、临床症状不典型的患者。

(四)免疫复合物和补体

有70%的RA患者血清中可出现不同类型的免疫复合物,尤其是在疾病活动期和RF阳性的患者。在疾病急性期和活动期,患者血清的补体均可升高,只有少数有血管炎者出现低补体血症。

(五)关节滑液

正常人关节腔内的滑液多在3.5mL以内。关节炎症时滑液量明显增多,其黏度差,含葡萄糖量低于血糖,滑液中白细胞增多,可增至$(2\sim75)\times10^9/L$。且以中性粒细胞为主。

(六)关节影像学检查

X线片对RA的诊断、关节病变分期、病变演变的监测均很重要。初诊者至少应拍摄手指及腕关节的 X 线片。

Ⅰ期:关节周围软组织肿胀影、关节端骨质疏松。

Ⅱ期:关节间腺变窄。

Ⅲ期:关节面出现虫蚀样改变。

Ⅳ期:关节半脱位和关节破坏后的纤维性和骨性强直。

诊断应有骨侵蚀或肯定的局限性或受累关节近旁明显脱钙。另外,关节 X 线数码成像、CT 及 MRI,对诊断早期 RA 有帮助。

(七)类风湿结节的活检

典型的病理改变有助于本病的诊断。

五、诊断要点

美国风湿病学会 1987 年对 RA 的分类标准:

(1)关节内或周围晨僵持续至少 1h。

(2)至少同时有 3 个关节区软组织肿或积液。

(3)腕、掌指、近端指间关节区中,至少 1 个关节区肿胀。

(4)对称性关节炎。

(5)有类风湿结节。

(6)血清 RF 阳性(所用方法正常人群中不超过 5%阳性)。

(7)X 线片改变(至少有骨质疏松和关节间隙狭窄)。

符合以上 7 项中 4 项者可诊断为 RA(第一至第四项病程至少持续 6 周)。该标准容易遗漏一些早期或不典型的患者,因此应根据本病的临床特点结合辅助检查进行综合诊断。

六、治疗要点

由于本病的病因和发病机制未完全明确,目前临床上尚缺乏根治及预防本病的有效措施。治疗目标如下:减轻关节症状延缓疾病进展,防止和减少关节的破坏,保护关节功能最大限度地提高患者的生活质量。

因此,为达到上述目的,早期诊断和早期治疗是极为重要的。本病的治疗措施包括一般性治疗、药物治疗、外科手术治疗,其中以药物治疗最为重要。

(一)一般性治疗

一般性治疗包括休息、关节制动(急性期)、关节功能锻炼(恢复期)、物理疗法等。卧床休息只适宜于急性期、发热以及内脏受累的患者。

(二)药物治疗

根据药物性能,将治疗 RA 的常用药物分为四大类,即非甾体抗炎药(NSAID)、改变病情抗风湿药(DMARD)、糖皮质激素(GC)和植物药等。

1.非甾体抗炎药(NSAID)

本类药物具有镇痛消肿作用,是改善关节炎症状的常用药,但不能控制病情,必须与改变病情抗风湿药同服。常用 NSAID 的剂量如下:

（1）塞来昔布：每日剂量 200～400mg，分 1～2 次服用，有磺胺过敏者禁用。

（2）美洛昔康：每日剂量 7.5～15mg，分 1～2 次服用。

（3）双氯芬酸：每日剂量为 75～150mg，分 2 次服用。

（4）吲哚美辛：每日剂量为 75～100mg，分 3 次服用，胃肠道反应较上述 3 种药物多，属同类结构的有舒林酸、阿西美辛等。

（5）萘普生：每日剂量为 0.5～1.0g，分 2 次服用。

（6）布洛芬：每日剂量为 1.2～3.2g，分 3～4 次服用。

2.改变病情抗风湿药（DMARD）

该类药物发挥作用缓慢，临床症状明显改善需 1～6 个月，具有改善和延缓病情进展的作用。诊断明确的 RA 患者都应使用 DMARD，药物的选择和应用的方案往往根据患者的病情活动性、严重性和进展而定。一般首选氨甲蝶呤（MTX），并将它作为联合治疗的基本药物。

另外，柳氮磺吡啶、来氟米特、羟氯喹亦在临床上广泛应用。近年来生物制剂，如 TNF-α 拮抗剂、IL-1 拮抗剂、CD20 单克隆抗体细胞毒 T 细胞活化抗原-4（CTLA4）抗体等，在国内外都在逐渐使用，并取得了良好的治疗效果。

3.糖皮质激素（GC）

在关节炎急性发作可给予短效激素，泼尼松一般应不超过每日 10mg。若患者有系统症状如伴有心、肺、眼和神经系统等器官受累情况，可予泼尼松每日量为 30～40mg，症状控制后递减，以每日 10mg 或低于 10mg 维持。但由于它不能根治本病，停药后症状会复发。

4.植物药制剂

常用的植物药制剂包括雷公藤总甙、青藤碱、白芍总苷等。

（三）外科手术治疗

外科手术治疗包括关节置换和滑膜切除手术，前者适用于较晚期有畸形并失去功能的关节。滑膜切除术可以使病情得到一定的缓解，但当滑膜再次增生时病情又趋复发，所以必须同时应用 DMARD。

七、护理评估

（一）病史

评估家族中有无 RA 患者，评估患者关节疼痛与肿胀的起病时间，发病特点，具体受累的关节是多关节还是单关节；评估患者有无晨僵，晨僵持续的时间，缓解方式等；评估患者关节僵硬与活动受限发生的时间、部位及持续时间，评估关节僵硬对患者日常生活的影响。评估患者的生活自理能力、活动能力及活动时的安全性等。

（二）身体状况

评估患者的全身状况。评估患者受累的关节部位，评估受累关节是否肿痛和僵硬，是否有关节畸形及功能障碍。评估患者是否有皮下结节等。

（三）心理及社会因素

评估患者及其家属是否了解疾病相关的知识，评估患者是否存在不良的心理反应，如焦虑恐惧和紧张等。

(四)辅助检查

评估患者 RF、抗 CCP 抗体及关节影像学等检查结果。

八、护理诊断/合作性问题

(一)有失用综合征的危险

与关节炎反复发作、疼痛、畸形引起功能障碍有关。

(二)预防性悲哀

与疾病久治不愈、关节功能丧失致残、影响生活质量及缺乏亲友支持有关。

(三)关节疼痛

与关节炎性反应有关。

(四)自理缺陷

与关节疼痛、畸形及功能障碍有关。

九、护理目标

(1)防止或延缓关节失用,维持关节功能的良好状态。

(2)积极面对现实,逐渐适应慢性病的生活。

(3)减轻或缓解关节疼痛。

(4)逐步提高自理能力,改善生活质量。

十、护理措施

(一)一般护理

1.休息与体位

(1)急性期患者常伴有发热、乏力等全身症状,应卧床休息,并注意体位和姿势,但不提倡绝对卧床。

可根据患者病情,采用短时间制动,使关节休息,减轻炎症反应。同时对患者的关节进行主动或主动加被动的最大耐受范围内的伸展运动,每日 1～2 次,以防止关节废用。

(2)患者关节疼痛减轻,全身症状好转后,应鼓励患者及早下床或在床上做各种主动或被动锻炼。

(3)缓解期应加强肢体功能锻炼,主要以关节的伸展与屈曲运动为主,每日进行 2～3 次。

2.饮食护理

避免辛、辣等刺激性食物,可给予高维生素、高蛋白、营养丰富、清淡易消化的饮食。

(二)病情观察

(1)观察患者关节疼痛、肿胀的部位、个数等,观察关节有无活动受限有无畸形及功能障碍等。

(2)观察有无关节外受累的表现,如有无皮下结节,有无咳嗽、呼吸困难,有无胸闷、心前区疼痛,有无皮肤破溃,有无口干、眼干等,提示病情发生变化,应及时予以处理。

(三)晨僵护理

指导患者早晨起床后行温水浴,或用热水浸泡僵硬的关节后活动关节;或起床后先活动关节再下床活动。夜间睡眠时注意对病变的关节保暖,预防晨僵的发生。

(四)用药护理

遵医嘱用药,指导患者用药方法和注意事项,观察药物的不良反应。如非甾体药物易引起胃肠道反应,应同时服用胃黏膜保护剂;只有在一种 NSAID 足量使用 1～2 周后无效才能更改为另一种;应避免两种或两种以上 NSAID 同时服用而使不良反应增多;老年人宜选用半衰期短的 NSAID 药物,对有溃疡病史的老年人宜服用选择性环氧化酶 2 抑制剂以减少胃肠道的不良反应。

改变病情的抗风湿药物可引起胃肠反应、肝、肾功能损害、骨髓抑制等,用药期间严密观察,定期监测血、尿常规及肝、肾功能等。生物制剂主要的不良反应包括注射部位局部的皮疹,感染(尤其是结核感染),长期使用淋巴系统肿瘤患病率增加,TNF－α 单抗则可诱发短暂自身免疫性疾病,出现自身抗体。

(五)心理护理

(1)密切观察患者表现出的情绪低落、焦虑、恐惧、紧张等,鼓励患者表达自己的感受,有针对性地进行心理疏导。

(2)护士在与患者接触时态度和蔼,主动关心患者的生活,鼓励患者自我护理,正确对待疾病,积极配合医护人员的治疗和护理,争取得到最佳的康复状态。

十一、健康指导

(一)疾病知识指导

向患者及其家属介绍疾病的基本知识,如疾病的性质、病程和治疗方案等。指导患者注意保暖,避免感染、寒冷、潮湿、过度疲劳等诱因。

(二)运动指导

指导患者在疾病缓解期进行康复锻炼,维持关节的正常功能,延缓关节功能损害,保证日常生活的质量。

(三)药物指导

指导患者遵医嘱用药,不自行停药、换药及增减药量。严密观察疗效及不良反应,定期复查血、尿常规及肝、肾功能等,一旦出现不良反应应立即停药并及时就医。

第四节　系统性红斑狼疮的护理

系统性红斑狼疮(SLE)是自身免疫介导的以免疫性炎症为突出表现的一种慢性自身免疫性疾病。多系统受累及血清出现以抗核抗体为代表的多种自身抗体是 SLE 的主要临床特征。SLE 发病存在着明显的种族和地区性差异,全球平均患病率为(12～39)/10 万,我国的患病率高于世界平均水平,为(30.13～70.41)/10 万。以女性多见,尤其是 20～40 岁的育龄女性,男女发病之比约为 1:9。

本病临床表现及预后个体差异较大,有肾、中枢神经等重要脏器损害者预后较差。随着对SLE 研究的不断深入及治疗的逐渐规范,本病的预后较前明显改善。

一、病因与发病机制

SLE 的病因至今尚未明确,目前认为并非单一因素引起,既有遗传、性激素等内在因素,也与环境因素和药物等外因有关。

(一)遗传

流行病学及家系调查资料显示,SLE 患者第 1 代亲属中患 SLE 者 8 倍于无 SLE 患者家庭,单卵双胞胎患 SLE 者 5~10 倍于异卵双胞胎,提示 SLE 存在遗传易感性。研究证明 SLE 的发病是多基因相互作用的结果,如人类白细胞相关抗原(HLA)分子频率异常,补体基因缺陷及凋亡基因、免疫球蛋白受体基因(FcyRI)的异常可能都参与了 SLE 的发病,而这些基因的异常又和临床亚型及自身抗体的种类有关。但是也有大部分病例不显示有遗传性。

(二)雌激素

SLE 女性患者明显高于男性,在更年期前阶段女男之比为 9:1,而儿童及老人为 3:1。另外,妊娠、服用孕激素类避孕药常使 SLE 病情恶化均提示雌激素可能参与了疾病的发生。

(三)环境因素

1.阳光

紫外线不但可使 SLE 皮疹加重,而且可以引起疾病复发或恶化,称为光过敏现象。原因是紫外线可使皮肤上皮细胞的某些分子如 DNA 变性,免疫原性增高而成为自身抗原,进而诱导机体产生自身抗体。

2.某些含有芳香族胺基团或联苯胺基团的药物(如普鲁卡因胺、肼屈嗪等)

某些含有芳香族胺基团或联苯胺基团的药物可以诱发药物性狼疮。而一些化学试剂、微生物病原体(流感病毒、麻疹病毒)等也可诱发疾病。病原体、药物等外来抗原作用于易感者,引起 B 细胞活化。

因免疫耐受性减弱,易感者体内的 B 细胞通过交叉反应与模拟外来抗原的自身抗原相结合,并将抗原提呈给 T 细胞,使之活化。由于 SLE 患者的 CD8$^+$ T 细胞和 NK 细胞功能失调,不能产生抑制 CD4$^+$ T 细胞作用,因此在 CD4$^+$ T 细胞的刺激下,B 细胞持续活化而产生大量的自身抗体。这些自身抗体与自身抗原有很高的亲和力,可以直接导致组织损伤和细胞的破坏;而由自身抗体和相应自身抗原相结合而成的免疫复合物(IC)由于产生过多或不易清除等特点,大量沉积在组织中亦可造成组织损伤。持久而严重的组织损伤最终可引起器官功能障碍,从而引起一系列临床症状和体征。

由于 T 细胞的功能异常导致新抗原不断出现,自身免疫持续存在;而在 T 细胞活化刺激下,B 细胞产生大量不同类型的自身抗体是引起全身多器官系统损害及病情迁延不愈的基础。

二、病理

SLE 病理变化多种多样,但光镜下基本的病理变化为纤维蛋白样变性、黏液性水肿和坏死性血管炎,免疫复合物沉积或抗体直接侵袭是造成上述病变的主要原因。上述病理变化可出现在身体任何器官,从而导致全身组织器官的非特异性炎症和血管异常。而血管壁的炎症和坏死继发的血栓可使管腔变窄或堵塞,导致局部组织缺血和坏死。受损器官还可出现一些像疣状心内膜炎、苏木紫小体、"洋葱皮样病"等特征性改变,但阳性率不高。

SLE 皮肤病理包括狼疮带试验,表现为皮肤的表真皮交界处有免疫球蛋白(IgG、IgM、IgA 等)和补体沉积。如做免疫荧光及电镜检查,几乎所有 SLE 患者都可发现肾病变,免疫荧光可见多种免疫球蛋白和补体沉积,称为"满堂亮"。

三、临床表现

SLE 是累及多脏器多系统的全身性疾病,早期症状往往不典型。关节炎和关节痛是首发症状中发生率最高的,其次为皮疹。此外,发热、疲乏、肾炎、浆膜炎、血小板及白细胞减少、溶血性贫血及神经系统损害等亦可能是本病的首发症状。因此,SLE 临床表现多种多样,复杂多变。

(一)全身症状

活动期患者大多数有全身症状。约 90% 的患者在病程中出现各种热型的发热,尤以低、中度热为常见,也是 SLE 首发症状之一。此外,尚可有疲倦、乏力,乏力可能是早期疾病活动的唯一指标。约 60% 的患者可有体质量下降。上述症状不具特异性,与一般感染症状无区别,临床上要注意鉴别。

(二)皮肤与黏膜

80% 患者在病程中出现皮疹,其中包括特异性和非特异性皮疹。特异性皮疹有颊部呈蝶形分布的红斑、亚急性皮肤性红斑、盘状红斑、狼疮性脂膜炎等,其中以颊部蝶形红斑最具特征性;非特异皮疹有脱发、大疱性皮损、血管炎、网状青斑、雷诺现象、光过敏、口腔溃疡和甲周红斑等。SLE 皮疹多无明显瘙痒,明显瘙痒者提示过敏。免疫抑制剂治疗后的瘙痒性皮疹应注意真菌感染。

(三)关节肌肉

关节痛和关节炎是 SLE 最常见的症状,通常是其首发及就诊的主要原因之一。全身关节均可累及,但以近端指间关节、腕、膝、掌指关节最常见。多表现为对称性多关节疼痛、肿胀。虽然很少出现关节畸形,但有 10% 的患者因关节周围肌腱受损而出现 Jaccoud 关节病,其特点为可复的非侵蚀性关节半脱位,关节 X 线片多无关节骨破坏。有小部分患者在病程中出现股骨头坏死,目前尚不能肯定是由于本病所致,还是糖皮质激素的不良反应之一。肌肉受累表现为肌痛和肌无力,肌痛很常见,但只有 5%～10% 出现肌炎,多见于活动性 SLE。

肌活检可见血管周围淋巴细胞及浆细胞浸润,很少出现肌细胞坏死。这类肌痛对激素反应较好。SLE 患者可以出现激素或羟氯喹导致的继发性肌病。

(四)肾脏

肾脏是 SLE 最常受累的脏器,肾小球、肾小管、肾间质及肾血管均可累及。肾活检证实 100% 的患者有肾脏损害,而 75% 的患者可出现肾损害的临床表现,从单纯的尿液检查异常到典型的肾炎或肾病综合征,直至终末期肾衰竭轻重不等,个别患者首诊即为慢性肾衰竭。有肾脏受累的患者预后不良,是 SLE 死亡的主要原因之一。

(五)心血管

1.心包炎

心包炎为纤维蛋白性心包炎或渗出性心包炎,心包填塞少见。轻者可无临床症状,也可表现为胸痛,严重者可有呼吸困难。

2.心内膜炎

可出现疣状心内膜炎(Libman-Sack 心内膜炎),其瓣膜赘生物常见于二尖瓣后叶的心室侧,不引起心脏杂音性质的改变。通常疣状心内膜炎不引起临床症状,但可以脱落引起栓塞,或并发感染性心内膜炎。

3.心肌炎

约 10% 患者有心肌损害,表现为气促、心前区不适、心律失常,严重者可发生心力衰竭导致死亡。

4.冠状动脉受累

冠状动脉受累表现为心绞痛和心电图 ST-T 改变,甚至出现急性心肌梗死。除冠状动脉炎可能参与了发病外,长期使用糖皮质激素加速了动脉粥样硬化,而抗磷脂抗体导致冠状动脉血栓形成。

(六)肺

SLE 经常累及肺部,包括胸膜肺间质、肺血管、气道和肺实质。在整个病程中肺和胸膜受累可达 50%~93%,可以是 SLE 首发症状,且与肺部感染容易混淆。

1.胸膜炎

胸膜炎是 SLE 最常见的肺部表现,约 35% 的患者有胸腔积液,多为中小量、双侧性。除因浆膜炎所致外,部分是低蛋白血症引起的漏出液。

2.狼疮肺炎

狼疮肺炎可见于 1%~4% 的 SLE 患者。多急性起病,表现为发热、胸痛干咳、呼吸困难和发绀。血气分析显示低氧血症,肺 X 线可见片状浸润阴影,多见于双下肺,有时与肺部继发感染很难鉴别。

3.肺间质性病变

肺间质性病变主要是急性和亚急性期的磨玻璃样改变和慢性期的纤维化,表现为活动后气促、干咳、低氧血症,肺功能检查常显示弥散功能下降。肺 X 线早期可见"毛玻璃样"改变,随着疾病进展呈现为网状或蜂窝样改变。

4.弥散性肺泡出血

弥散性肺泡出血约见于 2% 患者,病死率高达 50% 以上。临床主要表现为咳嗽、咯血、低氧血症、呼吸困难,胸片显示弥散肺浸润,血红蛋白下降及血细胞比容减低常是较特征性表现。肺泡灌洗液或肺活检对于弥散性肺泡出血的诊断具有重要意义。

5.肺动脉高压

肺动脉高压见于10%~20%SLE患者,主要表现为进行性加重的干咳和活动后气短。其发病机制包括肺血管炎、雷诺现象、肺血栓栓塞和广泛肺间质病变。

(七)神经系统

神经精神狼疮又称狼疮脑病,多发生在疾病活动期,可累及中枢和(或)周围神经。

1.中枢神经

中枢神经主要表现如下:

(1)精神症状:焦虑、性格改变、记忆力减退、认知障碍及精神病样症状等。

(2)神经症状:轻者仅有偏头痛,重者可表现为脑血管意外、昏迷、癫痫持续状态等。

引起NP-SLE的病理基础为脑局部血管炎的微血栓,来自心瓣膜赘生物脱落的小栓子,体内存在抗神经细胞的自身抗体及合并抗磷脂抗体综合征等。脑脊液检查蛋白量增高,白细胞数增高,少数病例葡萄糖量减少。结合影像学、脑脊液、脑电图等检查在排除感染、药物及代谢因素后可诊断NPSLE。

2.周围神经

周围神经可以是运动、感觉或混合的单神经或多神经病变,少数患者出现脊髓损伤,表现为截瘫、大小便失禁等。

(八)消化系统表现

消化系统表现可有食欲减退、恶心、呕吐、腹痛、腹泻、腹腔积液、黑便等,其中部分患者以上述症状为首发表现。约有40%患者血清转氨酶升高,肝大,一般不出现黄疸。少数可并发急腹症,如胰腺炎、肠坏死、肠梗阻。消化系统症状除与肠壁和肠系膜的血管炎有关外,药物及继发感染等也可出现上述表现,应注意鉴别。

(九)血液系统

SLE可以累及血液中任何一种细胞成分。

1.贫血

贫血见于50%~80%的患者,分为免疫性贫血和非免疫性贫血两类。其中慢性病性贫血、肾脏病性贫血较常见,多为正细胞正色素性,网织红细胞较低。溶血性贫血见于10%的患者。

2.白细胞减少

白细胞减少发生率高达50%,白细胞低于$2.0\times10^9/L$者不多见,以淋巴细胞绝对值减少较常见。

3.血小板减少

血小板减少与血清中存在抗血小板抗体、抗磷脂抗体以及骨髓巨核细胞成熟障碍有关。中度血小板减少不少见。

4.淋巴结肿大

约20%患者有无痛性轻或中度淋巴结肿大,淋巴结病理往往表现为淋巴组织反应性增生,少数为坏死性淋巴结炎。约 15%患者有脾大。

(十)抗磷脂抗体综合征

抗磷脂抗体综合征(APS)临床表现为动脉和(或)静脉血栓形成,胎盘功能不全导致的反复流产。如果患者血清不止一次出现抗磷脂抗体,加上上述表现之一则考虑存在继发性 APS。

(十一)干燥综合征

部分患者继发性干燥综合征,造成唾液腺和泪腺等外分泌功能不全,表现为口干、眼干。

(十二)眼

眼部病损常见于急性活动期患者。最常受累的部位是视网膜,表现为如出血、视盘水肿、视网膜渗出物等。其原因是视网膜血管炎。另外,血管炎可累及视神经,两者均影响视力,重者可数日内致盲。其次是角膜炎和结膜炎,只有少部分患者表现为葡萄膜炎或巩膜炎。

四、辅助检查

(一)一般检查

1.血常规

血常规检查可有贫血、白细胞减少和(或)血小板减少。

2.尿常规

尿常规检查可出现尿蛋白阳性、红细胞尿或管型尿。

3.肝肾功能异常

肝肾功能异常代表 SLE 累及肝脏和肾脏,但治疗过程中出现异常可能为药物所致。

4.急性时相反应物

活动期红细胞沉降率增快,C 反应蛋白轻度升高,当 C 反应蛋白明显升高时往往提示 SLE 合并感染。

(二)自身抗体

血清中出现多种自身抗体是 SLE 的特征之一,这些抗体的检查对 SLE 的诊断、疾病活动性的判断具有重要意义。

1.抗核抗体谱

出现在 SLE 的有抗核抗体(ANAs)、抗双链 DNA(dsDNA)抗体、抗可提取核抗原(ENA)抗体。

(1)ANA:敏感性高,见于 95%以上的 SLE 患者,可作为 SLE 的筛选抗体,但特异性低,阳性不能作为 SLE 与其他结缔组织病鉴别的依据。

(2)抗 dsDNA 抗体:是 SLE 的标记抗体之一,敏感性为 40%~70%。多出现在 SLE 的活动期,与 LN 关系密切。其滴度与疾病活动性密切相关,经过治疗后可以转为阴性。

(3)抗 ENA 抗体谱。

1)抗 Sm 抗体:是 SLE 的标记抗体之一。特异性 99%,但敏感性仅 25%,其阳性有助于早期和不典型患者的诊断或回顾性诊断,它与病情活动性不相关。

2)抗 RNP 抗体:阳性率 40%,对 SLE 诊断特异性不高,与 SLE 的雷诺现象和肌炎相关。

3)抗 SSA(Ro)、SSB(La)抗体:该抗体阳性的 SLE 患者容易出现光过敏、血管炎、白细胞减少及合并干燥综合征。此抗体阳性的母亲所产婴儿易患新生儿红斑狼疮综合征。

4)抗 rRNP 抗体:血清中出现本抗体代表 SLE 的活动,同时往往提示有 NP-SLE 或其他重要内脏的损害。

2.抗磷脂抗体

抗磷脂抗体包括抗心磷脂抗体、狼疮抗凝物、血清梅毒试验假阳性等对自身不同磷脂成分的自身抗体。SLE 该抗体阳性率为 30%,其阳性应注意有无并有 APS。

3.抗核小体抗体

抗核小体抗体敏感性为 62%~86%,特异性为 97%,可视为 SLE 标志性抗体之一,抗核小体抗体与 SLE 肾损害有明显关系。

4.抗组织细胞抗体

抗组织细胞抗体包括抗红细胞膜抗体、抗血小板相关抗体、抗神经元抗体等,分别与溶血性贫血、血小板减少及 NP-SLE 有关。

5.抗组蛋白抗体

抗组蛋白抗体对 SLE 诊断无特异性,但药物性狼疮患者该抗体阳性率较高。

6.其他

部分患者血清中可出现 RF、抗中性粒细胞胞浆抗体等其他自身抗体。

(三)补体

SLE 患者总补体(CH50)、C3 和 C4 由于消耗而降低,对 SLE 的诊断及判断疾病活动有一定意义。

(四)免疫球蛋白

SLE 由于产生多种自身抗体,导致免疫球蛋白多克隆升高。蛋白电泳显示球蛋白升高,特别是 γ 球蛋白升高较为明显。

(五)肾活检病理

狼疮肾炎(LN)病理表现多种多样,对狼疮肾炎的诊断、治疗和预后估计均有价值,尤其是对指导狼疮肾炎治疗有重要意义。如肾组织示慢性病变为主,而活动性病变少则对免疫抑制治疗反应差;反之,治疗反应较好。

(六)X 线及影像学检查

X 线、超声、CT、MRI 等检查有助于对胸膜、肺、心脏、腹部及脑部等器官损害做到早期发现准确评估以便指导诊断和治疗。

五、治疗要点

虽然 SLE 尚不能根治,但多数患者经正规系统治疗后,病情可以得到控制,甚至完全缓解。由于 SLE 是一种高度异质性疾病,治疗关键是早期发现、早期治疗,根据疾病的活动性及严重程度制订个体化的治疗方案。治疗过程中要定期复查、检测药物的毒副反应,及时调整治疗方案,坚持长期规范治疗。同时要重视伴发病如高血压、骨质疏松、糖尿病、动脉粥样硬化等的治疗,从而保护患者重要脏器功能,延长患者寿命、改善生活质量。

(一)一般治疗

正确认识疾病,保持乐观的情绪,消除恐惧心理;急性活动期要注意休息,保证充足的睡眠,避免过劳;避免强光和紫外线照射;生育年龄的女性患者要选择合适的方式避孕;避免使用诱发或加重病情的药物;预防并积极治疗感染;活动期不做预防接种,尽可能不用活疫苗;遵循医嘱配合治疗,学会自我认识疾病活动的征象,坚持定期随访。

(二)药物治疗

药物治疗是 SLE 主要治疗手段,但是由于治疗 SLE 的药物多数有一定的不良反应,所以要充分评估治疗的风险与效益之比,严格掌握药物适应证。

1.糖皮质激素

糖皮质激素具有强大的抗炎和免疫抑制作用,因而被视为治疗 SLE 的最主要药物。糖皮质激素制剂众多,疗效无明显差别,一般选用中效激素,如泼尼松、泼尼松龙或甲基泼尼松龙。糖皮质激素的剂量要个体化,根据患者病情严重程度而选择。

对于轻症可不用或予以小剂量糖皮质激素,如泼尼松 5～20mg/天;而对于重症患者,可予以大剂量激素,相当于泼尼松 1mg/kg 甚至更多;对于危重症 SLE 患者必要时可进行大剂量激素冲击治疗,即予以甲泼尼龙 500～1000mg 静脉点滴,每日一次,连用 3～5d。除激素冲击或局部治疗外,糖皮质激素给药方式一般以口服为主,通常早晨一次口服,必要时可分次给药。为尽量减少激素的不良反应,待病情稳定后 2 周或疗程 4～6 周内,开始以每 1～2 周减10%的速度缓慢减量,减至小于每日 0.5mg/kg 后,减药速度按病情适当调慢。

如果病情允许,维持治疗的激素剂量尽量小于泼尼松每日 10mg。长期使用激素会出现以下不良反应,如向心性肥胖、血糖升高、高血压、诱发感染、股骨头无菌性坏死和骨质疏松等,应予以密切监测。

2.免疫抑制剂

为更好地控制病情、保护脏器功能减少复发、减少激素的用量,绝大多数的患者尤其活动程度较严重的 SLE,在应用激素的同时加用免疫抑制剂。临床常用的免疫抑制剂有环磷酰胺、硫唑嘌呤、环孢素吗替麦考酚酯、来氟米特、氨甲蝶呤、硫酸羟氯喹、他克莫司等。这类药物应用过程中可能出现胃肠道反应、骨髓抑制、肝肾损害、性腺抑制、诱发肿瘤等不良反应,应注意监测。

3.其他药物

(1)静脉注射大剂量免疫球蛋白:适用于某些病情严重或(和)并发全身性严重感染者,对重症血小板减少性紫癜有效。一般每日 0.4g/kg,静脉滴注,连续 3～5d 为一个疗程。

(2)生物制剂:目前临床上可用于治疗 SLE 的生物制剂有抗 CD20 单抗、贝利单抗、CTLA－4Ig 等。这些生物制剂针对 SLE 发病过程中某个特殊阶段进行靶向治疗,其疗效及不良反应还有待于进一步观察。

(三)其他治疗

1.血浆置换

将患者的血液引至血浆交换装置,将分离出的血浆弃去,再补充一定的血浆或代用液,通过这种方法来清除血浆中免疫复合物、游离的抗体、免疫球蛋白及其他免疫活性物质,从而起到缓解病情的作用。

血浆置换只适用于伴有较高水平免疫复合物的危重患者或经多种治疗无效的患者,作为一种辅助治疗措施,不宜长期应用,也不能代替药物治疗。

2.造血干细胞移植

通过预处理、干细胞分选及回输等措施,可以去除自身激活的细胞使免疫细胞对自身抗原产生免疫耐受而获得造血和免疫功能的重建。

研究证实,造血干细胞移植可以使传统免疫抑制剂治疗无效的患者病情得以缓解,但其远期疗效尚有待进一步研究。

(四)治疗并发症

SLE常见并发症有动脉粥样硬化、感染高血压及糖尿病等,予以积极治疗。

(五)SLE常用治疗方案

SLE是一种异质性疾病,一定要根据病情选择个体化的治疗方案。用药前充分衡量药物效益/风险比,注意病情变化,及时调整治疗方案,严密监测药物的不良反应,积极治疗并发症。

1.轻型

以发热、皮损和(或)关节痛为主,可选用非甾体抗炎药、羟氯喹等药。治疗无效者加用小、中等剂量激素,相当于泼尼松 0.5mg/kg。

2.狼疮肾炎

足量激素联用环磷酰胺或吗替麦考酚酯是诱导缓解常用的方案,治疗目标是争取在 6～12 个月内达到缓解或部分缓解。狼疮肾炎缓解的标准为:24h 尿蛋白定量<0.5g,肾功能正常;部分缓解为 24h 尿蛋白定量减少 50% 以上,肾功能基本正常。诱导缓解后可改为硫唑嘌呤或吗替麦考酚酯减量维持治疗。

对于诱导缓解不理想的患者,应根据肾活检结果及时调整治疗方案,可以环磷酰胺、吗替麦考酚酯互换,或改用他克莫司、环孢素等其他免疫抑制剂。对于急进性肾小球肾炎、肾功能进行性恶化者,可给予大剂量激素及环磷酰胺冲击治疗,而对于终末期肾小球硬化为主的肾衰竭患者除维持透析外可考虑肾移植。

3.系统性红斑狼疮合并肺动脉高压

SLE 肺动脉平均压静息状态>25mmHg 或运动状态>30mmHg 考虑患者合并肺动脉高压,发生率为 5%～14%,是 SLE 严重并发症,可引起心力衰竭或猝死。除予以激素、环磷酰胺等免疫抑制剂治疗外,应注意对症治疗。可选择钙离子拮抗剂、前列环素类似物、一氧化氮、内皮素受体阻断剂,5-磷酸二酯酶抑制剂来降低肺动脉压力,对合并心力衰竭的患者可给予利尿剂及洋地黄药物。

4.狼疮脑病

甲泼尼龙冲击治疗,3～5d 后改为足量激素口服,相当于泼尼松每日 1mg/kg,同时环磷酰胺冲击治疗。对于全身应用激素、环磷酰胺有禁忌的或其他系统疾病活动不明显的患者也可选用鞘内注射地塞米松 10mg 及氨甲蝶呤 10mg,每周一次。同时给抗癫痫药、降颅内压等支持对症治疗。

5.系统性红斑狼疮合并溶血性贫血

予以泼尼松每日 1～2mg/kg,对于重症或进展较快的患者,可采用大剂量甲泼尼龙冲击治疗,然后改为常规剂量口服。一般应用激素后 10 天网织红细胞开始下降,血红蛋白开始上升,但疗效不能持久,应及时加用环磷酰胺、硫唑嘌呤等免疫抑制剂。

对部分难治性自身免疫性溶血性贫血可口服达那唑或静点免疫球蛋白,对内科治疗无效的可考虑脾切除。对严重贫血有影响重要脏器功能的可以临时输注"三洗"红细胞悬液,必要时可行血浆置换。

6.系统性红斑狼疮合并血小板减少性紫癜

血小板(50～100)×10^9/L 为轻度血小板减少,(20～50)×10^9/L 为中度,而＜(20～50)×10^9/L 则为重度,血小板重度减少伴自发出血倾向的患者要积极治疗。常用激素剂量:泼尼松每日 1～2mg/kg,对常规剂量治疗反应不佳者可给予甲泼尼龙冲击。静脉输注大剂量免疫球蛋白有效。

还可应用长春新碱每周 1～2mg,总量不超过 6mg。环孢素无明显骨髓抑制作用,是常用的联合治疗药物,对于无骨髓增生低下的患者可加用环磷酰胺、硫唑嘌呤等免疫抑制剂,内科治疗效也可考虑脾切除或脾栓塞。

7.抗磷脂抗体综合征

除针对 SLE 治疗外,对于抗磷脂抗体阳性并伴有血栓或反复流产的抗磷脂抗体综合征患者应予以抗凝治疗,常用药物为肝素(或低分子肝素)、华法林,而羟氯喹也有保护患者不发生血栓的作用。用药过程中应检测 APTT 或 INR,调整药物用量,预防出血。

8.缓解期治疗

SLE 目前病因不清楚,尚无根治的方法。治疗缓解后尚需接受长期维持治疗。应使用不良反应最少的药物和最小有效剂量,以达到抑制疾病复发的目的,例如,可每日晨服泼尼松 5～10mg。

六、护理评估

(一)病史

(1)询问与本病有关的病因及诱因,如有无家族史、日光过敏、妊娠、感染、药物、精神刺激等。

(2)了解起病的时间、病程及病情变化情况。患者有无发热、乏力、体质量下降等全身症状;有无食欲缺乏、呕吐、腹痛、腹腔积液、呕血、便血、尿少及肉眼血尿;有无头痛、意识障碍及神经系统损害症状、咳嗽、胸痛及呼吸困难、气促、心前区疼痛或不适。重点了解患者皮疹出现的时间及变化情况,有无关节和肌肉疼痛及其部位、性质、特点等。

(3)评估患者的心理状态,有无紧张、焦虑、抑郁甚至恐惧等。了解患者和其家属对疾病的认知程度、态度以及家庭经济状况、医疗保险情况等。

(二)身体评估

患者的神志、生命体征有无改变、皮疹、口腔黏膜溃疡;末梢皮肤颜色改变和感觉异常;关节肿痛、畸形及功能障碍,肌肉压痛;肾损害的体征如水肿、高血压,尿量是否减少。此外,还应进行全身各系统器官的详细评估。

(三)辅助检查

1.一般检查

全血细胞有无减少,红细胞沉降率是否增快,检查尿液成分改变,包括白细胞尿、红细胞尿、蛋白尿管型尿等。

2.免疫学检查

抗核抗体、抗 Sm 抗体和抗双链 DNA 抗体及其他自身抗体是否阳性。血清补体含量有无降低。

七、护理诊断/合作性问题

(一)体温过高

与病情活动或炎症反应有关。

(二)皮肤、黏膜完整性受损

与狼疮导致的皮疹和血管炎有关。

(三)体液过多

与多浆膜腔积液或低蛋白血症有关。

(四)疼痛

与炎症和免疫反应所致的组织损伤有关。

(五)外周组织灌注量改变

与血管痉挛或结构变化有关。

(六)自我形象紊乱

与容貌体型改变有关。

(七)潜在并发症

感染、出血和意识障碍。

八、护理目标

(1)保持体温正常,患者感觉舒适。

(2)皮肤受损减轻或修复,口腔黏膜溃疡逐步愈合。

(3)水肿减轻或消失,出入量平衡。

(4)运用有效方法减轻或消除疼痛。

(5)患者保持组织灌注量正常,表现四肢末端颜色、温度正常。

（6）能接受患病事实，生理上、心理上舒适感有所增加。

（7）未出现感染、出血、意识障碍等并发症。

九、护理措施

（一）一般护理

1.饮食护理

（1）给予优质蛋白、低盐、低脂肪、低糖、富含维生素和钙的饮食。

（2）忌食用感光药物和食品，如无花果、芹菜、蘑菇、烟熏食物、海产品类，少食辛辣食品。

（3）戒烟酒。

（4）肾功能不全时给予低蛋白、低盐饮食，心力衰竭时给予少量易消化、清淡、低盐饮食，有胃肠道症状者给予低脂，无渣饮食，消化道出血者禁食。

2.皮肤护理

（1）不宜晒太阳，室内阳光过强时，应挂窗帘。外出要打遮阳伞，戴遮阳帽，穿长袖上衣裤子。禁用紫外线等光疗法、日光浴。

（2）避免皮肤接触刺激性物品和化学制品，必要时须戴手套。禁止烫发、染发，温水清洁皮肤，指导患者正确使用护肤品和外用药。

（3）卧床患者要保持皮肤清洁干燥，给予足够的营养和水分，提供预防性的减压设备，避免局部长时间受压，定时翻身，防止压疮。

会阴部清洁，保持皮肤清洁，避免感染。

3.口腔护理

保持清洁，避免食用辛辣的刺激性食物，有溃疡者可用漱口液含漱止痛，保持溃疡处干燥，遵医嘱使用表面收敛剂，溃疡粉涂敷促进愈合。

4.发热患者护理

（1）卧床休息，多饮水，给予清淡易消化的半流质饮食，必要时静脉补液，保证出入量平衡。

（2）监测体温变化，遵医嘱给予物理或药物降温。

（3）出汗后要及时更换衣被，注意保暖，避免受凉，积极预防并治疗感冒。

（4）满足患者生理需要，增加舒适感。

5.休息与环境

（1）急性期卧床，病情稳定或慢性期时要充分休息、适量活动，注意劳逸结合。

（2）保持室内安静、湿度、温度适宜、空气流通、避免阳光直射。

（3）有关节疼痛者需协助患者采取最佳体位，减轻疼痛，使关节处于功能位，指导患者使用减轻疼痛的方法，如放松术、分散注意力等。

6.心理护理

向患者普及狼疮疾病知识，关心体贴患者，做好思想工作，帮助患者正确对待疾病，规律生活，保持乐观情绪和正常心态，解除患者恐惧心理和思想压力，积极配合治疗。

(二)系统性损害的护理

1.狼疮性肾损害护理措施

(1)卧床休息,疾病活动控制和缓解后,可适当活动。

(2)给予低盐、低脂饮食,限制蛋白入量,补充体内蛋白应给予瘦肉、牛奶等,忌食豆类及其他植物性蛋白。使用激素血糖升高者,给予低糖饮食。

(3)严格记录24h出入水量,观察尿量,注意营养补给及水、电解质、酸碱平衡,按医嘱要求准确输入液体或口服中药。

(4)伴高血压者定时监测血压。

(5)预防感染,做好口腔及皮肤护理。

(6)肾功能衰竭者按肾功能衰竭护理常规处理。

2.狼疮性心脏损害护理措施

(1)一般患者适当活动,大量心包积液、心力衰竭患者应卧床休息,有呼吸困难时,宜半卧位,并给予吸氧。

(2)应给予高热量、高蛋白、易消化、低脂肪、高维生素饮食。

(3)严密观察病情,密切观察血压、脉搏呼吸变化,备好各种抢救药品和器械,病情发生变化,立即通知医生。

(4)用抗心衰药物洋地黄,在给药前要听心率和节律变化。用药时注意要严密观察病情,患者有无食欲缺乏、恶心、呕吐、腹泻、头痛、头晕及视物不清、黄视、绿视等改变,如有反应,应暂时停药并通知医师。

3.狼疮性肺炎护理措施

(1)严重者卧床休息,保持室内空气流通、新鲜及适当的温度、湿度。

(2)呼吸困难者,取半卧位,给予吸氧。

(3)伴发热者按发热常规护理。

(4)咳嗽剧烈者,可按医嘱给镇咳剂。

(5)注意口腔清洁,预防合并感染。

4.狼疮性神经系统损害护理措施

(1)安静卧床,若有精神分裂症状或躁动不安者,按医嘱给予镇静剂。

(2)有抽搐者,观察发作规律,遵医嘱处理。

(3)患者脑出血或有颅内压增高时,要立即给予脱水剂脱水。

(4)肢体瘫痪者加床档以防坠床。

(5)长期卧床或意识昏迷者,定期翻身,活动肢体,防止压疮及肺炎发生。

(6)当病情稳定后,鼓励患者多活动肢体,以尽快恢复功能。

5.狼疮性血液系统损害护理措施

(1)单纯贫血患者要适当休息,减少机体耗氧量,严重者给予吸氧。

(2)血小板减少有出血者,针对不同出血部位,积极采取措施。密切观察患者神志、瞳孔、血压、脉搏、呼吸等情况。若患者出现头痛、恶心、呕吐及烦躁不安,应立即通知医生做好各种治疗。

(3)白细胞降低者,极易引起感染。严重者应隔离患者,谢绝探视,并向患者及家属进行卫生教育,自觉遵守隔离制度,防止交叉感染,保持室内空气新鲜,定期消毒、灭菌。

(三)用药护理

(1)严格遵医嘱按时、按量给药。

(2)向患者及其家属介绍用药注意事项,监督患者按医嘱服药,勿自行减量或停药。

(3)观察药物的作用及不良反应,定期复查血、尿常规、肝、肾功能。

(4)常用药物注意事项:激素晨起饭后顿服,或遵医嘱,用药时间,用量必须准确,增减停药必须根据病情在医生的指导下进行。合理膳食,多吃含钙多的食物补钙,禁饮酒以及吸烟,禁食浓茶和咖啡。定期检测尿糖、血压、口腔黏膜变化,注意是否有白苔和霉菌生长,注意胃黏膜的保护,观察大便的变化,有无血便以及黑便。患者应注意定期检测肝肾功能,服用非甾体抗炎药保护胃黏膜,遵医嘱用一些保护药如泮托拉唑、奥美拉唑等。应用环磷酰胺冲击前复查血、尿常规,肝、肾功能;冲击时注意多饮温水,利于排尿,以免引起出血性膀胱炎;恶心、呕吐的患者应在医生的指导下使用止吐的药物,如维生素 B_6 等。慎用青霉素、磺胺类、保太松、金制剂等药物,容易诱发红斑狼疮症状;肼屈嗪、普鲁卡因胺、氯丙嗪、甲基多巴、异烟肼等容易引起狼疮样综合征,这些药物患者应尽量避免使用。

十、健康指导

(一)避免诱因

教育患者避免一切可能诱发本病的因素,如阳光照射、妊娠、分娩、药物及手术等。为避免日晒和寒冷的刺激,外出时可带宽边帽子,穿长袖衣及长裤。育龄妇女应避孕。病情活动伴有心、肺、肾功能不全者属妊娠禁忌,并避免接受各种预防接种。

(二)休息与活动

在疾病的缓解期,患者应逐步增加活动,可参加社会活动和日常工作,但要注意劳逸结合,避免过度劳累。

(三)皮肤护理指导

注意个人卫生,切记挤压皮肤斑丘疹,预防皮损处感染。

(四)用药指导

坚持严格按医嘱治疗,不可擅自改变药物剂量或突然停药,保证治疗计划得到落实。应向患者详细介绍所用药物的名称、剂量,给药时间、方法等,并教会其观察药物疗效和不良反应。

(五)疾病教育和心理调适指导

向患者及其家属介绍本病的有关知识,使其了解本病并非"不治之症",若能及时正确有效治疗,病情可以长期缓解,过正常生活。嘱家属给予患者以精神支持和生活照顾,以维持其良好的心理状态。

第五节 强直性脊柱炎的护理

强直性脊柱炎(AS)是以累及中轴关节的慢性炎症为主,也可累及内脏及其他组织的慢性进展性风湿性疾病,属于血清阴性脊柱关节病的一种。典型病例 X 线片表现骶髂关节明显破坏,后期脊柱呈"竹节样"变化。

本病好发于青少年,有明显的家族聚集倾向。我国患病率约为 0.25%。约有 90% 患者 HLA-B27 阳性,而普通人群 HLA-B27 阳性率仅为 4%~8%。家族调查结果,HLA-B27 阳性的 AS 患者一级亲属,近半数 HLA-B27 阳性,其中又有近半数罹患本病;同卵双生子 HLA-B27 和 AS 的一致率则超过 50%,提示本病与 HLA-B27 强相关。

一、病因和发病机制

迄今尚未明确。

(一)遗传因素

一般认为,本病是一组多基因遗传病。除与主要组织相容性复合体(MHC)Ⅰ类基因 HLA-B27 高度相关外,可能还和 HLA 区域内以及 HLA 区域外的其他基因以及某些基因多态性相关。

(二)环境因素

一般认为 AS 和泌尿生殖道沙眼衣原体、某些肠道病原菌如志贺菌、沙门菌、结肠耶尔森菌等感染有关。有研究推测,这些病原体激发了机体的炎症应答和免疫应答,造成组织损伤而引起疾病。

二、病理

AS 的基本病变是复发性、非特异性炎症、纤维化以致骨化。骶髂关节是本病最早累及的部位,病理表现为滑膜炎,软骨变性、破坏,软骨下骨板破坏,血管翳形成以及炎症细胞浸润等,后期因纤维骨化导致骶髂关节封闭。

炎症过程引起附着点(肌腱韧带、关节囊等附着于骨的部位)受侵蚀、附近骨髓炎症、水肿甚至造血细胞消失,进而形成肉芽组织,最后受累部位钙化、新骨形成。在此基础上又发生新的附着点炎症修复,如此多次反复,出现椎体方形变、韧带钙化、脊柱"竹节样"变、胸廓活动受限等临床表现。

三、临床表现

大多数患者起病缓慢而隐匿。男性多于女性,且一般较女性严重。发病年龄多在 10~40 岁,以 20~30 岁为发病高峰。16 岁以前发病者称幼年型 AS,45~50 岁以后发病者称晚起病 AS,临床表现常不典型。

(一)症状

1.关节症状

(1)骶髂关节:是最常受累的关节之一。早期症状常为腰骶部疼痛或不适、晨僵等。也可表现为臀部、腹股沟酸痛,疼痛可向下肢放射而类似"坐骨神经痛"。

(2)脊柱及椎间关节:典型表现为腰背痛、晨僵、腰椎各方向活动受限和胸廓活动度减少。腰椎和胸廓活动度降低,早期多为附着点炎引起,随着病情进展,整个脊柱可自下而上发生强直。先是腰椎前凸消失,进而呈驼背畸形、颈椎活动受限。胸肋连接融合,胸廓硬变,呼吸靠膈肌运动。

(3)附着点炎症:胸肋连接、脊椎骨突、髂嵴、大转子、坐骨结节以及足跟、足掌等部位疼痛。

(4)约半数患者以下肢大关节如髋、膝、踝关节炎症为首发症状,常为非对称性、反复发作与缓解,较少表现为持续性和破坏性,为区别于 RA 的特点。

2.关节外症状

关节外症状包括眼葡萄膜炎、结膜炎、肺上叶纤维化、升主动脉根和主动脉瓣病变以及心传导系统失常等。神经、肌肉症状如下肢麻木、感觉异常及肌肉萎缩等也不少见。晚期病例常伴严重骨质疏松,易发生骨折。颈椎骨折常可致死。

(二)体征

常见体征为骶髂关节压痛,脊柱前屈、后伸、侧弯和转动受限,胸廓活动度减低,枕墙距>0 等。

1."4"字试验

"4"字试验常用于检查骶髂关节。方法:患者仰卧,一腿伸直,另腿屈曲置直腿上(双腿呈"4"字状)。检查者一只手压直腿侧髂嵴,另一只手握屈腿膝,上搬、下压。如骶髂部出现疼痛,提示屈腿侧存在骶髂关节病变。

2.Schober 试验

Schober 试验常用于检查腰椎活动度。方法:患者直立,在背部正中线髂嵴水平做一标记为 0,向下做 5cm 标记,向上做 10cm 标记。令患者弯腰(保持双腿直立),测量上下两个标记间距离,增加少于 4cm 者为阳性。

3.胸廓活动度检查

患者直立,用刻度软尺测其第 4 肋间隙水平(女性乳房下缘)深呼、吸之胸围差,小于2.5cm为异常。

4.枕墙距检查

患者直立,足跟、臀、背贴墙,收颌,眼平视,测量枕骨结节与墙之间的水平距离,正常为 0。

四、辅助检查

(一)实验室检查

1.一般检查

无特异性指标。

2.疾病活动度检查

活动期可有红细胞沉降率、C 反应蛋白、免疫球蛋白(尤其是 IgA)升高。

3.诊断性检查

RF 阴性,90%左右患者 HLA-B27 阳性。

(二)影像学检查

放射学骶髂关节炎是诊断的关键,因此提高其敏感性和可靠性均甚重要。

1.常规 X 线片

既能观察骶髂关节,还便于了解髋关节、坐骨、耻骨联合等部位病变。

腰椎是脊柱最早受累部位,除观察有无韧带钙化、脊柱"竹节样"变、椎体方形变以及椎小关节和脊柱生理曲度改变等外,尚可除外其他疾患。

2.骶髂关节 CT 检查

CT 分辨力高,层面无干扰,能发现骶髂关节轻微的变化,有利于早期诊断。

3.骶髂关节 MRI 检查

MRI 检查能显示软骨变化,因此能比 CT 更早期发现骶髂关节炎。

五、诊断要点

常用纽约标准和修订的纽约分类标准。

(一)临床标准

(1)腰椎前屈、后伸、侧弯 3 个方向活动受限。

(2)腰背痛病史或现在腰背部疼痛。

(3)第 4 肋间隙测量胸廓活动度<2.5cm。

(二)骶髂关节 X 线表现分级

0 级:正常。

Ⅰ级:可疑。

Ⅱ级:轻度异常,可见局限性侵蚀、硬化,但关节间隙正常。

Ⅲ级:明显异常,存在侵蚀硬化关节间隙增宽或狭窄、部分强直等 1 项或 1 项以上改变。

Ⅳ级:严重异常,表现为完全性关节强直。

(三)诊断

1.肯定 AS

双侧Ⅲ～Ⅳ级骶髂关节炎伴 1 项(及以上)临床标准,或单侧Ⅲ～Ⅳ级或双侧Ⅰ级骶髂关节炎伴第(1)项或(2)+(3)项临床标准者。

2.可能 AS

双侧Ⅰ～Ⅳ级骶髂关节炎而不伴临床标准者。

纽约标准要求比较严格,不利于早期诊断。修订的纽约标准有利于诊断较为早期病例,内容包括以下几个方面。

(1)临床标准。

1)腰痛、晨僵 3 个月以上,活动改善,休息无改善。

2)腰椎额状面和矢状面活动受限。

3)胸廓活动度低于相应年龄、性别正常人。

(2)放射学标准(骶髂关节炎分级同纽约标准)。

双侧≥Ⅱ级或单侧Ⅲ～Ⅳ级骶髂关节炎。

3.诊断

(1)肯定AS:符合放射学标准和1项(及以上)临床标准者。

(2)可能AS:符合3项临床标准或符合放射学标准而不伴任何临床标准者。

临床上,40岁以前发生的炎症性腰背痛,且对非甾体抗炎药反应良好者,均有早期AS的可能所谓"炎症性腰(或脊柱)痛",为符合以下5项标准之4项以上者:①40岁以前发病。②隐匿发生。③持续3个月以上。④伴晨僵。⑤活动后缓解。

如同时伴有HLA－B27阳性,有前葡萄膜炎(虹膜睫状体炎)或脊柱关节病家族史等,早期AS可能性更大。对这类患者进行密切随访或骶髂关节活检,可以达到真正早期诊断的目的。

六、治疗要点

目前尚无肯定的疾病控制治疗方法。主要为缓解症状,保持良好姿势和减缓病情进展。治疗原则应视病情严重程度,预后指征和患者的期望值而定。最佳治疗是非药物治疗和药物治疗相结合。

(一)非药物治疗

患者宣教是成功治疗的关键。鼓励患者坚持脊柱、胸廓、髋关节活动等医疗体育锻炼;注意立、坐、卧正确姿势;睡硬板床,低枕,避免过度负重和剧烈运动。

(二)药物治疗

1.非甾体抗炎药

非甾体抗炎药为治疗关节疼痛和晨僵的一线药,对此类药物反应良好是本病的特点。

2.改变病情抗风湿药

柳氮磺吡啶一般认为对轻型病例尤其外周关节受累为主者有效。氨甲蝶呤、雷公藤总苷、来氟米特、硫唑嘌呤、环磷酰胺等疗效有待肯定。

3.糖皮质激素

眼急性葡萄膜炎、肌肉骨骼炎症可局部使用。小剂量激素也可用于对NSAIDs治疗不耐受者。

4.其他

近年来,沙利度胺和帕米膦酸钠也用于本病的治疗。对传统治疗无效者可应用生物制剂治疗。

(三)外科治疗

外科治疗主要用于髋关节僵直和脊柱严重畸形的晚期患者的矫形。

七、护理评估

(一)病史

评估家族中有无AS患者,评估患者的发病年龄,主要症状关节的首发部位,评估患者有无腰背痛及活动受限,有无背部僵硬感;评估患者有无大关节和周围关节疼痛,是否为夜间疼痛加重,有无翻身困难及晨起僵硬感,疼痛有无活动后减轻;评估患者有无足跟痛;评估患者有无眼部病变,如葡萄膜炎、结膜炎等;评估患者有无神经、肌肉症状,如下肢麻木、感觉异常及肌肉萎缩等。

(二)身体评估

评估患者的全身状况。评估患者骶髂关节有无压痛,脊柱有无前屈、后伸、侧弯和转动受限,评估患者"4"字试验是否阳性,评估患者胸廓活动是否受限;评估患者有无角膜周围充血、虹膜水肿等。

(三)心理及社会因素

评估患者及其家属是否了解疾病相关的知识。评估患者家属对患者有无理解、体贴、照顾等。

(四)辅助检查

评估患者 HLA－B27 及骶髂关节影像学等检查结果。评估患者眼科检查结果有无虹膜睫状体炎。

八、护理诊断/合作性问题

(一)躯体活动障碍

与骶髂关节炎及附着点炎有关。

(二)慢性关节疼痛

与骶髂关节炎症有关。

(三)有失用综合征的危险

与关节疼痛及脊柱强直有关。

(四)自理缺陷

与关节疼痛、功能障碍、脊柱强直有关。

九、护理目标

(1)预防躯体活动障碍。

(2)减轻或缓解关节疼痛。

(3)预防关节失用,维持关节功能的最佳状态。

(4)提高自理能力。

十、护理措施

(一)一般护理

1.休息与活动

鼓励患者积极参加医疗体育锻炼,如游泳,既有利于四肢运动,又能增加肺功能和使脊柱保持正常生理弯曲。运动后患者应适当休息,并根据运动后疼痛是否减轻决定下一次运动的时间和运动量。

2.饮食护理

给予患者富含植物蛋白和微量元素丰富的食物,如豆类等,促进肌肉、骨骼和肌腱的代谢,促进病损部位的修复。

3.体位护理

患者在站立和行走时,应尽量保持正常姿势,切不可因疼痛或疲劳而采取不正确的姿势。

(二)病情观察

观察患者晨僵和腰痛等症状的严重程度、持续时间等,观察患者活动受限的部位和范围,观察患者有无关节外受累的表现,如眼部神经、肌肉病变等。

(三)用药护理

要求患者遵医嘱用药,指导患者用药方法,观察药物的不良反应,定期监测血、尿常规及肝、肾功能等。

十一、健康指导

(一)疾病知识指导

向患者介绍疾病的基本知识,使患者保持乐观心态,积极配合治疗和护理。注意保持坐、立行走和卧位的正确姿势,使关节保持最佳的功能位置。避免过劳、感染、寒冷、过度负重和剧烈运动等诱因。

(二)运动指导

保持脊柱和髋关节运动的灵活性,如每天进行脊柱和髋关节的伸展与屈曲锻炼,运动量以不引起第二天关节症状加重为限。在病情允许的情况下,可散步、俯卧撑形体操和瑜伽等,防止局部肌肉失用性萎缩,维持关节伸展性和脊柱生理弯曲,避免关节负重过度,延缓疾病进展。

(三)药物指导

向患者及家属介绍常用药物的主要作用、用药方法和不良反应,密切观察药物疗效及不良反应,遵医嘱用药,定期复查血常规、肝功能等指标,一旦出现问题,及早就医。

第六节　干燥综合征的护理

干燥综合征是一种以侵犯外分泌腺,尤其是泪腺和唾液腺为主,具有高度淋巴细胞浸润为特征的慢性自身免疫性疾病。因其免疫性炎症反应主要表现在外分泌腺体的上皮细胞,故又名为自身免疫性外分泌腺体上皮细胞炎或自身免疫性外分泌病。干燥性角、结膜炎,口腔干燥症为其常见的临床表现,但也可累及肺、肝、胰腺、肾脏等重要内脏器官及血液系统、神经系统等,出现复杂的临床表现。

干燥综合征分为原发性(PSS)和继发性(SSS)两种,继发于另一诊断明确的弥散性结缔组织病如 SLE、RA 和系统硬化病等称为继发性干燥综合征。本节主要叙述原发性干燥综合征。

一、流行病学

干燥综合征好发于女性,成年女性患病率为 0.5%~1%,女性患病率为男性患病率的 9~

10 倍。发病年龄高峰为 30～60 岁,约占全部病例的 90%,但也可发生于任何年龄,包括儿童和青少年。我国原发性干燥综合征的患病率为 0.29%～0.77%,老年人原发性干燥综合征患病率为 2%～4.8%,可见该病是一种常见的风湿病。

二、病因和发病机制

确切病因和发病机制不明确,大多数学者认为与感染因素、遗传因素和免疫因素有关。EB 病毒、丙型肝炎病毒和 HIV 感染过程中,病毒通过分子模拟交叉,使易感人群或其组织隐蔽抗原暴露而成为自身抗原,诱发自身免疫反应,可能与本病的发生和延续有关。家系调查显示患者家族中本病的发病率高于正常人群的发病率,但尚未发现公认的 HLA 易感基因。有研究显示 HLA-B8、DR3 基因频率高,但与种族有关。唾液腺组织的管道上皮细胞能发挥抗原递呈细胞的作用,通过细胞因子促使 T、B 细胞增生,导致机体细胞免疫和体液免疫的异常反应,进一步造成组织损伤。

三、病理

本病以唾液腺和泪腺的病变为代表,腺体及小管周围有大量淋巴细胞及浆细胞浸润、腺体导管管腔扩张和狭窄等,最终导致小唾液腺的上皮细胞破坏和萎缩、甚至消失,由大量浸润细胞和增生结缔组织替代,功能受到严重损害。皮肤、呼吸道黏膜、胃肠道黏膜、阴道黏膜等其他外分泌腺体有类似病变。具有外分泌腺体结构的内脏器官和组织,如肾小管、胆小管、胰腺管等也可出现上述病变。另外,小血管壁或血管周围亦有炎症细胞浸润,有时甚至出现血栓,局部组织供血不足。上述两种病变尤其是外分泌腺体炎症是造成本病特殊临床表现的基础。

四、临床表现

大多患者起病隐匿,临床表现多种多样,主要表现与腺体功能减退有关。

(一)局部表现

1.口干燥症

因唾液腺病变而引起下述症状。

(1)口干:70%～80%的患者诉有口干,严重者讲话时需频繁饮水,进食固体食物时必需伴以水或流质送下。

(2)猖獗性龋齿:约 50%的患者出现牙齿逐渐变黑,继而小片脱落,最终只留残根,是本病的特征之一。

(3)腮腺炎:约 50%的患者出现间歇性交替性腮腺肿痛的成人腮腺炎,可累及单侧或双侧,10d 左右自行消退,少数持续性肿大。对部分腮腺持续性肿大者,应警惕有恶性淋巴瘤的可能。

(4)舌:表现为舌痛,舌面干、裂,舌乳头萎缩而光滑。口腔黏膜可出现溃疡或继发感染,尤其是口腔真菌感染。

2.干燥性角结膜炎

干燥性角结膜炎表现为眼部有摩擦、沙粒激惹等异物感,眼干涩、少泪等症状,甚至哭时无泪,部分患者有眼睑缘反复化脓性感染结膜炎、角膜炎等,严重者可致角膜溃疡,穿孔失明者少见。少数患者可有泪腺肿大。

3.其他

病变可累及鼻、硬腭咽鼓管、气管及其分支、消化道黏膜、阴道黏膜的外分泌腺体,使腺体分泌功能减退而出现相应症状。

(二)系统表现

患者可出现乏力、低热等全身症状。少数病例表现为高热,甚至高达39℃以上。约有2/3患者出现其他外分泌腺体和全身的系统损害。

1.皮肤

约25%患者有不同皮疹,过敏性紫癜样皮疹最常见,多见于下肢,为米粒大小、边界清楚的红丘疹,压之不褪色,分批出现。还可有荨麻疹样皮疹、结节红斑等。

2.骨骼、肌肉

70%～80%的患者有关节痛,但出现关节炎者仅10%,多不严重且呈一过性,关节破坏非本病特点,侵蚀性关节炎极少见。约5%的患者有肌炎表现。

3.肾

30%～50%的患者有肾损害,多累及远端肾小管,表现为肾小管性酸中毒,引起周期性低血钾性肌肉麻痹,严重者出现肾钙化、肾结石、肾性尿崩症及肾性软骨病。部分患者肾小球损害较明显,出现大量蛋白尿、低白蛋白血症甚至肾功能不全。

4.呼吸系统

呼吸道黏膜外分泌腺体功能受损严重者出现干咳、气短。病变累及肺部表现为肺间质性病变,部分出现弥散性肺间质纤维化,少数患者可因呼吸衰竭死亡。

5.消化系统

胃肠道黏膜层的外分泌腺体病变后可出现萎缩性胃炎、胃酸减少、慢性腹泻等非特异性症状。约20%的患者有肝脏损害,以原发性胆汁性肝硬化多见。慢性胰腺炎亦非罕见。

6.神经系统

5%的患者出现神经系统受累。周围神经损害最多见,也可累及中枢神经系统和自主神经。上述神经损害均与血管炎有关,表现为多灶、复发、进展性神经系统疾病,如偏瘫、横断性脊髓病、感觉缺失、癫痫发作等,亦有多发性硬化和无菌性脑膜炎的报道。

7.血液系统

本病可导致白细胞减少或(和)血小板减少,严重者可有出血现象。本病出现淋巴瘤的概率明显高于正常人群。若患者持续腮腺肿大、紫癜、白细胞减少,冷球蛋白血症及低 C_4 水平则提示发展为淋巴瘤。

五、辅助检查

(一)一般检查

1.血常规

有20%的患者出现贫血,多为轻度正细胞正色素型;16%出现白细胞减低,13%出现血小板减少。

2.氯化铵负荷试验

约50%患者有亚临床型肾小管性酸中毒。

3.其他

有60%～70%的患者红细胞沉降率增快,仅有6%的患者C反应蛋白增高。

(二)自身抗体

1.抗核抗体

有45.7%的患者抗核抗体滴度升高,抗SSA、抗SSB抗体的阳性率分别为70%和40%,抗U1RNP抗体和抗着丝点抗体的阳性率为5%～10%。

2.类风湿因子

有43%的患者RF阳性。

3.其他

约有20%的患者抗心磷脂抗体阳性。抗毒蕈碱β受体抗体是诊断原发性干燥综合征和继发性干燥综合征的新抗体,可能参与原发性干燥综合征眼干发生。

(三)高球蛋白血症

有90%以上的患者有高免疫球蛋白血症,且呈多克隆性。少数患者出现巨球蛋白血症或单克隆性高免疫球蛋白血症,此时需警惕淋巴瘤的可能。

(四)眼科检查

1.泪液流率(Schirmer试验、滤纸试验)

5min内湿润长度≥15mm为正常,≤10mm为异常。

2.角膜染色

裂隙灯下角膜染色点超过10个为异常。

3.泪膜破碎时间

短于10s为异常。

(五)口腔科检查

1.唾液流率

每分钟平均<0.06mL。

2.腮腺碘油造影

腮腺导管不规则狭窄、扩张,腺体末端呈葡萄状。

3.放射性核素造影

唾液腺功能低下时其摄取和排泌均低于正常。

4.唇腺活检

≥50个淋巴细胞/4mm^{2}聚集为1个病灶。下唇活检的组织中有≥1个灶性淋巴细胞浸润为异常。

六、治疗要点

目前本病尚无根治方法,主要是替代和对症治疗。治疗目的是预防因长期口、眼干燥造成局部损伤,密切随诊观察病情变化,防治本病系统损害。

(一)改善口干、眼干的药物

停止吸烟、饮酒及避免服用引起口干的药物如阿托品等,保持口腔清洁,勤漱口,减少龋齿和腔继发感染的可能。口干适当应用人工唾液等,可减轻局部症状。眼干可用人工泪液。毒草碱受体 β 在原发性干燥综合征中作用的不断提升,毒蕈碱 β 受体激动剂已经成为新一代改善口干、眼干的药物。

(二)系统性治疗

对于关节炎、肺间质改变、肝肾脏及神经等系统改变的患者,可给予糖皮质激素、免疫抑制剂等药物积极治疗。具体用法和用量则应该根据不同情况而定。

(三)其他对症处理

低钾性周期性麻痹以静脉补钾为主,平稳后改口服钾盐片,有的需终身服用,以防低血钾再次发生。非甾体抗炎药对肌肉关节疼痛有一定的疗效。出现有恶性淋巴瘤者宜积极、及时地进行淋巴瘤的联合化疗。

(四)生物制剂

生物制剂已普遍应用于临床,但对 PSS 尚无肯定的适应证。

七、护理评估

(一)病史

评估患者有无口干、眼干症状,有无猖獗性龋齿和间歇性腮腺肿大等。有无眼干涩、异物感、唾液分泌减少等,有无皮疹、结节红斑等。

(二)身体评估

评估患者的全身状况。评估患者有无口干、眼干症状,评估患者有无多个难以控制发展的龋齿,如牙齿逐渐变黑,继而小片脱落,只留残根,评估患者有无过敏性紫癜样皮疹、有无结节红斑、有无雷诺现象等。

(三)心理及社会因素

评估患者及家属是否了解疾病相关的知识,评估家属对患者的支持度。

(四)辅助检查

评估患者 SSA,SSB 抗体是否阳性,评估患者唾液腺 ECT 及唇腺检查结果。

八、护理诊断/合作性问题

(一)有皮肤完整性受损的危险

与疾病所致的血管炎性反应等因素有关。

(二)体温过高

与自身免疫病本身有关。

(三)焦虑

与病情反复发作、迁延不愈等有关。

九、护理目标

(1)患者皮肤无损害。

(2)患者无发热。

(3)患者能接受患病的事实,情绪稳定,积极配合治疗。

十、护理措施

(一)眼睛护理

眼干患者可使用人造泪液如5%甲基纤维素滴眼,还可使用加湿器缓解眼干症状,减轻角膜损伤和不适,减少感染机会。

(二)口腔护理

口干患者应戒烟、戒酒,避免使用阿托品、山莨菪碱等抑制唾液腺分泌的抗胆碱能作用的药物。保持口腔卫生,做好口腔护理,餐后一定要用牙签将食物残渣清除,并勤漱口,减少龋齿和口腔继发感染。若患者发生口腔溃疡时,可先用生理盐水棉球擦洗局部,再用5%甲硝唑涂擦,避免使用龙胆紫,以免加重口腔干燥症状。对口腔继发真菌感染,可采用制霉菌素等治疗常见的念珠菌感染;对因唾液引流不畅而发生化脓性腮腺炎者,应及早使用抗生素,避免脓肿形成。

(三)皮肤护理

指导有汗腺受累而引起皮肤干燥、脱屑和瘙痒等的患者选用中性肥皂,要少用或不用碱性肥皂。勤换衣裤、被褥,保持皮肤干燥。有皮损者需根据皮损情况予以清创换药,如遇感染可适当使用抗生素。

(四)呼吸道护理

控制室内湿度在50%～60%,温度保持在18～21℃,尽可能缓解呼吸道黏膜干燥所致干咳等症状,同时预防感染。

十一、健康指导

(一)疾病知识指导

向患者介绍疾病的基本知识,如疾病的性质、疗程和治疗方案等。

(二)药物指导

本病病程漫长,患者需长期用药,指导患者坚持按医嘱用药,不可自行停药或调整药物剂量。用药期间需密切观察药物疗效和药物不良反应。

第七节　血管炎的护理

血管炎病是一组由不同病因引起的血管炎症性疾病,指因血管壁炎症和坏死而导致多系统损害的一组自身免疫病,分为继发性和原发性。继发性血管炎是指血管炎继发于另一确诊的疾病如感染、肿瘤、弥散性结缔组织病如系统性红斑狼疮、干燥综合征、类风湿关节炎等。原发性血管炎是指不合并有另一种已明确的疾病的系统性血管炎,即本节所叙述的血管炎。

一、病因和发病机制

(一)病因

病因不完全清楚。多为有遗传基础、潜在免疫异常的易感者,通过环境中的微生物、毒素等促发血管炎的发生。部分病毒性肝炎患者除有肝病变外,尚有血管炎表现。如结节性多动脉炎患者中10%有乙型肝炎病毒感染,混合型冷球蛋白血症患者80%有丙型肝炎病毒感染。

另外,人免疫缺陷病毒及巨细胞病毒感染者亦可出现血管炎表现。有60%～70%的韦格纳肉芽肿患者是金黄色葡萄球菌的带菌者。川崎病的发生可能与金黄色葡萄球菌和链球菌感染有关。各种微生物通过T淋巴细胞Vβ链基因促发T、B淋巴细胞活化而导致血管炎。可以看出,不同的血管炎有不同的遗传基础并与环境中不同微生物相关。

(二)发病机制

发病机制与人体的天然免疫系统和特异免疫系统以及细胞免疫和体液免疫相关。中性粒细胞、巨噬细胞、内皮细胞、淋巴细胞以及它们各自分泌的细胞因子都参与了血管炎的发病过程。

1.抗中性粒细胞胞浆抗体(ANCA)

抗中性粒细胞胞浆抗体(ANCA)是第一个被证实与原发血管炎病相关的自身抗体。ANCA的靶抗原为中性粒细胞胞浆内各种成分:丝氨酸蛋白酶3(PR3)、髓过氧化物酶(MPO)、弹性蛋白酶、乳铁蛋白等,其中PR3和MPO是主要的靶抗原。

ANCA通过以下过程引起小血管的炎症:当中性粒细胞被外来或自身抗原攻击后,巨噬细胞所释放的细胞因子(TNF、IL-1)将其胞浆内的靶抗原(PR3、MPO)转移到细胞膜表面,部分被中性粒细胞释放到细胞外,在黏附分子作用下附着于血管内皮细胞的表面,而形成的ANCA与之相结合,导致中性粒细胞脱颗粒、出现反应性氧分子、释放蛋白溶解酶等过程,使局部血管受到损害。因此,ANCA除是诊断小血管炎的标记外,尚参与了血管炎的发病。

2.抗内皮细胞抗体(AECA)

抗内皮细胞抗体出现在多种血管炎,如大动脉炎(TA)、川崎病、显微镜下多血管炎等。它通过补体途径或抗体介导的细胞毒反应,导致内皮细胞持续或进一步的损伤。血管内皮是分隔血管腔内外的界面,具有屏障功能、止血功能和调节血管张力的功能,调节白细胞黏附和渗透等功能。血管内皮细胞的这些调节功能与它分泌的前列腺素、血小板活化因子等有关,内皮细胞还分泌多种细胞因子,调节免疫反应。

体外试验证明,内皮细胞经刺激后可分泌大量的IL-1、IL-6、IL-8及α-干扰素等,内皮细胞表面还表达重要的免疫调节分子,如组织相容性抗原,这对于T细胞介导的血管炎起重要作用。另外,内皮细胞还表达黏附分子在血管炎的发生过程中也起重要作用。

3.免疫复合物

免疫复合物介导血管炎症的机制是基于对血清病的动物模型和Arthus反应的系统研究得到的结果:免疫复合物可沉积于血管壁,能增加血管的通透性,活化补体和诱导多形核白细胞吸附于血管壁。

　　T 细胞、B 细胞、单核细胞及补体等因素均参与免疫复合物的形成和沉积过程。免疫复合物并非导致组织损伤的直接原因，而是始动因素。

　　有证据证明免疫复合物介导的免疫反应与过敏性血管炎、过敏性紫癜（HSP）、冷球蛋白血症血管炎及乙型肝炎病毒相关的结节性多动脉炎（PAN）的发生有关。间接免疫荧光研究发现这些疾病的早期阶段有抗原（细菌、微生物和病毒）、免疫球蛋白和补体 C_3 的沉积。

　　4.淋巴细胞

　　现已证明 T 细胞、特别是 $CD4^+$ T 细胞可能直接参与大动脉炎的血管炎症损伤。Weyand 等发现，巨细胞动脉炎和风湿性多肌痛患者的病理过程中 $CD8^+$ 细胞减少，同时 $CD4^+$ 细胞识别动脉壁上的抗原而被活化，产生 Th1 型细胞因子，如 γ－干扰素等，继而进一步活化吞噬细胞，引起血管的炎症损伤。其过程类似于迟发型超敏反应。肉芽肿性血管炎如韦格纳肉芽肿中，肉芽肿说明有 T 细胞介导的超敏反应。韦格纳肉芽肿受累组织的活检也显示病变部位有 T 细胞浸润，从肉芽肿组织中克隆的 T 细胞主要表达和分泌 Th1 型细胞因子。多数韦格纳肉芽肿患者外周血中存在针对自身抗原蛋白酶－3 的自身反应性 T 细胞。韦格纳肉芽肿外周循环中可溶性白细胞介素－2 受体及可溶性 CD30 的浓度均明显升高，且与疾病的活动性相关，两者都是 T 细胞活化的标志，间接说明了 T 淋巴细胞活化并参与了韦格纳肉芽肿的病理过程。

　　5.感染因素

　　Kawasaki 病的发生有一定的季节性并偶可呈流行性提示可能与感染有关，许多微生物和毒素如葡萄球菌属、链球菌属及 EB 病毒等多可能与 Kawasaki 病的发生有关。

　　PAN 患者常有乙型肝炎病毒表面抗原和乙型肝炎抗体存在，丙型肝炎病毒的感染与冷球蛋白血症血管炎关系密切。还发现细小病毒感染与巨细胞动脉炎的发生有一定关系。

　　提示病毒感染可能与某些血管炎的发生有一定关系。但目前尚无直接的证据证明微生物感染可导致血管炎的发生。

　　6.遗传因素

　　韦格纳肉芽肿、显微镜下多血管炎、Takayasu 动脉炎、巨细胞动脉炎和白塞病的发生都有一定的家族聚集性，提示遗传因素可能在血管炎的发病机制中起作用。

　　现已发现巨细胞动脉炎和风湿性多肌痛与 HLA－Ⅱ类抗原 DR4 有关，特别是当巨细胞动脉炎和风湿性多肌痛同时存在时，与 DR4 的关系更密切。

　　7.其他因素

　　某些药物及毒素可诱导血管炎的发生，例如氯化汞能诱发动物血管炎的发生。抗甲状腺药丙硫氧嘧啶和抗高血压药肼屈嗪与血管炎的发生有关。环境因素，如接触某类物质及硅成分等可增加血管炎的发病风险。

二、诊断要点

　　血管炎诊断较困难，需根据临床表现，实验室检查、病理活检及影像学资料等综合判断，以确定血管炎的类型及病变范围。

(一)临床表现

血管炎的临床表现因受累血管的类型、部位及程度的不同而异。常见的共同的临床表现包括全身症状如乏力、发热、体质量减轻,各种皮疹,关节及肌肉疼痛等,累及肺脏、肾脏、胃肠道、神经系统等常出现相应的临床表现。常复杂多样,多脏器受累且无特异性。病变的程度和范围轻重不一,有的表现为致命性的多器官受累,病情发展迅速难以控制,有的仅表现为轻微的皮肤损害。各种血管炎的临床表现可相互重叠,同一疾病在不同的患者或同一患者在不同的时期表现差异也很大。

不同的血管炎可以有相同器官的受累,如韦格纳肉芽肿、显微镜下多血管炎、变应性肉芽肿血管炎都可因累及肾小球而出现蛋白尿、血尿、肾功能不全,但它们各自的肾外系统的症状有特征性差异,如 WG 的肺表现为迁移性浸润和薄壁空洞,变应性肉芽肿血管炎则为哮鸣音。

(二)特殊检查

1.ANCA 的测定

ANCA 与小血管炎相关,如 cANCA 与韦格纳肉芽肿性血管炎(GPA)相关,p-ANCA 与显微镜下多血管炎(MPA)相关,pANCA 亦与变应性肉芽肿血管炎相关。在中、大血管炎中极少有 ANCA 阳性者。因此有学者将 GPA、MPA、变应性肉芽肿血管炎(EGPA)统称为 AN-CA 相关性血管炎。

临床测定 ANCA 方法有两种:一是间接免疫荧光法(IIF);二是酶联免疫吸附试验(ELISA)。

前者如中性粒细胞胞浆呈荧光阳性则称为 cANCA 阳性,如中性粒细胞的细胞核周围呈荧光阳性,则为 p-ANCA 阳性。C-ANCA 阳性者在 ELISA 法测定时往往呈 PR3 抗体阳性,即 PR3-ANCA 阳性。p-ANCA 阳性者以 ELISA 法测定时往往 MPO 抗体阳性,即 MPO-ANCA。

2.AECA 的测定

AECA 参与多种疾病的发病,尤以与血管炎的关系密切。在韦格纳肉芽肿中,AECA 滴度的消长与疾病活动性相关;在川崎病中,AECA 可作为标记抗体,具有诊断意义。

3.病理

受累组织的活检是血管炎得以确诊的金标准。在病理标本中能找到血管壁或周围炎症性改变及特点,如受累血管大小、种类;血管病理性质:肉芽肿样、坏死性、栓塞性等;免疫荧光镜检所示管壁免疫复合物种类等,这些对血管炎的鉴别诊断也有极大帮助。然而,未见阳性发现的组织活检不能排除血管炎的可能。

4.血管造影

对大、中血管病变者有极大帮助,也是了解病变范围最确切可靠的方法。肠系膜动脉或其他中动脉的动脉瘤等血管炎的特征对诊断结节性多动脉炎可提供有力的证据。

5.血管彩色多普勒

血管彩色多普勒是一种非创伤性检查,宜于检查较浅表血管管腔的狭窄和管壁状况,且可在病程中进行随诊、比较。其不足之处是其准确性不如血管造影,且与检查者的经验有关。

6.CT、MRI

随着影像学技术的发展,血管 CT、MRI 对诊断血管炎可以提供很好的帮助。

三、治疗要点

血管炎的治疗原则是早期诊断、早期治疗。目前,血管炎的治疗药物主要有糖皮质激素和细胞毒药物两大类。因其都需要长期应用,而长期应用药物不良反应发生概率增加,因此,有效地控制炎症反应又要避免治疗药物所带来的严重并发症是治疗血管炎应遵循的原则。糖皮质激素是血管炎的基础治疗,其剂量及用法因血管炎病变部位而异。

凡有肾、肺、心脏及其他重要内脏受累者,除糖皮质激素外,还应及早加用免疫抑制剂。免疫抑制剂中最常用的为环磷酰胺,疗效较明确,不良反应多且严重,应用过程中必须密切随诊患者的血常规、肝功能、性腺功能等。其他常用免疫抑制剂有氨甲蝶呤、环孢素、硫唑嘌呤、麦考酚吗乙酯等。急性期和危重者可进行血浆置换、免疫吸附、静脉注射大剂量免疫球蛋白。

近年来,利妥昔单抗(Rituximab)应用于 ANCA 相关血管炎取得了一定的疗效,TNF$-\alpha$ 拮抗剂如英夫利昔单抗液应用于系统性血管炎治疗的报道,其疗效还有待进一步的研究证实。与感染有关的血管炎,如乙型肝炎病毒相关的结节性多动脉炎宜积极治疗乙型病毒性肝炎。血管炎病程呈复发与缓解交替,因此治疗要根据不同病期进行调整。

四、护理评估

(1)疼痛的性质:持续的时间和程度。

(2)监测患肢肢端脉搏搏动情况、皮肤的温度弹性和色泽。

(3)严密观察重要脏器缺血情况。

五、护理诊断/合作性问题

(一)疼痛

与血管缺血、狭窄有关。

(二)外周血管灌注量改变

与肢端血管痉挛、缺血、狭窄有关。

(三)皮肤完整性受损

与血管炎性反应有关。

(四)潜在并发症

多器官或组织的损害。

(五)焦虑/恐惧

与患者对疾病诊断及预后不了解有关。

六、护理目标

(1)患者疼痛减轻或消失。

(2)患者组织灌注量正常或改善。

(3)患者皮肤保持完整无破损,或破损处逐渐愈合。

(4)患者未发生相关并发症,或并发症发生后得到及时处理。

(5)焦虑/恐惧程度减轻,配合治疗及护理。

七、护理措施

(一)一般护理

1.心理护理

由于血管炎的病程长、痛苦大,患者容易失去治疗的信心,所以要多多鼓励患者,根据患者的病情,找出产生焦虑的原因,解除患者的思想负担。耐心解答患者提出的各种问题,督促家属亲友给患者物质支持和精神鼓励,教会患者自我放松的方法,保持乐观精神,树立战胜病魔的信心,积极配合治疗。

2.饮食护理

给予低胆固醇、丰富维生素、易消化食物,多食新鲜蔬菜、水果,低热量饮食为宜。戒烟、戒酒,避免过冷和过热的食物。

3.疼痛护理

提供舒适安静的环境,避免引起血管收缩的因素和情绪刺激,合理应用非药物性止痛措施;松弛术、分散注意力等,遵医嘱给予镇痛药物并观察其疗效。

4.患肢护理

患者取舒适体位,抬高患肢,长时间采用坐位时,室温适宜,着装温暖合适,禁止用热水袋、电热垫或热水泡脚,溃疡时每天清洁两次换药,局部保持干燥。在发病期应避免剧烈运动,长时间站立和长时间坐姿的,每次时间不宜超过半个小时,以免形成下肢水肿。渗出较多者,应抬高患肢,如工作原因必须站立和长时间坐姿的,应半个小时活动一次或者躺下把双足抬高三分钟。病情缓解后指导患者做患肢的主动或被动运动。

5.皮肤护理

保持皮肤清洁、干净。用温水清洗皮肤,避免使用有刺激性的洗涤用品。穿纯棉内衣,常更换内衣、内裤。卧床患者要定时翻身,避免拖拉、推等动作。如有皮肤破溃时,按外科无菌伤口处理,每日换药,换药时注意执行无菌操作,以防感染,执行各种注射时,减少穿刺次数,以降低针刺反应。避免用手抓挠皮肤及挤压毛囊,避免紫外线及阳光直射皮肤。

(二)各类血管炎常规护理内容

1.大血管炎

活动期卧床休息,做好患者的生活护理。遵医嘱给予持续低流量吸氧,进行心电监护,监测生命体征并严密观察重要脏器缺血情况,准备好各种急救设备与药物,做好急救准备。

2.中血管炎

适量活动,充分注意休息。监测生命体征,严密观察重要脏器的变化,如有无肠系膜动脉栓塞梗死、动脉瘤破裂、肾梗死或肾间质动脉瘤破裂、心肌梗死等症状,准备好各种急救器材与药品,做好手术治疗的准备。

3.小血管炎

保持皮肤清洁、干燥、完整,做好肢体防寒保暖。观察皮肤颜色及温度的变化、肢体感觉有无异常、动脉搏动有无异常或消失。

八、健康指导

(一)饮食

指导患者合理饮食,多吃富含蛋白、维生素、钙、铁等的食物,预防骨质疏松,忌过冷和过热,忌烟酒。

(二)药物

遵循医嘱坚持正确服药,勿自行中途停药。

(三)运动

Buerger 运动锻炼,每日 2~3 组,短距离行走。

(四)自我监测

监测血压、脉搏,掌握并发症的早期发现,应及早就医,以免重要脏器受损。

(五)复查

定期门诊随访,检查肝肾功能、血常规等。

第八节 贝赫切特病的护理

贝赫切特病,也称白塞病,是一种全身性、慢性、血管炎性的自身免疫性疾病。它是一种以口腔溃疡、外阴溃疡、眼炎及皮肤损害为临床特征的,累及多个系统的慢性疾病。病情呈反复发作和缓解的交替过程,部分患者因眼炎遗有视力障碍,除少数因内脏受损死亡外,大部分患者的预后良好。根据其内脏系统的损害不同而分为血管型、神经型、胃肠型等。血管型指有大、中动脉和(或)静脉受累者;神经型指有中枢或周围神经受累者;胃肠型指有胃肠道溃疡、出血、穿孔等。

本病有较强的地区性分布,多见于地中海沿岸国家、中国、朝鲜、日本。

调查证明各地区的患病率大致如下:土耳其(北部)(100~370)/10 万,伊朗 15/10 万,中国北方 110/10 万,美国 6.6/10 万,英国 0.6/10 万。本病男性发病略高于女性。我国则以女性略占多数,但男性患者中眼葡萄膜炎和内脏受累较女性高 3~4 倍。

一、病因和发病机制

病因和发病机制不明确,可能与遗传因素及病原体感染有关。在皮肤黏膜、视网膜、脑、肺等受累部位可以见到血管炎改变。血管周围有炎症细胞浸润,严重者有血管壁坏死,大、中、小、微血管(动、静脉)均可受累,出现管腔狭窄和动脉瘤样改变。

二、临床表现

(一)基本症状

1.口腔溃疡

每年发作至少 3 次,发作期间在颊黏膜、舌缘、唇、软腭等处出现不止一个的痛性红色小结,继以溃疡形成,溃疡直径一般为 2～3mm。有的以疱疹起病,7～14d 后自行消退,不留瘢痕。亦有持续数周不愈最后遗有瘢痕,溃疡此起彼伏。本症状见于 98％以上的患者,且是本病的首发症状,被认为是诊断本病最基本而必需的症状。

2.外阴溃疡

与口腔溃疡性状基本相似,只是出现的次数较少,数目亦少。常出现在女性患者的大、小阴唇,其次为阴道,在男性则多见于阴囊和阴茎,也可以出现在会阴或肛门周围,见于约 80％的患者。

3.皮肤病变

呈结节性红斑、假性毛囊炎、痤疮样毛囊炎、浅表栓塞性静脉炎等不同表现。其中以结节性红斑最为常见且具有特异性,见于 70％的患者,多见于下肢的膝以下部位,对称性,每个至少像铜板样大,表面呈红色的浸润性皮下结节,有压痛,分批出现,逐渐扩大,7～14d 后其表面色泽转为暗红,有的可自行消退,仅在皮面留有色素沉着,很少破溃。

另一种皮疹为带脓头或不带脓头的毛囊炎,见于 30％的患者,多见于面、颈部,有时躯干、四肢亦有。这种皮疹和痤疮样皮疹很难与正常人青春期或服用糖皮质激素后出现的痤疮鉴别,故易被忽视。针刺后或小的皮肤损伤后出现反应也是 BD 一种较特异的皮肤反应。

栓塞性浅静脉炎也常在下肢可以见到,急性期在静脉部位出现条形红肿、压痛症状,急性期后可扪及索条状静脉。

4.眼炎

最常见的眼部病变是葡萄膜炎,视网膜血管炎可造成视网膜炎,眼炎的反复发作可致视力障碍甚至失明。男性合并眼炎者明显多于女性患者,尤其是年轻男性发病率更高,且多发生在起病后的两年内。前葡萄膜炎即虹膜睫状体炎伴或不伴前房积脓,对视力的影响较轻。视网膜炎使视神经萎缩,致视力下降。眼炎可先后累及双侧,出现眼炎 4 年后 50％以上的患者有较严重的视力障碍。

(二)系统性症状

除上述基本症状外,部分患者因局部血管炎可引起内脏系统的病变,系统病变大多出现在基本症状之后。

1.消化道

出现在许多发作期患者,按症状出现的频率,腹痛最多见并以右下腹痛为常见,伴有局部压痛和反跳痛,其次为恶心呕吐、腹胀、食欲缺乏、腹泻、吞咽困难等。通过胃肠道 X 线检查、内镜检查及手术探查都证实消化道的基本病变是多发性溃疡,可见于自食管至降结肠的任一部位,其发生率可高达 50％。重者合并溃疡出血、肠麻痹、肠穿孔、腹膜炎、瘘管形成、食管狭窄等并发症,甚至可因此死亡。

2.神经系统

见于 20％的患者,除个别外都在基本症状出现后的数月到数年内出现。脑脊髓的任何部位都可因小血管炎而受损(即使是在同一患者,神经系统可多部位受累),临床表现随其受累部位的不同而不同。患者多发病急骤,根据其症状可分为脑膜脑炎、瘫痪、脑干损害、良性颅内高压、脊髓损害、周围神经系统损害等类型。

腰椎穿刺示有颅内压增高,脑脊液检查约 80% 有轻度白细胞增高,单核细胞、多核细胞各占一半,33%～65% 有蛋白的升高,葡萄糖多在正常范围。脑 CT 对诊断有一定的帮助,脑磁共振检查对小病灶就更为灵敏。神经病变的复发率和病死率都很高,约 77% 患者经治疗病情缓解,但仍遗有后遗症,死亡多出现在神经系统发病后的 1～2 年。

3.心血管

本病血管病变所指的是大、中血管病变,见于 10% 的患者。大、中血管病变包括体内任何部位的大、中动脉炎和大、中静脉炎。

(1)大、中动脉炎:不论是体循环抑或是肺循环的动脉受累后可出现狭窄和动脉瘤,甚至在同一血管这两种病变节段性交替出现,大动脉受累较中动脉受累更为常见。

(2)大、中静脉炎:本病静脉受累的特点是除管壁炎症外尚有明显的血栓形成。大静脉炎主要表现为上、下腔静脉的狭窄和梗阻,在梗阻的远端组织出现水肿,并有相应表现。中静脉的血栓性静脉炎多见于四肢尤其是下肢,亦见于脑静脉。大、中血管炎的诊断有赖于病史及细致的体格检查,血管造影、多普勒检查是明确诊断和受累范围的可靠检查。

(3)心脏:心脏受累不多。可出现主动脉瓣关闭不全、二尖瓣狭窄和关闭不全。亦有房室传导阻滞、心肌梗死、心包积液出现。

4.关节炎

关节痛见于 30%～50% 的 BD 患者,表现为单个关节或少数关节的痛、肿,甚至活动受限,其中以膝关节受累最为多见。大多数仅表现为一过性的关节痛,可反复发作并自限。偶尔可在 X 线上表现出关节骨面有穿凿样破坏,很少有关节畸形。

5.肺病变

并发肺部病变者较少见。肺的小动脉炎引起小动脉瘤或局部血管的栓塞而出现咯血、胸痛、气短、肺栓塞等症状。咯血量大者可致命。有肺栓塞者多预后不良。有 4%～5% 的患者可以出现肺间质病变。

6.泌尿系统病变

表现为血尿、蛋白尿,均不严重,多为一过性,一般不影响肾功能。膀胱镜检查在膀胱黏膜发现多发性溃疡。

7.附睾炎

约见于 4.5% 的患者。可以累及双侧或单侧,表现为附睾肿大,疼痛和压痛。

8.其他症状

有部分患者在疾病活动或有新的脏器受损时出现发热,以低热多见。

(三)实验室检查

BD 无特异血清学检查。其 ANA 谱、ANCA、抗磷脂抗体均无异常。补体水平及循环免疫复合物亦系正常,仅有时有轻度球蛋白增高,红细胞沉降率轻至中度增快。PPD 试验约

40%强阳性。

(四)针刺反应

这是本病目前唯一的特异性较强的试验。它的做法是消毒皮肤后用无菌皮内针头在前臂屈面的中部刺入皮内然后退出,48h后观察针头刺入处的皮肤反应,局部若有红丘疹或红丘疹伴有白疱疹则视为阳性结果。同时进行多部位的针刺试验时,有的出现阳性结果,但有的却为阴性。患者在接受静脉穿刺的检查或肌内注射治疗时,也往往出现针刺阳性反应。静脉穿刺出现阳性率高于皮内穿刺。

三、诊断要点

本病的诊断标准如下:有下述5项中3项或3项以上者可诊断为本病。

(一)反复口腔溃疡

反复口腔溃疡指每年至少有3次肯定的口腔溃疡出现,并有下述4项症状中的任何两项相继或同时出现者。

(二)反复外阴溃疡

经医师确诊或本人确有把握的外阴溃疡或瘢痕。

(三)眼炎

眼炎包括前葡萄膜炎、后葡萄膜炎、视网膜血管炎、裂隙灯下的玻璃体内有细胞出现。

(四)皮肤病变

皮肤病变包括有结节性红斑,假性毛囊炎,丘疹性脓疱疹,未用过糖皮质激素,非青春期者而出现的痤疮样结节。

(五)针刺试验呈阳性结果

其他与本病密切相关并有利于本病诊断的症状有:关节炎/关节痛、皮下栓塞性静脉炎、深静脉血栓、动脉血栓或动脉瘤、中枢神经病变、消化道溃疡、附睾炎、阳性家族史。

因本病的口腔溃疡、关节炎、血管炎可在多种结缔组织病出现,有时会造成鉴别诊断上的困难,如反应性关节炎、Steven－Johnson综合征和系统性红斑狼疮等都可以出现本病5个基本症状中的几个。即使是单纯的口腔溃疡有时亦与本病早期很难鉴别,因此详细病史和分析至关重要。

四、治疗要点

治疗原则为:控制现有症状,防止重要脏器损害,减缓疾病进展。局部对症,全身应用激素和免疫抑制剂、扩血管抗凝改善血循环,必要时手术治疗。治疗可分为对症治疗、眼炎和血管炎治疗。

(一)对症治疗

根据患者的不同临床症状而应用不同的药物。

1.非甾体抗炎药

主要对关节炎的炎症有疗效。

2.秋水仙碱

对有关节病变及结节性红斑者可能有效,有时对口腔溃疡者也有一定疗效。剂量为

0.5mg,每日 3 次。

3.糖皮质激素制剂的局部应用

(1)口腔溃疡者可涂抹软膏,可使早期溃疡停止进展或减轻炎症性疼痛。

(2)眼药水或眼药膏对轻型的前葡萄膜炎有一定的疗效。

4.沙利度胺

对黏膜溃疡特别是口腔黏膜溃疡有较好的疗效,每日剂量为 25～100mg,有引起海豹胎畸形的不良反应。

(二)内脏血管炎和眼炎的治疗

内脏系统的血管炎主要是应用糖皮质激素和免疫抑制剂,可根据病变部位和进展来选择药物的种类,剂量和途径。服药期间必须根据临床表现而不断调整剂量,同时严密监测可能的不良反应。出现异常者应及时减量、停药或改用其他药物。

(三)生物制剂

对于新发的后葡萄膜炎(单侧受累视力<0.2;或双侧受累),或顽固的后葡萄膜炎、中枢神经系统受累、肠白塞、皮肤黏膜受累、关节炎,经常规治疗无效,可考虑使用肿瘤坏死因子拮抗剂。针对重要血管受累,生物制剂尚无足够循证医学证据。

(四)手术

有动脉瘤者应结合临床给予切除。

五、护理评估

(1)口腔溃疡部位、大小、数量、形状、颜色、有无渗出物,溃疡发生时间和愈合时间及溃疡的分级。

(2)有无视物模糊、视力减退;眼结膜是否充血、有无分泌物,分泌物性质量。

(3)外阴溃疡部位、大小、数量、形状、颜色、有无渗出物,溃疡发生时间和愈合时间。

(4)皮肤颜色、温度,皮肤有无红斑、破损、感染等。

(5)有无腹痛、腹胀、恶心、嗳气、压痛、反跳痛;有无便秘、黑便及胸骨后痛。

(6)神经精神症状,有无谵妄、幻觉、猜疑、情绪行为异常、头晕、头痛、血压升高。

(7)有无血压低、无脉或弱脉、头晕、头痛等症状。

(8)关节疼痛的部位、数目;有无红、肿、热、痛。

(9)有无胸闷、咳嗽、胸痛、咳嗽等症状。

六、护理诊断/合作性问题

(一)皮肤、黏膜完整性受损

与皮肤损害、反复溃疡有关。

(二)疼痛

与炎性反应有关。

(三)消化道出血的危险

与反复消化道溃疡有关。

(四)意识障碍

与神经系统病变有关。

(五)焦虑

与病情易反复、久治不愈有关。

(六)知识缺乏

缺乏疾病治疗用药和自我护理知识。

七、护理目标

(1)保持皮肤、黏膜清洁。

(2)减轻局部症状,疼痛缓解或消失。

(3)避免跌倒或摔伤,减少或避免消化道大出血。

(4)患者出现神经精神症状时及时给予有效的治疗和护理。

(5)患者能够表达自己的心理状态,在医护人员的辅导下进行自我心理疏导。

(6)患者能够了解此病的治疗和预后。

八、护理措施

(一)一般护理

1.心理护理

让患者了解疾病相关知识,保持良好的情绪,尽量避免过度紧张的工作和生活。针对患者个体情况进行心理护理。多与患者沟通,并得到家庭、社会支持,鼓励患者表达自身感受,要树立长期治疗、战胜疾病的信心。

2.饮食护理

患者饮食应清淡,根据溃疡的程度选择软食、半流质、流质、易消化、富含蛋白质和维生素的食物。多食新鲜的蔬菜水果,多饮水。避免进食刺激性食物,减少进食过硬、过热的食物;少食辛辣、生冷、海鲜等食物;戒烟酒。加强营养,提高机体抵抗力。

3.环境与休息

居住环境清洁、干燥、通风良好、阳光充足。避免劳累,注意保暖,防止受凉感冒。病情严重者需卧床休息;病情缓解时,适当锻炼,劳逸结合,增加自身防病能力。

(二)专科护理

1.口腔护理

保持口腔清洁,餐前餐后及睡前漱口,使用软毛牙刷刷牙;口腔溃疡严重时改用漱口液;进食流质或半流质饮食,避免进食有刺激的、硬的、温度高的食物;疼痛严重患者可用生理盐水配制成0.5%利多卡因溶液漱口。口唇干燥可涂抹唇油。口腔黏膜覆盖假膜时应查霉菌。

2.眼部护理

眼球有畏光流泪、疼痛、异物感、飞蚊感者注意休息。保持眼睛清洁,勿用手指揉眼,及时清除眼部分泌物。注意保护眼睛,白天滴眼药水,睡前涂眼膏,并用纱布盖好,点眼药时,保持双手清洁,药水不可触及睫毛,以免再次使用时加重眼部感染。避免强光刺激,不宜久看电视、久用电脑,外出戴眼镜,以防光和风沙刺激,不戴隐形眼镜。

3.外阴护理

注意外阴清洁,局部清洁、干燥,每日用温水冲洗患处,勤换内裤,内裤选择优质纯棉,宜柔软、宽松,并勤用开水烫洗或在阳光下暴晒。避免摩擦受损,不要骑自行车、行走远路,溃疡期间避免性生活。

女性患者经期更应注意,使用清洁卫生巾、卫生裤并及时更换。男性患者经常外翻包皮,防止溃疡面粘连。

4.皮肤护理

同血管炎患者的皮肤护理。

5.消化道症状护理

观察消化道症状,根据溃疡的程度选择软食、半流质、流质、易消化的食物,不进食过硬、过热、辛辣、生冷的食物,减少胃肠道的刺激。保持大便通畅,预防消化道出血。如出现腹痛腹泻、便血等症状,及时通知医生。

6.神经系统症状的护理

严密观察患者神志意识的变化。出现神志异常时,采取保护措施,神志清楚时要加强心理疏导,提供良好的环境,减少不良刺激,保证充足的睡眠和休息。

7.血管炎的护理

观察患者的血压、末梢动脉搏动情况。出现血栓性静脉炎的患肢要注意保暖,衣服宽松,局部抬高、热敷,促进肢体血液循环。采取保护措施,防止意外伤害。

8.关节炎的护理

关节疼痛时减少活动,避免受压,保持关节功能位,疼痛缓解时适当运动。注意保暖,避免寒冷刺激,对行动不便者做好生活护理。

9.肺损害的护理

卧位休息,取舒适卧位。给予吸氧疗法,定时为患者翻身叩背,指导患者进行深呼吸,进行有效的咳嗽、排痰。

10.用药护理

(1)应告知患者坚持用药的重要性,在用药过程中不要随意换药、停药。

(2)讲解用药方法及注意事项,提高患者依从性。

(3)观察药物疗效及不良反应。

九、健康指导

(一)饮食

合理饮食,以清淡、易消化、富含蛋白质、维生素、含钾、钙丰富为宜。忌辛辣、刺激性食物;禁烟酒。避免进食温度高、硬的食物。

(二)药物

遵循医嘱用药,勿自行停药。

(三)运动

急性期减少运动,缓解期适当运动,养成良好的生活习惯,进行功能锻炼。

(四)自身防护

增强抵抗力,注意个人卫生,保持口腔、皮肤、会阴清洁,注意保护眼睛,穿全棉宽松内衣。

(五)复查

门诊随访,定期复查血、尿常规,肝、肾功能。病情如有变化应及时就诊,如发生恶心、呕吐、腹痛、腹泻、眼球充血、畏光流泪、异物感、肢体麻木、感觉障碍、头痛、头晕,皆应及时就医,以免耽误病情。

第九节　川崎病的护理

川崎病(KD)又称皮肤黏膜淋巴结综合征,是一种全身中、小动脉炎性病变为主要病理改变的急性发热出疹性疾病。由日本川崎富作于 1967 年首次报道,本病呈散发或小流行,四季均可发病,发病年龄以婴幼儿多见。15%～20%未经治疗的患儿发生冠状动脉损害。我国流行病学调查表明,2000～2004 年北京 5 岁以下儿童发病率为 49.4/10 万,发病年龄 5 岁以下者占 87.4%,男女发病比例为 1.83：1。

一、病因及发病机制

(一)病因

病因不明,可能与立克次体、链球菌、丙酸杆菌、葡萄球菌、反转录病毒、支原体等多种病原,体感染有关,但均未能得到证实。

(二)发病机制

发病机制尚不清楚。目前认为川崎病是一定易患宿主对多种感染病原触发的一种免疫介导的全身性血管炎。

二、病理

本病病理变化为全身性血管炎,好发于冠状动脉。病理过程可分为 4 期。

(一)Ⅰ期

小动脉周围炎症,冠状动脉主要分支血管壁上的小营养动脉和静脉受到侵犯;心包心肌间质及心内膜炎症浸润,包括中性粒细胞、嗜酸粒细胞及淋巴细胞,于发病的第 1～9d。

(二)Ⅱ期

冠状动脉主要分支全层血管炎,血管内皮水肿、血管壁平滑肌层及外膜炎症细胞浸润,弹力纤维和肌层断裂,可形成血栓和动脉瘤,于发病的第 12～25d。

(三)Ⅲ期

动脉炎症逐渐消退,血栓和肉芽形成,纤维组织增生,内膜明显增厚,导致冠状动脉部分或完全阻塞,于发病的第 28～31d。

(四)Ⅳ期

数月至数年,病变逐渐愈合,心肌瘢痕形成,阻塞的动脉可能再通。

三、临床表现

(一)主要表现

1.发热

体温 39～40℃持续 1～2 周或更长,呈稽留热或弛张热,甚至更长,抗生素治疗无效。

2.皮肤表现

皮疹在发热或发热后出现,常见的为斑丘疹、多形红斑样或猩红热样皮疹,呈向心性、多形性,躯干部多见,持续 4～5d 后消退;肛周皮肤发红、脱皮;手足皮肤呈广泛性硬性水肿,手掌和脚底早期出现潮红,恢复期指、趾端甲下和皮肤交界处出现膜状脱皮,指、趾甲有横沟,重者指、趾甲亦可脱落,此为川崎病的典型临床特点。

3.黏膜表现

双眼球结合膜充血,但无脓性分泌物或流泪,于起病 3～4d 出现,热退后消散;唇充血皲裂,口腔黏膜弥散充血,舌乳头突起、充血呈草莓舌;咽部弥散性充血,扁桃体可有肿大或渗出。

4.颈淋巴结肿大

单侧或双侧,坚硬有触痛,但表面不红,无化脓,病初出现,热退时消散。

(二)心脏表现

于病后第 1～6 周可出现心肌炎、心包炎、心内膜炎、心律失常;冠状动脉瘤多发生在病程的第 2～4 周,也可发生于疾病恢复期;心肌梗死和巨大冠状动脉瘤破裂可导致心源性休克甚至猝死。

(三)其他

可有间质性肺炎、无菌性脑膜炎、消化系统症状(如腹痛、呕吐、腹泻、肝大、黄疸等)、关节痛和关节炎。

四、辅助检查

(一)实验室检查

1.血液检查

白细胞计数增高,以中性粒细胞为主,伴核左移。轻度贫血,血小板早期正常,第 2～3 周时增多。

红细胞沉降率增快,C—反应蛋白等急相蛋白、血浆纤维蛋白原和血浆黏度增高,血清转氨酶升高,为炎症活动指标。

2.免疫学检查

血清 IgG、IgM、IgA、IgE 和血液循环免疫复合物升高,总补体和 C_3 正常或增高。

(二)影像学检查

1.X 线检查

肺纹理增多、模糊或有片状阴影;心影常轻度扩大,少数患儿可见冠状动脉钙化。

2.心血管系统检查

心脏受损者可见心电图和超声心动图改变。心电图早期表现为非特异性 ST－T 变化，心包炎时可有广泛 ST 段抬高和低电压，心肌梗死时 ST 段明显抬高，T 波倒置及异常 Q 波。

3.冠状动脉造影

冠状动脉造影是诊断冠状动脉病变最精确的方法。根据冠状动脉造影时冠状动脉瘤的特征，可确定冠状动脉瘤的类型、分级和部位，以指导治疗。

五、诊断要点

发热 5d 以上，伴下列 5 项临床表现中 4 项者，排除其他疾病后，即可诊断为川崎病。

(1)四肢变化：急性期掌跖红斑，手足硬性水肿；恢复期指、趾端膜状脱皮。

(2)多形性红斑。

(3)眼结合膜充血，非化脓性。

(4)唇充血皲裂，口腔黏膜弥散充血，舌乳头突起、充血呈草莓舌。

(5)颈部淋巴结肿大。

如以上 5 项临床表现中不足 4 项，但超声心动图有冠状动脉损害，亦可确诊为川崎病。

六、治疗要点

(一)控制炎症

1.阿司匹林

阿司匹林为首选药物，剂量为 30～50mg/(kg · d)，分 2～3 次口服，热退后 3d 逐渐减量。如有冠状动脉病变时，根据血小板调整剂量、疗程直至冠状动脉恢复正常。

2.静脉注射丙种球蛋白(IVIG)

剂量为 1～2g/kg 于 8～12h 静脉缓慢输入，宜于发病早期应用。IVIG 可明显降低急性期冠状动脉病变的发生率，对已形成冠状动脉瘤者可使其早期退缩。

3.糖皮质激素

泼尼松剂量每日 2mg/kg，用药 2～4 周。IVIG 治疗无效者可考虑使用糖皮质激素，亦可与阿司匹林和双嘧达莫合并使用。

(二)其他治疗

1.抗血小板凝聚

除阿司匹林外可加用双嘧达莫。

2.对症治疗

补充液体、保护肝脏、控制心力衰竭、纠正心律失常等；有心肌梗死时及时溶栓治疗。

3.心脏手术

严重的冠状动脉病变需要进行冠状动脉搭桥术。

七、护理评估

(1)评估患儿有无发热、发热程度、持续时间。

(2)评估患儿四肢变化，手足有无广泛硬性水肿，手掌和脚底有无出现潮红，疾病恢复期指、趾端出现膜状脱皮的范围等。

（3）评估患儿皮肤出现皮疹的类型、部位、特点及持续的时间。

（4）评估患儿有无眼结合膜充血，有无口唇充血皲裂、舌部病变等，有无颈部淋巴结肿大情况。

（5）结合实验室和影像学检查评估患儿有无冠状动脉损害。

八、护理诊断/合作性问题

(一)体温过高

与感染、免疫反应等因素有关。

(二)皮肤完整性受损

与全身性血管炎有关。

(三)口腔黏膜受损

与全身性血管炎有关。

(四)潜在并发症

心脏受损。

九、护理目标

（1）患儿体温恢复正常。

（2）患儿皮疹消散，手足硬性水肿减退，指、趾端皮肤恢复正常。

（3）患儿眼结合膜、口腔黏膜无充血，颈部淋巴结无肿大。

（4）患儿面色、精神状态、心率、心律、心音、心电图、心血管无异常。

十、护理措施

(一)降低体温

（1）患儿急性期应绝对卧床休息，保持病室适宜的温、湿度。监测体温变化、观察热型及伴随症状，及时采取必要的降温措施。

（2）应用阿司匹林，注意观察有无出血倾向；静脉注射丙种球蛋白有无过敏反应，一旦发生及时处理。

（3）给予患儿清淡的流质或半流质饮食，选择高热量、高维生素、高蛋白质的食物。鼓励其多饮水，必要时静脉补液。

(二)皮肤护理

每日清洗患儿皮肤，每次便后清洗臀部，保持皮肤清洁干燥；及时剪短指甲，避免抓伤和擦伤；衣物应质地柔软；对半脱的痂皮用干净剪刀剪除，切忌强行撕脱，防止出血和继发感染。

(三)黏膜护理

观察患儿眼结合膜充血情况，保持眼的清洁，预防感染，每日用生理盐水洗眼1~2次，也可涂眼膏；观察口腔黏膜病损情况，保持口腔清洁，每日晨起、餐前、餐后、睡前漱口，以防止继发感染，增进食欲；禁食生、辛、硬的食物，必要时遵医嘱给予药物涂擦口腔创面；患儿口唇干裂可涂护唇油。

(四)监测病情

密切监测有无心血管损害的表现,如面色、精神状态、心率、心律、心音、心电图异常,一旦发现应立即进行心电监护,根据心血管损害程度采取相应的处理措施。

十一、健康指导

(一)心理支持

家长因患儿心血管受损及可能发生猝死而产生不安心理,应及时向家长交代病情,给予心理安慰;指导家长给患儿制订合理的活动与休息计划,适当安排一些娱乐活动,给予情感关怀。

(二)定期复查

指导家长观察病情,定期带患儿复查心电图,超声心动图等,对于无冠状动脉病变者,于出院后1个月、3个月、6个月和1年全面检查1次。有冠状动脉损害者密切随访。

第十节　特发性炎症性肌病的护理

特发性炎症性肌病是一组病因未明的以四肢近端肌无力为主的骨骼肌非化脓性炎症性疾病,包括多发性肌炎、皮肌炎、包涵体肌炎、非特异性肌炎和免疫介导的坏死性肌病等。

我国PM/DM的发病率尚不十分清楚,国外报道发病率为$(0.5\sim8.4)/10$万人,其发病年龄有两个高峰,即$10\sim15$岁和$45\sim60$岁,女性多于男性,DM比PM更多见。

一、病因和发病机制

(一)病因

本病病因未明,目前多认为是在某些遗传易感个体中,感染与非感染环境因素所诱发,由免疫介导的一组疾病。

1.遗传因素

研究发现,有HLA-DR3的人患炎症性肌病的风险高,抗Jo-1抗体阳性的患者均有HLA-DR52,包涵体肌炎可能与HLA-DR,DR6和DQ1关系更密切。IIM还可能与其他非HLA免疫反应基因(如细胞因子及其受体,包括TNF-α、白细胞介素-1TNF受体-1等)、补体C_4、C_2等有关。

2.病毒感染

动物模型发现病毒在IIM中的作用。给新生的瑞士鼠注射柯萨奇病毒B1或给成熟的、BALB/C鼠注射心肌炎病毒221A,可产生剂量依赖的PM模型。患者在感染了细小核糖核酸病毒后,可逐渐发生慢性肌炎。

3.免疫异常

IIM患者体内可检测到高水平的自身抗体,如肌炎特异性抗体,其中抗Jo-1抗体最常见。PM/DM常伴发其他自身免疫病,如桥本甲状腺炎、突眼性甲状腺肿、重症肌无力、1型糖尿病、原发性胆汁性肝硬化、系统性红斑狼疮、系统性硬化病等。

(二)发病机制

1.IIM属于自身免疫病范畴证据

IIM的确切发病机制还不清楚,普遍认为IIM属于自身免疫病范畴,其证据为:

(1)包括肌炎特异性自身抗体在内的一系列自身抗体的检出。

(2)常与其他自身免疫病合并。

(3)骨骼肌抗原免疫动物可发生炎性肌病。

(4)IIM患者外周血淋巴细胞呈肌毒性,并呈现其他免疫学异常。

(5)激素等免疫抑制剂治疗有效。

2.IIM组织病理学改变主要表现为三个方面

(1)肌肉炎性浸润为特征性表现。炎性细胞以淋巴细胞为主,巨噬细胞、浆细胞、嗜酸性粒细胞、嗜碱性粒细胞和中性粒细胞也可出现,浸润位于间质,血管周围。

(2)肌纤维变性、坏死、被吞噬。初期轻度改变可见个别肌纤维肿胀,呈灶性透明变性或颗粒变性。在进行性病变中肌纤维可呈玻璃样、颗粒状和空泡变性,甚至坏死。

(3)可见肌细胞再生及胶原结缔组织增生。

PM和DM免疫病理不同,细胞免疫在PM的发病中起主要作用,典型的浸润细胞为$CD8^+$T细胞,常聚集于肌纤维周围的肌内膜区,体液免疫在DM发病中起更大作用,主要为B细胞和$CD4^+$T细胞浸润肌束膜、肌外膜和血管周围,肌束周围的萎缩更常见于DM。皮肤病理改变无显著特异性,主要表现为表皮轻度棘层增厚或萎缩,基底细胞液化变性。

二、临床表现

多发性肌炎和皮肌炎的主要临床表现是对称性四肢近端肌无力。常隐袭起病,病情于数周、数月甚至数年发展至高峰。全身症状可有发热、关节肿痛、乏力、厌食和体质量减轻。

(一)骨骼肌受累

近端肢体肌无力为其主要临床表现,有些患者伴有自发性肌痛与肌肉压痛。骨盆带肌受累时出现髋周及大腿无力,难以蹲下或起立,肩胛带肌群受累时双臂难以上举,半数发生颈部肌肉无力,有1/4的患者可见吞咽困难,四肢远端肌群受累者少见,眼肌及面部肌肉几乎不受影响。

(二)皮肤受累

皮疹可出现在肌炎之前、同时或之后,皮疹与肌肉受累程度常不平行。典型皮疹包括以下方面。

1.眶周皮疹(又称向阳性皮疹)

以上眼睑为中心的眶周水肿性紫红色斑,这种皮疹还可出现在颈前及上胸部"V"字形红色皮疹和肩颈后皮疹(披肩征)。

2.Gottron征

表现为四肢肘、膝关节伸侧面和内踝附近、掌指关节、指间关节伸面紫红色丘疹,逐渐融合成斑片状,有毛细血管扩张,色素减退,上覆细小鳞屑。

3."技工手"

部分患者双手外侧掌面皮肤出现角化、裂纹,皮肤粗糙脱屑,如同技术工人的手,称"技工手"。

4.甲周病变

甲根皱襞可见不规则增厚,毛细血管扩张性红斑,其上常见瘀点。本病皮疹通常无瘙痒及疼痛,缓解期皮疹可完全消失或遗留皮肤萎缩、色素沉着或脱失、毛细血管扩张或皮下钙化,皮疹多为暂时性,但可反复发作。此型约占特发性炎症性肌病的 35%。

(三)其他

可出现肺脏受累,如间质性肺炎、肺纤维化、吸入性肺炎等,表现为干咳、呼吸困难,少数患者有少量胸腔积液,大量胸腔积液少见,严重者出现呼吸衰竭,肺部受累是影响 IIM 预后的重要因素之一。累及心脏可出现无症状性心电图改变,心律失常甚至继发于心肌炎的心力衰竭。累及消化道可出现吞咽困难、饮水呛咳、反酸、食管炎、腹胀痛及吸收障碍等。

少数可累及肾脏,出现蛋白尿、血尿、肾衰竭等。发热,体质量减轻、关节痛、关节炎并不少见,由于肌肉挛缩可引起关节畸形。PM/DM 可伴发恶性肿瘤,以 DM 为多,可先于恶性肿瘤 1~2 年出现,也可同时或晚于肿瘤发生。发病年龄越高,伴发肿瘤机会越大,常见肿瘤是肺癌、卵巢癌、乳腺癌、胃肠道癌和淋巴瘤。PM/DM 可与系统性红斑狼疮、系统性硬化症或类风湿关节炎同时存在。

包涵体肌炎多见于中老年人,起病隐袭,进展缓慢,四肢远近端肌肉均可累及,多为无痛性,可表现为局限性、远端、非对称性肌无力,通常腱反射减弱或消失,可有心血管受累,以高血压为最常见。有 20% 患者出现吞咽困难,随着肌无力的加重,常伴有肌萎缩,肌电图呈神经或神经肌肉混合改变。特征性病理变化是肌细胞质和(或)核内有嗜碱性包涵体和镶边空泡纤维,电镜下显示肌纤维内有管状细丝或淀粉样细丝包涵体。

三、辅助检查

(一)一般检查

血常规可见白细胞增高,红细胞沉降率增快,补体 C_3、C_4 减少,血肌酸增高,肌酐下降,血清肌红蛋白增高,尿肌酸排泄增多。

(二)血清肌酶谱

肌酸激酶(CK)、醛缩酶、天门冬氨酸氨基转移酶、丙氨酸氨基转移酶、乳酸脱氢酶增高,尤以 CK 升高最敏感。CK 可以用来判断病情的进展情况和治疗效果,但是与肌无力的严重性并不完全平行。由于这些酶也广泛存在于肝、心脏、肾等脏器中,因此对肌炎诊断虽然敏感性高,但特异性不强。

(三)自身抗体

大部分患者抗核抗体阳性,部分患者类风湿因子阳性,伴发干燥综合征或系统性红斑狼疮的患者中可见抗 SSA 抗体和 SSB 抗体阳性,伴发系统性硬化症的患者中可见 Scl-70 抗体阳性。近年研究发现了一类肌炎特异性抗体(MSA)。

1.抗氨酰 tRNA 合成酶抗体(抗 Jo-1、EJ、PL-12、PL-7 和 OJ 抗体等)

其中检出率较高的为抗 Jo-1 抗体。此类抗体阳性者常表现为肺间质病变、关节炎、"技工手"和雷诺现象,称之为"抗合成酶综合征"。

2.抗 SRP 抗体

抗 SRP 抗体阳性的患者常表现为急性发作的严重肌炎,且常伴有心脏受累,可无皮肤症状,肺间质病变少见,关节炎与雷诺现象极少见,对激素反应不佳。此抗体阳性虽对 PM 更具特异性,但敏感性很差。

3.抗 Mi-2 抗体

是对 DM 特异的抗体,此抗体阳性者 95% 可见皮疹,但少见肺间质病变,预后较好。

(四)肌电图

肌电图可早期发现肌源性病变,对肌源性和神经性损害有鉴别诊断价值。本病约 90% 病例出现肌电图异常,典型肌电图呈肌源性损害:表现为低波幅,短程多相波;插入(电极)性激惹增强,表现为正锐波,自发性纤颤波;自发性、杂乱、高频放电。

(五)肌活检

肌活检病理在 PM/DM 的诊断和鉴别诊断中占重要地位。约 2/3 病例呈典型肌炎病理改变;另 1/3 病例肌活检呈非典型变化,甚至正常。免疫病理学检查有利于进一步诊断。

四、诊断要点

目前诊断 PM/DM 大多仍采用 Bohan/Peter 的诊断标准:

(1)对称性四肢近端肌无力。

(2)肌酶谱升高。

(3)肌电图示肌源性改变。

(4)肌活检异常。

(5)皮肤特征性表现。

前 4 条具备 3 条加第 5 条者为确诊皮肌炎。仅具备前 4 条者为确诊多发性肌炎。前 4 条具备 2 条加第 5 条者为"很可能皮肌炎"。具备前 4 条中 3 条者为"很可能多发性肌炎"。前 4 条具备 1 条加第 5 条者为"可能皮肌炎"。仅具备前 4 条中 2 条者为"可能多发性肌炎"。在诊断前应排除肌营养不良、肉芽肿性肌炎、感染、横纹肌溶解、代谢性疾病、内分泌疾病、重症肌无力、药物和毒物诱导的肌病症状等。

临床及活组织检查证实有皮肌炎皮肤改变,但临床及实验室检查无肌炎证据,称为无肌病性皮肌炎。可能是疾病早期或"只有皮肤改变阶段",或是一种亚临床类型皮肌炎。

五、治疗要点

治疗应遵循个体化原则,治疗开始前应对患者的临床表现进行全面评估。

(一)一般性治疗

支持疗法、对症处理等不容忽视。有呼吸肌、吞咽肌受累的患者,呼吸道的护理、必要时机械通气,胃肠道或静脉营养支持,维持水、电解质酸碱平衡,防治感染、抗生素合理使用等至关重要。重症患者应卧床休息,但应早期进行被动运动和功能训练,随着肌炎好转,应逐渐增加运动量,以促进肌力恢复。

(二)糖皮质激素

到目前为止,糖皮质激素仍然是治疗 PM/DM 的首选药物,一般可口服泼尼松(龙),1～2mg/(kg·d),经治 1～4 周病情即可见改善,缓慢减量,常需一年以上,约 90% 病例病情明显改善,部分患者可完全缓解,但易复发。对重症者可用甲泼尼龙静脉滴注,方法是甲泼尼龙每日 500～1000mg,静脉滴注,连用 3 天。

(三)免疫抑制剂

对糖皮质激素反应不佳者可加用氨甲蝶呤每周 5～25mg,口服、肌内注射或静脉注射;或加用硫唑嘌呤 2～3mg/(kg·d),重症患者免疫抑制剂可以联合应用;环磷酰胺有一定疗效,但远期疗效及肺间质病变者疗效不肯定。皮肤损害者可加用羟氯喹。

(四)静脉注射免疫球蛋白

对危重症状可用大剂量免疫球蛋白静脉冲击治疗,常规治疗剂量是 0.4g/(kg·d),每月用 5d,连续用 3～6 个月以维持疗效,不良反应少。

(五)生物制剂

近年来,生物制剂如 CD20 单抗等应用于少数病例并取得较好疗效,但还需要进一步临床验证。

六、护理评估

(一)皮肤症状

有无典型的皮疹(眶周紫红色、Gottron 征、V 形征、披肩征、技工手、皮下钙质沉着)。

(二)肌肉症状

有无近端肌肉对称性肌痛和肌无力,是否有颈肌、咽肌、呼吸肌无力,并逐渐加重,有无进行性肌萎缩。

(三)关节症状

关节肿痛。

(四)全身症状

晨僵、发热、乏力、食欲缺乏、体质量下降。

(五)呼吸系统症状

干咳、呼吸困难等呼吸道受累症状。

(六)消化系统症状

吞咽困难,进食性呛咳等。

(七)心血管症状

胸闷、心悸和端坐呼吸。

七、护理诊断/合作性问题

(一)躯体移动障碍

与肌无力、肌萎缩有关。

(二)皮肤完整性受损

与血管和肌肉的炎性反应有关。

(三)气体交换受损

与肺纤维化肺炎有关。

(四)自理缺陷

与肌肉的炎性反应有关。

(五)焦虑

与对本病的病程及治疗方案不了解有关。

(六)有废用综合征的危险

与肌无力、肌萎缩有关。

(七)有吞咽困难的危险

与咽喉及食管、腭部肌肉病变有关。

(八)有呼吸困难的危险

与膈肌、呼吸肌受累有关。

八、护理目标

(1)能进行基本的日常活动和工作,及时满足患者的生活需要。

(2)患者学会自我护理皮肤的方法。

(3)保持呼吸道通畅,患者能有效呼吸。

(4)患者了解预防感染的措施。

(5)焦虑程度减轻。

(6)吞咽、呼吸功能有改善。

九、护理措施

(一)一般护理

1.饮食护理

给予营养丰富易消化、高蛋白、高维生素,尤其是含维生素 C、E 较高的饮食,以促进机体蛋白的合成,加强肌力恢复。对于有吞咽困难者,予以半流质或流质饮食,采用少食多餐缓慢进食。对咀嚼和吞咽困难者给予半流质或流质饮食,少量进食,以免呛咳,引起吸入性肺炎,必要时给予鼻饲。

2.休息与活动

急性期有肌痛、肌肉肿胀和关节疼痛者应绝对卧床休息,以减轻肌肉负荷和损伤。病情缓解后根据肌力情况进行功能锻炼。

(1)肌力Ⅱ级以下的患者:施以被动性运动,帮助患者完成关节运动,运动的关节和活动范围以引起轻微疼痛为限,按摩肌肉,防止肌肉萎缩。

(2)肌力Ⅱ级的患者:施以辅助性主动运动,给予一定的外力协助患者完成关节运动,但施力不可过多,以能协助患者完成平稳运动为度,所施外力应随患者肌力恢复逐渐减少。

(3)肌力Ⅲ级的患者:进行主动运动,观察并指正患者的错误动作或代偿动作,完全由患者自行完成动作过程,鼓励患者生活自理。

(4)肌力Ⅳ级的患者:进行阻力主动运动,患者在进行主动运动时,给予受训练肌肉的相关部位一定的阻力。

(5)对于肌力Ⅰ~Ⅱ级的患者:应定时协助翻身,防止压疮发生。对肌无力的肢体应协助被动活动,并可配合温水浴按摩、推拿、理疗等治疗方法,缓解肌肉萎缩,提高协调能力,帮助恢复肌力。

3.皮肤护理

防止皮肤感染是重要环节,有皮疹的患者嘱咐患者勿搔抓,预防感染。

防治日光照射。夏季外出穿长袖衣裤,带遮阳伞防止皮疹加重。注意环境清洁,每日更换衣裤及被单,减少感染机会。急性期患者皮肤红肿,局部要保持清洁干燥,避免擦伤。对于皮损局部每日清洁,尽量暴露皮损部位,不予包裹,以防加重皮肤损伤,有水泡时可涂用炉甘石洗剂,有渗出时用3%硼酸溶液湿敷。伴感染者,可根据局部温度、分泌物的颜色、气味等判断感染情况,必要时进行细菌培养和使用合理的抗生素。

4.日常生活护理

(1)卧床期间落实好生活护理:协助患者在床上进餐、洗漱、解大小便等。

(2)患者经常使用的物品放在易于取放的地方,以减少体力消耗。

(3)呼叫器放在患者手边,听到呼叫即予帮助。

(4)病情允许者鼓励其适当活动,如梳头、下蹲运动、用手握健身球等,但应避免过劳。

(5)声音嘶哑时可用纸笔书写交谈,或用手语方式进行交流。

(6)吞咽有障碍时,遵医嘱静脉补液,加强营养。必要时鼻饲,吞咽功能如有恢复可逐渐给予进食,速度不宜过快。

(二)病情观察

注意观察疼痛肌肉的部位,关节症状,是否伴有发热、呼吸困难、心律失常等变化,加强病情观察,做好抢救准备,如发绀、呼吸困难、呼吸衰竭时应及时给予吸氧,必要时备抢救仪器及用物如呼吸机、气管切开包、抢救用药等置于床旁。病变累及心肌,有心功能不全或传导功能失常时则按心功能不全抢救及治疗心律失常。观察药物的疗效及毒副反应。

(三)心理护理

关心理解患者,耐心倾听患者的诉说,并给予疏导。耐心讲解病情及治疗方案,让患者安心配合治疗。向患者婉言说明焦虑对身心健康的影响,鼓励患者放下思想包袱,勇敢地面对现实。对患者的合作与进步给予肯定和鼓励,增强其治病信心。

十、健康指导

(一)饮食

少食多餐、低盐,优质高蛋白、高热量、高维生素、易消化的软食,半流质或流质饮食,忌辛辣刺激食物。

(二)避免诱因

避免寒冷、药物、感染、精神创伤、情绪激动、过劳等诱发因素。

(三)药物

告知药物作用和不良反应,遵医嘱坚持正确服药,勿自行停药或减量。

(四)活动

根据病情有计划地进行活动与锻炼,劳逸适度,保证充足的睡眠。

(五)自我监测病情

告知患者及其家属病情危重的征象,如呼吸肌、咽肌无力等,一旦发生病情变化,应及时就医。

(六)复查

门诊随访,定期复查血压,肝、肾功能,血常规等。

第十一节　系统性硬化病的护理

系统性硬化症(SSc)也称为硬皮病,是一种原因不明的全身性结缔组织病,临床上以局限性或弥散性皮肤增厚和纤维化为特征。除皮肤受累外,也可影响心、肺、肾、和消化道等内脏器官,引起多系统损害。

女性多见,多数发病年龄在 30～50 岁。根据患者皮肤受累的情况将 SSc 分为 5 种亚型。①局限性皮肤型 SSc:皮肤增厚限于肘(膝)的远端,但可累及面部、颈部;②CREST 综合征:局限性皮肤型 SSc 的一个亚型,表现为钙质沉着,雷诺现象,食管功能障碍,指端硬和毛细血管扩张;③弥散性皮肤型 SSc:除面部、肢体远端外,皮肤增厚还可累及肢体近端和躯干;④无皮肤硬化的 SSc:无皮肤增厚的表现,但有雷诺现象、SSc 特征性的内脏表现和血清学异常;⑤重叠综合征:弥散或局限性皮肤型 SSc 与其他诊断明确的结缔组织病同时出现,包括系统性红斑狼疮、多发性肌炎/皮肌炎或类风湿关节炎。

本病呈世界性分布。发病高峰年龄为 30～50 岁;儿童相对少见,局限性者则以儿童和中年发病较多。女性多见,男女比例为 1:(3～14)。患病率为(50～300)/100 万人口,发病率每年为(2.3～22.8)/100 万。

一、病因和发病机制

(一)病因

一般认为与遗传易感性和环境因素等多种因素有关。

1.遗传

尚不肯定。有研究显示与 HLA－Ⅰ类基因相关,如 HLA－DR1、DR2、DR3、DR5、DR8、DR52 等位基因和 HLA－DQA2,尤其是 HLA－DR1 相关性明显。

2.环境因素

目前已经明确,一些化学物质如长期接触聚氯乙烯、有机溶剂、环氧树脂、L－色氨酸、博来霉素、喷他佐辛等可诱发硬皮样皮肤改变与内脏纤维化。该病在煤矿、金矿和与硅石尘埃相接触的人群中发病率较高。这些都提示 SSc 的病因中,环境因素占有很重要的地位。

3.性别

本病育龄妇女发病率明显高于男性,故雌激素与本病发病可能有关。

4.免疫异常

SSc 存在广泛的免疫异常。移植物抗宿主病可诱发硬皮样改变,提示与免疫异常有关。近年来研究发现,提示病毒抗原与自身抗原的交叉反应促使本病的发生,因此可能与感染有关。

可见,本病可能是在遗传基础上反复慢性感染导致自身免疫性疾病,最后引起的结缔组织代谢及血管异常。

(二)发病机制

尚不清楚。目前认为是由于免疫系统功能失调,激活、分泌多种自身抗体细胞因子等引起。

血管内皮细胞损伤和活化,进而刺激成纤维细胞合成胶原的功能异常,导致血管壁和组织的纤维化。受累组织广泛的血管病变、胶原增生、纤维化,是本病的病理特点。

(1)血管病变主要见于小动脉、微细动脉和毛细血管。由于血管壁内皮细胞和成纤维细胞增生,以致血管腔狭窄、血流淤滞,至晚期指(趾)血管数量明显减少。皮肤早期可见真皮层胶原纤维水肿与增生,有淋巴细胞、单核或(和)巨噬细胞、浆细胞和朗格汉斯细胞散在浸润。

(2)随着病情进展,水肿消退,胶原纤维明显增多,有许多突起伸入皮下组织使之与皮肤紧密粘连,表皮变薄,附件萎缩,小动脉玻璃样变。

(3)心脏可见心肌纤维变性和间质纤维化,血管周围尤为明显。纤维化累及传导系统可引起房室传导障碍和心律失常。可见冠状动脉小血管壁增厚和心包纤维素样渗出。

(4)肾损害表现为肾入球小动脉和叶间动脉内皮细胞增生以及血管壁的纤维化坏死,以致肾皮质缺血坏死。肾小球也可有病变。

二、临床表现

(一)早期表现

早期起病隐匿。约 70% 的患者首发症状为雷诺现象,可先于本病的其他表现(如关节炎、内脏受累)几个月甚至 15 年(大部分 5 年内)出现。

(二)皮肤

皮肤病变为本病标志性特点,呈对称性。一般先见于手指及面部,然后向躯干蔓延。

典型皮肤病变一般经过三个时期：

1.肿胀期

皮肤病变呈非可凹性肿胀，有些患者可有皮肤红斑，皮肤瘙痒，手指肿胀像香肠一样，活动不灵活，手背肿胀，逐渐波及前臂。

2.硬化期

皮肤逐渐变厚、发硬，手指像被皮革裹住，皮肤不易被提起，两手不能握紧拳头。皮肤病变可以逐渐向手臂、颈部、上胸部、腹部及背部蔓延，两腿很少受累。面部皮肤受损造成正常面纹消失，使面谷刻板，鼻尖变小，鼻翼萎缩变软，嘴唇变薄、内收，口周有皱褶，张口度变小，称"面具脸"，为本病特征性表现之一。

3.萎缩期

经5～10年后进入萎缩期。皮肤萎缩，变得光滑但显得很薄，紧紧贴在皮下的骨面上，关节屈曲挛缩不能伸直，还可出现皮肤溃疡、疼痛且不易愈合。受累皮肤可有色素沉着或色素脱失，头发毛囊处没有色素，形成黑白相间改变，称"椒盐征"，也可有毛细血管扩张，皮下组织钙化。指端由于缺血，导致指垫组织丧失，出现下陷、溃疡、瘢痕，指骨溶解、吸收。

（三）关节、肌肉

60%～80%病例关节周围肌腱、筋膜、皮肤纤维化可引起关节疼痛。关节炎少见，只有少数病例出现侵蚀性关节炎。腕腱鞘纤维性增厚可表现为腕管综合征。晚期由于皮肤和腱鞘纤维化，发生挛缩而使关节僵，固定在畸形位置，关节屈曲处皮肤可发生溃疡。主要见于指间关节，但大关节也可发生。皮肤严重受累者常有肌无力，多为失用性肌萎缩或累及肌肉，后者有以下两种类型：一为无或仅轻度肌酶升高，病理表现为肌纤维被纤维组织代替而无炎症细胞浸润；另一种则为典型多发性肌炎表现。

（四）胃肠道

约70%患者出现消化道异常。食管受累最常见，表现为吞咽食物后有发噎感，以及胃灼热感、夜间胸骨后痛，这些均为食管下段功能失调、括约肌受损所致。反流性食管炎还可引起狭窄。胃部和肠道可出现毛细血管扩张，引起消化道出血。胃部扩张的黏膜下毛细血管在内镜下呈宽条带，被称为"西瓜胃"。十二指肠与空肠、结肠均可受累，因全胃肠低动力症，使蠕动缓慢，肠道扩张，肠道憩室，肠内容物淤滞，有利于细菌繁殖，导致吸收不良综合征。偶有憩室穿孔而出现急腹症，以及肛门括约肌受损而引起大小便失禁。

（五）肺部

2/3以上的患者有肺部受累，是本病最主要的死亡原因。早期多数没有症状。最早出现的症状为活动后气短。最常见的肺部病变为肺间质纤维化，导致肺功能下降以至通气障碍，表现为：

（1）弥散功能障碍。

（2）最大呼气中期流速减慢。

（3）残气/闭合气量增加。

另一较为多见的病变是肺动脉高压,是由于肺动脉和微动脉内膜纤维化和中膜肥厚导致狭窄和闭塞造成,最终进展为右心衰竭。其预后非常差,平均生存期不到 2 年。肺间质纤维化多见于弥散型,而肺动脉高压则多见于 CREST 综合征中。

(六)心脏

心脏病变包括心包、心肌、心传导系统病变,与心肌纤维化有关。最常见为缓慢发展的无症状心包积液,发生率为 16%～40%。心肌受损多见于弥散皮肤型,表现为呼吸困难、心悸、心前区痛等,还可见不同程度的传导阻滞和心律失常。临床心肌炎和心包填塞不多见。有心肌病变者预后差。

(七)肾

肾脏损害提示预后不佳,应引起早期重视。多见于弥散型的早期(起病 4 年内)。表现为蛋白尿、镜下血尿、高血压、内生肌酐清除率下降、氮质血症等。有时可突然出现急进性恶性高血压和(或)急性肾衰竭。上述两种情况均称为硬皮病肾危象,也是本病的主要死亡原因。

(八)其他

本病常伴有眼干和(或)口干症状。神经系统受累多见于局限型,包括三叉神经痛、腕管综合征、周围神经病等。本病与胆汁性肝硬化及自身免疫性肝炎相关密切。约半数出现抗甲状腺抗体,可伴甲状腺功能低下。

三、辅助检查

(一)一般检查

一般无特殊异常。红细胞沉降率正常或轻度升高,可有轻度血清白蛋白降低、免疫球蛋白增高。

(二)免疫学检查

90% 以上 ANA 阳性。抗拓扑异构酶抗体是本病的特异性抗体,见于 20%～56% 病例。抗心磷脂抗体(ACA)则多见于局限型,尤其在 CREST 综合征较多见。抗 Scl-70 阳性者较阴性者肺间质纤维化多见。抗核仁抗体阳性率为 30%～40%,以弥散型多见。包括抗 RNA 聚合酶 I/III 抗体、抗 PM-Scl 等。抗 RNP 抗 SSA 抗体亦时有出现,但抗 dsDNA 抗体阳性少见。约 30% 的患者类风湿因子阳性。

(三)病理检查

硬变皮肤活检可见网格状真皮致密胶原纤维增多,表皮变薄,表皮突消失,皮肤附属器萎缩。真皮和皮下组织可见 T 细胞大量聚集。

(四)影像学检查

食管受累者,吞钡透视可见食管蠕动减弱或消失,以至整个食管扩张或僵硬。肺间质纤维化的患者常规胸片显示蜂窝状变化,高分辨率 CT 对早期病变最为敏感。无创性超声心动检查可发现早期肺动脉高压。

四、诊断要点

根据雷诺现象、皮肤表现、内脏受累以及特异性抗核抗体(抗 Scl-70 抗体和 ACA)等,诊断一般不难。1980 年美国风湿病学会制定的 SSc 分类诊断标准可供参考。

(一)主要指标

近端皮肤硬化:对称性手指及掌指或跖趾近端皮肤增厚、紧硬,不易提起。类似皮肤改变同时累及肢体的全部、颜面、颈部和躯干。

(二)次要指标

1.指端硬化

硬皮改变仅限于手指。

2.指端凹陷性瘢痕或指垫变薄

由于缺血导致指端有下陷区,或指垫消失。

3.双肺底纤维化

标准立位胸片双下肺出现网状条索、结节、密度增加,亦可呈弥散斑点状或蜂窝状,并已确定不是由原发于肺部疾病所致。

具备上述主要指标或≥2 个次要指标者,可诊断为 SSc 综合征。

五、治疗要点

本病尚无特效药物。早期治疗的目的在于阻止新的皮肤和脏器受累,而晚期治疗的目的在于改善已有的症状。控制现有症状,防止重要脏器损害,减缓疾病进展。全身应用激素、免疫抑制剂和青霉胺、扩血管、抗凝改善血循环及对症治疗。

(一)雷诺现象的治疗

戒烟,手足保暖。

(二)糖皮质激素

糖皮质激素对本症效果不显著,通常对皮肤病变的早期(水肿期)、关节痛、炎性肌病、间质性肺病的炎症期有一定疗效;糖皮质激素与 SSc 肾危象的风险增加有关,应用时需仔细监测血压和肾功能。

(三)免疫抑制剂

免疫抑制剂主要用于合并脏器受累时。常用的有环孢素 A、环磷酰胺、硫唑嘌呤、氨甲蝶呤等,有报道氨甲蝶呤可改善早期弥散型 SSc 的皮肤硬化,与糖皮质激素合并应用,常可提高疗效和减少糖皮质激素用量。

(四)传统的抗纤维化治疗

传统的抗纤维化治疗有 D 青霉胺。早期使用可能减轻硬皮,减少肾受累和肺间质纤维化。目前对其疗效还有质疑。其他如秋水仙碱、α—干扰素等为试验性治疗。

(五)肺间质纤维化

早中期可用糖皮质激素以抑制局部免疫反应,同时静脉用药或口服环磷酰胺,连续 2 年,可能有助于改善肺功能和肺间质病变。

(六)合并肺动脉高压

合并肺动脉高压包括氧疗、利尿剂和强心剂以及抗凝、血管扩张剂,有钙通道阻滞剂、前列环素及其类似物,内皮素－1受体拮抗剂及5型磷脂二酯酶抑制剂等。内皮素－1受体拮抗剂治疗 SSc 相关的肺动脉高压,是治疗心功能Ⅲ~Ⅳ级肺动脉高压首选治疗。

(七)肾危象

用血管紧张素转换酶抑制剂治疗可能有效果,肾衰竭可行血液透析或腹膜透析治疗。即使患者已经开始透析治疗,仍应继续应用血管紧张素转换酶抑制剂。

(八)可用抗酸药以保护食管黏膜

对反流性食管炎要少食多餐,餐后取立位或半卧位。

可服用质子泵抑制剂降低胃酸。如有吞咽困难、早饱等胃肠运动功能障碍的表现,可应用促胃肠动力药物。营养不良者应积极补充蛋白质、维生素和微量元素。

(九)有肌肉、关节疼痛者可给予非甾体抗炎药

有肌炎者需用糖皮质激素,甚至加用免疫抑制药物。

六、护理评估

(一)皮肤评估

评估皮肤的颜色、温度、湿度、弹性,有无红、肿、疼痛,近端肢体及面部、颈部、躯干的皮肤是否增厚、紧绷、肿胀、硬化。指尖有无凹陷性瘢痕、雷诺现象。皮肤的完整性受损、溃疡及溃疡面的大小。

(二)消化道症状

胸骨后灼热、反酸、疼痛,吞咽困难,腹痛、腹胀、腹泻便秘交替,尿便失禁,食管反流。

(三)心脏方面

有无心悸、胸闷、胸痛、夜间呼吸困难。

(四)硬皮病肾危象

视力下降,恶性高血压,头痛,呕吐,抽搐,急性肾衰竭。

七、护理诊断/合作性问题

(一)周围组织灌注改变

与血管病变有关。

(二)关节疼痛

与炎症反应有关。

(三)关节强直

与皮肤和腱鞘纤维化有关。

(四)皮肤完整性受损

与血管病变、皮肤病变、感染有关。

(五)活动无耐力

与疼痛、慢性疾病有关。

(六)潜在并发症:肾危象

与肾血管硬化、肾皮质硬化致内分泌功能紊乱有关。

（七）潜在并发症

感染与长期服用激素有关。

八、护理目标

（1）保持最佳周围组织灌注，表现为指、趾颜色正常。

（2）疼痛减轻或消失。

（3）关节强直程度减轻，能进行日常活动。

（4）患者皮肤完整无损害。

（5）口腔黏膜完整无改变，养成良好的口腔卫生习惯。

（6）保持轻松，消除乏力感。

（7）严密观察病情变化，及时发现并发症。

九、护理措施

（一）一般护理

1.心理护理

（1）帮助患者正确认识疾病，掌握自我护理知识。

（2）协助患者完成日常活动，提高生活质量。

（3）教会患者自我放松的方法，鼓励患者保持健康乐观向上的情绪，树立长期治疗的信心。

（4）鼓励患者多参加集体活动，发挥社会支持系统的作用。

（5）多与患者交流，鼓励患者表达自身感受，评估其心理动态，进行针对性心理护理。

2.饮食护理

（1）宜给予高蛋白、高热量、高维生素、清淡可口、易消化的低盐饮食，少食多餐。多食新鲜水果、蔬菜。

（2）戒酒、戒烟，忌辛辣及刺激性食物。

（3）根据病情的变化而选择普食、半流质或流质饮食。

（4）指导患者少食多餐，细嚼慢咽，进食时尽量取坐位，或取头高脚低 20°斜坡卧位以减少胃－食管反流，必要时给抗反流药物治疗。休息时适当抬高头部，以免发生呛咳造成窒息。

（5）吞咽困难者可给予半流质饮食或糊状易消化的食物，严重困难者可留置鼻饲管，保证营养供给。

3.环境与休息

（1）避免阴冷潮湿的居住环境，注意保暖。

（2）卧床休息，保证充足睡眠。

（二）专科护理

1.常见症状、体征的护理

（1）皮肤护理：肢端保暖，避免外伤，肢端、关节处避免摩擦，以免发生溃疡。对已发生的溃疡，避免感染，加强换药。清洁皮肤时使用中性清洁剂，浴后皮肤涂润肤品，预防干裂。

（2）消化道护理：予清淡可口、易消化、营养丰富饮食，少吃多餐，避免夜间进食。必要时予以流质饮食、鼻饲或胃肠外营养。进食后不可立即卧床,应采取头高脚低位,减少食物反流。

(3)视觉障碍感觉障碍时外出要有陪伴,经常检查感觉障碍部位有无损伤,保证患者安全。

(4)心、肺部护理:吸氧,监测肺功能。预防感冒,避免肺部感染,必要时可以雾化,加强拍背排痰。呼吸肌麻痹者,应做气管切开,使用人工呼吸器并做相应的护理。

(5)肾脏护理:监测肾功能、控制高血压、予低盐优质低蛋白饮食。

2.功能锻炼

目的是防止肌肉萎缩和关节僵硬,维持正常活动能力。

(1)功能锻炼以患者能耐受为宜,强度与幅度应循序渐进。

(2)鼓励患者可在床上进行屈伸肘、双臂、膝、上臂的旋转及抬腿等运动。病情缓解后可下床活动,注意安全。

(3)对关节僵硬者应予以按摩、热浴、辅以物理治疗。

3.用药护理

(1)告知患者坚持正规用药的重要性,不要自行换药、停药。

(2)讲解用药方法及注意事项,提高患者依从性。

(3)观察药物疗效及不良反应。

十、健康指导

(一)饮食

合理饮食,以高蛋白、高热量、高维生素、清淡可口、易消化的低盐饮食,多食新鲜水果、蔬菜、少食多餐。

(二)避免诱因

避免寒冷、药物、感染、精神创伤、过劳等诱发因素。

(三)药物

严格遵医嘱服药,了解药物不良反应及防护措施,禁止使用对病情不利或对受累脏器有损害的药物。禁用血管收缩剂。

(四)日常生活指导

皮肤注意多涂油剂保护,避免外伤等导致的溃疡,穿宽松柔软的衣服,戴手套,穿厚袜子。保证休息,避免过劳。病情允许的情况下,做一些力所能及的活动,以防止关节变形和肌肉萎缩。可给予按摩、理疗、药浴等辅助治疗措施。预防感冒,保证足够的营养,增强抵抗力。心情舒畅、情绪稳定,树立战胜疾病的信心。

(五)自我监测

学会自我病情监测,病情加重时,及时就医。

(六)复查

门诊随访,定期复查。

第十章 常见老年慢性疾病护理

第一节 脑卒中

一、康复措施

偏瘫的康复过程一般须经历5期：早期、软瘫期、痉挛期、相对恢复期和后遗症期。

(一)早期的康复

脑卒中的早期是指发病的头几天，康复护理措施应早期介入，但以不影响临床抢救、不造成病情恶化为前提。目的是预防并发症和继发性损害，同时为下一步功能训练做准备。

1.良姿位

床上良姿位是早期治疗中极其重要的方面，良姿位能预防和减轻上肢屈肌、下肢伸肌的典型痉挛模式的出现和发生，这种痉挛模式会妨碍患者日后上肢的日常生活活动及步行时屈膝，易形成划圈步态。一般每1~2h更换1次体位，以预防褥疮、肺部感染及痉挛模式的发生。

(1)健侧卧位：健侧在下，患侧在上，患者头部垫枕，胸前放一枕头，患侧上肢向前伸出，肩关节屈曲90°，患侧肘关节伸展，腕、指关节伸展放在枕上。患侧下肢髋、膝关节自然屈曲向前，放在身体前面另一枕上。健侧肢体自然放置，后背置一枕头以支撑。

(2)患侧卧位：患侧在下，健侧在上，躯干稍向后旋转，后背用枕头支撑。患臂前伸，肩关节屈曲，肘、腕关节伸展，手指张开，掌心向上。患腿髋关节略后伸，膝关节轻度屈曲。健侧上肢放在身上或后边的枕头上，避免放在身前。健腿屈髋、屈膝向前，腿下放一枕头支撑。患侧卧位可增加对患侧的知觉刺激输入，并使整个患侧被拉长，从而减少痉挛。

(3)仰卧位：患者头部垫枕，面部朝向患侧。患侧肩胛下放一枕头，使肩上抬前挺，上臂外旋稍外展，肘与腕均伸直，掌心向上，手指伸直并分开，整个上肢放在枕头上。患侧臀部、大腿下面放一枕头，其长度要足以支撑整个大腿外侧以防下肢外旋。膝关节稍垫起使之微屈并向内，足底不放任何东西，以防止增加不必要的伸肌模式的反射活动。

2.被动运动

如病情较稳定，在病后第3~4d起患肢所有的关节（包括健侧肢体）都应做全范围的关节被动运动，每日2~3次，直到主动运动恢复，以防关节挛缩、肌肉萎缩。活动顺序由大关节到小关节循序渐进，缓慢进行，切忌粗暴，患者意识清醒后尽早开始做助力运动。

3.按摩

对患肢进行按摩可促进血液、淋巴回流，防止和减轻浮肿，同时又是一种运动感觉刺激，有利于运动功能恢复。按摩要轻柔、缓慢，有节律地进行，不使用强刺激性手法。对肌张力高的肌群用安抚性质的推摩;对肌张力低的肌群则予以摩擦和揉捏。

(二)软瘫期的康复

软瘫期亦称床上训练期,是指发病后的 2～3 周内,相当于 Brunnstrom 的Ⅰ期和Ⅱ期。通常在患者生命体征平稳后即可进行床上的主动康复运动训练。

1.翻身训练

尽早使患者学会向两侧翻身,以避免长期固定于一种姿势而出现压力性损伤及肺部感染等并发症。

(1)向健侧翻身:患者仰卧位双手交叉,患手拇指置于健手拇指之上(Bobath 式握手),或健手握住患手手腕,屈膝,健腿插入患腿下方。交叉的双手伸直举向上方,做左右侧方摆动,借助摆动的惯性,让双上肢和躯干一起翻向健侧。康复护理人员可协助其转动骨盆或肩胛。

(2)向患侧翻身:患者仰卧位双手 Bobath 式握手,向上伸展上肢(或健侧上肢放腹部),健侧下肢屈曲,双上肢左右侧方摆动,当摆向患侧时,顺势将身体翻向患侧。

2.桥式运动

在床上进行翻身训练的同时,必须加强患侧伸髋屈膝肌的练习。这对避免患者今后行走时出现偏瘫步态十分重要。

(1)双侧桥式运动:患者仰卧,帮助患者将双膝屈曲,双足靠拢平踏床面,让患者伸髋将臀抬离床面。如患髋外旋外展不能支持,则帮助将患膝稳定住。

(2)单侧桥式运动:当患者能完成双桥动作后,可让患者伸展健腿,患腿完成屈膝、伸髋、抬臀的动作。

(3)动态桥式运动:为了获得下肢内收和外展的控制能力,患者仰卧屈膝,双足踏住床面,双膝平行并拢,健腿保持不动,患腿做交替的幅度较小的内收和外展动作,并学会控制动作的幅度和速度。然后患腿保持中立位,健腿做内收、外展练习。还可以把健腿放在患腿上,完成抬臀动作,此为"负重桥式"。

3.坐位及坐位平衡训练

完成桥式运动后患者可由平卧位经患侧向坐位转移。尽早让患者坐起,能防止肺部感染、静脉血栓形成、褥疮等并发症,减少不良情绪。

(1)坐位耐力训练:部分长期卧床的患者,为避免突然坐起引起直立性低血压,首先应进行坐位耐力训练。先从半坐位(约 30°)开始,如患者能坚持 30min 并且无明显直立性低血压,则可逐渐增大角度(45°、60°、90°)、延长时间和增加次数,如患者能取 90°坐位 30min,则可进行从床边坐起训练。

(2)从床边坐起:患者先侧移至床边,将健腿插入患腿下,用健腿将患腿移于床边外,患膝自然屈曲。然后头向上抬,躯干向患侧旋转,健手横过身体,在患侧用手推床,把自己推至坐位,同时摆动健腿下床。必要时康复人员可以手拉患者健手,另一手握住并移动下肢下床。注意千万不能拉患肩。

(3)坐位平衡训练:患者患肢的髋关节和躯干肌还没有足够的平衡能力,因此坐起后常不能保持良好的稳定状态。帮助患者坐稳的关键是坐位平衡训练。静态平衡(一级平衡)训练包括左右平衡训练和前后平衡训练。

1)左右平衡训练:让患者坐位,康复人员坐于其患侧,一手放在患者腋下,一手放在其健侧腰部,嘱患者头部保持正直,将重心移向患侧,再逐渐将重心移向健侧,来回进行。

2)前后平衡训练:患者在康复人员的协助下身体向前或向后倾斜,然后慢慢恢复中立位,反复训练。静态平衡(一级平衡)完成后,进行自动动态平衡(二级平衡)训练,即要求患者的躯干能做前、后、左、右、上、下各方向不同角度的摆动运动。最后可进行他动动态平衡(三级平衡)训练,即在他人一定的外力推动下仍能保持平衡。

4.肩关节和肩胛带的活动

可帮助上肢运动功能的恢复,也可预防肩痛和肩关节挛缩。患者仰卧,以 Bobath 式握手,用健手带动患手上举,伸直患臂。坐位患者以 Bobath 式握手上举上肢,高举过头,然后将手放在头顶、头后方,再返回。

5.下肢控制能力训练

患者卧床期间进行下肢训练,可以改善下肢控制能力,为行走训练做准备。

(1)髋、膝屈曲练习:仰卧位,上肢置于体侧,康复人员用手握住患者的患足,使之背屈旋外,腿屈曲,并保持髋关节不外展外旋,待此动作阻力消失后再指导患者缓慢地伸展下肢。以后可将患肢摆放屈髋屈膝、足支撑在床上体位,并让患者保持这一体位,随着控制能力的改善,指导患者将下肢伸展。

(2)踝背屈练习:康复人员握住患者的踝部,自足跟向后向下加压,另一只手抬起脚趾使之背屈且保持足外翻位。当被动踝背屈抵抗逐渐消失后,要求患者主动保持该姿势,随后指导患者进行主动踝背屈练习。

(三)痉挛期的康复

痉挛的出现是疾病发展的规律,一般持续 3 个月左右,相当于 Brunnstrom Ⅱ期,可随意引起共同运动。此期的护理目标是控制痉挛和异常运动模式,促进分离运动的出现。

1.抗痉挛训练

大部分患者患侧上肢以屈肌痉挛占优势,下肢以伸肌痉挛占优势。表现为肩胛骨后缩,肩带下垂,肩内收、内旋,肘屈曲,前臂旋前,腕曲伴一定的尺侧偏,手指屈曲内收;骨盆旋后并上提,髋伸、外旋,膝伸,足趾属内翻,因此在进行训练时要特别注意:打破左右侧和上下肢之间的联合反应,即下肢用力时患侧上肢应伸展,上肢用力时下肢应属曲,指导卧床患者采用 Bobath 式握手(两手交叉紧握,患侧拇指在上)。上举上肢,使患侧肩胛骨向前,患肘伸直;坐位时指导患者将患肘伸直,手指伸展分开,撑于椅面上,然后将身体重心缓慢移至患侧或双手向后撑于桌面上;仰卧位时双腿屈曲,Bobath 式握手抱住双膝,将头抬起轻轻前后摆动使下肢更加屈曲,或双手向前触地,或双手推球练习。站立时,肘关节伸直,身体重心向前,下肢屈曲。此外,还可以进行桥式运动,也有利于下肢伸肌痉挛的减弱。

2.坐站转换及站立平衡训练

康复人员指导患者双手交叉,套在其颈后,双膝顶住患者的患膝,让患者屈髋、身体前倾,重心移至双腿,然后伸膝、伸髋、挺胸直立。患者负重能力加强后,可让患者双手交叉、屈髋、身体前倾,然后自行站立。完成坐站转换后,可对患者依次进行扶站、平行杠间站立、徒手站立及站立三级平衡训练。

3.步行训练

患者患腿向前迈步时,要求其躯干伸直,用健手扶栏杆,重心移至健腿,膝关节轻度屈曲。康复人员扶住其骨盆,帮助患侧骨盆向前下方运动,防止患腿迈步时外旋;当健腿向前迈步时,患者躯干伸直,健手扶栏杆,重心前移,康复人员站在患者侧后方,一手放置于患腿膝部,防止患者迈步时膝关节突然屈曲以及发生膝反张,另一手放置于患侧骨盆部,以防其后缩。健腿开始只迈至与患腿平齐位,随着患腿负重能力的提高,健腿可适当超过患足。

4.上下楼梯训练

原则为健足先上、患足先下。在进行训练前应给予充分的说明和示范,以消除患者的恐惧感。首先指导患者利用手杖帮助练习,上楼时,手杖和健足先放在上级台阶,伸直健腿,把患腿提到同一台阶;下楼时,手杖与患足先下到下一级台阶,然后健足迈下到同一级台阶。步态逐渐稳定后,指导患者用双手扶楼梯栏杆独自上下楼梯,患者将患手搭在楼梯扶手上,用健手按住,按健足先上、患足先下的原则,慢慢地一步一移上下楼梯。

5.上肢控制能力训练

上肢控制能力训练包括臂、肘、腕、手的训练。

(1)肘的控制训练:重点在于伸展动作上。患者仰卧或坐位,患侧上肢上举,尽量伸直肘关节,然后缓慢屈肘,用手触摸自己的口、对侧耳和肩。

(2)前臂的旋前、旋后训练:指导患者坐于桌前,用患手翻动桌上的扑克牌;亦可在任何体位让患者转动手中的一件小物件。

(3)手的抓握训练:指导患者用患手握小皮球击打放置在前边的物体,随着抓握能力的改善,可指导患者用患手握住一根木棍,患手放开,健手抓住,交替进行。

(四)相对恢复期的康复

此期患者逐渐纠正错误的运动模式,产生正确的运动模式。护理要点是指导患者进行改善手功能和改善步态的训练。

1.改善手功能训练

通过编织、绘画、陶瓷工艺、橡皮泥塑等训练两手协同操作能力;通过打字、砌积木、拧螺丝、拾小钢珠等训练手的精细动作,同时加强与日常生活动作有关的训练,以提高患者的综合能力。

2.改善步态训练

步态训练主要是加强站立平衡、屈膝和踝背屈训练,同时进一步完善下肢的负重能力,提高步行效率。

(五)后遗症期的康复

偏瘫患者经过大约1年的积极治疗和康复后,仍有部分患者留有不同程度的后遗症,主要表现为肢体痉挛、关节挛缩畸形、运动姿势异常等。此期康复护理的目的是指导患者继续训练和利用残余功能,指导家属尽可能地改善患者周围环境,争取最大限度的生活自理。

(1)维持性训练,进行维持功能的各项训练。

(2)指导正确使用辅助器,如手杖、步行器、轮椅、支具,以补偿患肢的功能。

(3)加强健侧的训练,以增强其代偿能力。

(4)对家庭环境做必要的改造,如门槛和台阶改成斜坡,蹲式便器改成坐式便器,厕所、浴室、走廊加扶手等。

第二节　帕金森病

一、安全护理

(1)设施的安全配备:给患者提供一个安全的环境,移开环境中的障碍物,病房地面及厕所要防滑,病房楼道门把附近的墙上、厕所及浴室增设扶手,将呼叫器放置在患者伸手可及处,防止跌倒、坠床的发生。

(2)定时巡视病房,及时了解患者生活所需,指导患者增强自我照顾能力。

(3)用餐时应防止呛咳或烫伤。避免使用玻璃和陶瓷制品,应使用金属餐具。大剂量左旋多巴可引起直立性低血压,患者注意不要突然起立,避免在一个地方站立较长的时间。

二、饮食指导

本病主要见于老年人,胃肠功能多有减退,可合并胃肠蠕动乏力、痉挛、便秘等症状。给予高热量、高蛋白质、富含纤维素和易消化的食物。多食含酪胺酸的食物如瓜子、杏仁、芝麻、脱脂牛奶等可促进脑内多巴胺的合成,多吃新鲜水果、蔬菜、谷物,多饮水,促进肠蠕动,保持排便通畅。患者喉部肌肉运动障碍,导致吞咽困难,进食、饮水尽量保持坐位,注意节律,不宜过快,以免引起噎塞和呛咳。

三、心理护理

本病由于病程较长,加上动作迟钝、语言断续、"面具脸"等自身形象的改变,患者易产生自卑、抑郁心理,回避人际交往,甚至厌世。护士应鼓励患者主动配合治疗及护理,耐心倾听患者的心理感受,鼓励患者自我护理,如穿衣、吃饭、移动等,增加其独立性及自信心。

四、药物治疗护理

(一)用药指导

PD(帕金森病)患者用药有明显的个体差异,患者应严格遵医嘱服药。护士要详细交代服药的时间、剂量及不良反应,并为患者准备一份服用药物清单,一方面指导患者正确服药,一方面有助于医生了解病情及调整用药做参考。要提醒患者定时坚持服药,不能擅自停药。

(二)药物不良反应的观察

1."开—关"现象

是 PD 患者长期服用左旋多巴制剂后出现的不良反应多数在服药 3～5 年出现。当药物开始起作用时,患者活动自如,处于"开"状态;当药物失去作用时,患者活动困难,称为"关"状态通常持续几小时,多发生在下午。

2.异动症

一般在服用左旋多巴 1～2h 出现不自主运动,包括肢体舞动、躯干摆动、下颌运动、痉挛样动作,或者坐立不安。

3.剂末现象

因患者长期服药后对药物的敏感度下降,即在药物即将失去作用时患者的症状比平时更加严重。

4.胃肠道不适

表现为恶心、呕吐等,可通过逐步增加剂量或降低剂量克服。

5.精神症状

服用苯海索(安坦)、金刚烷胺等药物,患者易出现幻觉。遵医嘱给予停药或减药,以防发生意外。

(三)加强肢体功能锻炼

早期应鼓励患者积极参与活动,如散步、太极拳、床旁体操等,注意保持身体和关节的活动强度与最大活动范围,防止关节固定、僵直、肢体挛缩。晚期患者出现显著的运动障碍,帮助患者活动关节,按摩肌肉,以促进血液循环。定期练习腹式呼吸以促进肠蠕动。每天对镜子做鬼脸,以预防"面具脸"的出现。

五、健康教育

护士向患者及家属宣传 PD 的危险因素、药物治疗和康复锻炼的有关知识。稳定患者病情及情绪,以减轻患者及家属的心理压力,配合治疗,使患者身心健康地回归社会。生活上早期鼓励其多做运动,尽量做到生活自理,晚期时生活上给予周密照顾,肢体给予被动运动,勤翻身,做好并发症的预防。目前对帕金森病尚没有根治的方法,但是早期正规治疗、用药及护理,可以改善其临床症状,提高其生活质量,延缓病情的发展,延长患者的生命。

第三节 慢性阻塞性肺疾病

一、常见护理诊断/问题

(1)气体交换受损与小气道阻塞、呼吸面积减少、通气/血流比值失调等有关。

(2)清理呼吸道无效与呼吸道炎症、阻塞,痰液过多而黏稠,咳痰无力等有关。

(3)活动无耐力与供氧不足、疲劳、呼吸困难有关。

(4)营养失调低于机体需要量与疾病迁延、呼吸困难、疲劳等引起食欲下降、摄入不足、能量需求增加有关。

(5)焦虑与呼吸困难影响生活、工作和经济状况不良等因素有关。

(6)睡眠形态紊乱与呼吸困难、不能平卧、环境刺激有关。

(7)潜在并发症有自发性气胸、肺心病、呼吸衰竭、肺性脑病、心律失常等。

二、护理措施

(一)环境和休息

保持室内环境舒适,空气洁净。戒烟。患者采取舒适体位,如半卧位,护理操作集中完成。

(二)饮食与活动

根据患者的喜好,选择高蛋白、高维生素、高热量、易消化的食物,清淡为主,避免辛辣食品,避免摄入容易引起腹胀及便秘的食物,少食多餐,必要时可静脉输入营养物质。适量饮水稀释痰液。根据病情制定有效的运动计划,方式多种多样,如散步练太极拳等。病情较重者鼓励床上活动,活动以不感到疲劳为宜。

(三)病情观察

观察患者咳嗽、咳痰的情况,包括痰液的颜色、量及性状,咳痰是否顺畅,以及呼吸困难程度等;监测动脉血气分析和水、电解质、酸碱平衡状况;监测生命体征,重点观察患者的神志,如出现表情淡漠、神志恍惚等肺性脑病征象时应立即通知医生积极处理,做好抢救记录。

(四)用药护理

遵医嘱应用抗感染、止咳、祛痰、平喘等药物,注意观察疗效和不良反应。

1.抗生素

可能导致过敏,甚至过敏性休克,产生耐药性或二重感染。

2.止咳药

可待因具有麻醉性中枢镇咳作用,可致恶心、呕吐,甚至成瘾、抑制咳嗽而加重呼吸道阻塞。

3.祛痰药

盐酸氨溴索副作用较轻;痰热清有清热、解毒、化痰功效,可能出现皮疹、高热、喉头水肿、胸闷气促等症状。

4.平喘药

茶碱滴速过快、药量过大可引起茶碱毒副作用表现为胃肠道症状、心血管症状等,偶尔可兴奋呼吸中枢,严重者引起抽搐或死亡。

5.糖皮质激素

可能引起口咽部念珠菌感染、声音嘶哑、向心性肥胖、骨质疏松、消化性溃疡等,宜在餐后服用,并遵医嘱服用,不能自行减药或停药。

(五)保持呼吸道通畅

遵医嘱每日行雾化吸入治疗。指导患者有效咳嗽排痰,胸部叩击振动排痰仪或咳痰机有利于分泌物排出,必要时机械吸痰。

(六)口腔护理

做好口腔护理,尤其每次咳痰后用温水漱口,有口咽部念珠菌感染者可给予制霉菌素液漱口,每天 3 次。

(七)氧疗的护理

给予鼻导管持续低流量(1～2L/天)低浓度(25%～29%)氧气吸入,鼓励每天吸氧 15h 以上。

(八)呼吸肌功能锻炼

目的是使浅而快的呼吸转变为深而慢的有效呼吸,加强胸、膈呼吸肌肌力和耐力,改善呼吸功能。呼吸功能锻炼包括腹式呼吸、缩唇呼吸等。

1.腹式呼吸

指导患者取立位、坐位或平卧位,平卧位者两膝半屈(或膝下垫一软枕),使腹肌放松。两手掌分别放于前胸部与上腹部,用鼻缓慢吸气时,膈肌最大限度下降,腹肌松弛,将腹部手掌向上抬起,胸部手掌原位不动,抑制胸廓运动;呼气时,腹肌收缩,腹部手掌下降,帮助膈肌松弛,膈肌随胸腔内压增加而上抬,增加呼气量。同时可配合缩唇呼吸。因腹式呼吸增加能量消耗,指导患者只能在疾病恢复期进行。

2.缩唇呼吸

指导患者闭嘴用鼻吸气,将口唇缩小(呈吹口哨样)缓慢呼气,呼气时腹部内陷,胸部前倾,尽量将气呼出,以延长呼气时间,同时口腔压力增加,传至末梢气道,避免小气道过早关闭,提高肺泡有效通气量。吸气与呼气时间比为 1∶2 或 1∶3,尽量深吸慢呼,每分钟 7～8 次,每次 10～20min,2 次/天。

(九)心理护理

患者因长期患病、社交活动减少,易产生焦虑等情绪,应多与患者沟通,了解患者心理、性格,增强患者战胜疾病的信心。调动家庭支持系统,与患者和家属一起制定并实施康复计划,避免诱因,进行呼吸肌功能锻炼,有规律合理用药,教会患者缓解焦虑的方法。

九、健康指导

(一)康复锻炼

使患者理解康复锻炼的意义,发挥其主观能动性,制定个体锻炼计划,加强体育锻炼,提高机体免疫能力。指导患者进行呼吸功能锻炼(缩唇、腹式呼吸等),以利于肺功能的恢复。教会患者及家属判断呼吸困难的严重程度,合理安排工作、生活。

(二)坚持长期家庭氧疗

指导患者和家属了解氧疗的目的和注意事项,且夜间应持续吸氧;宣传教育用氧安全(防火、防热、防油、防震);指导正确清洁、消毒氧疗设备。

(三)生活指导

劝导患者戒烟,避免粉尘和刺激性气体吸入,避免与呼吸道感染者接触,减少去公共场所的次数。关注气候变化,及时增减衣物,避免受凉、感冒及劳累等诱发因素。

(四)饮食指导

合理膳食,避免进食刺激性食物和产气食物,如辣椒、洋葱、油炸食品、豆类、甜食、汽水啤酒等。

(五)使用免疫调节剂及疫苗

免疫能力低下、无过敏史的患者,可接种流感疫苗[每年 1～2 次(春秋)]和(或)肺炎疫苗(每 3～5 年 1 次);遵医嘱口服细菌溶解产物(泛福舒),皮下注射胸腺素或迈普新等免疫调节剂。

(六)定期随访

复查。

第四节　颈椎病

一、常见护理诊断/问题

(1)疼痛与椎间盘突出压迫和刺激神经根以及手术创伤有关。

(2)自理能力缺陷与疾病所致的压迫症状、体征及术后卧床有关。

(3)焦虑与担心术后康复程度有关。

(4)潜在并发症有血肿、术后出血、感染肺部感染等。

二、护理措施

(一)术前护理

1.体位训练

前路手术患者应练习仰卧位,方法:将枕头放置在肩背部,头向后仰,颈部呈过伸位,每日 2～3 次,每次 15～30min,逐渐达到每日 2～3h。

后路手术患者应练习俯卧位及深呼吸以减少呼吸道受阻的危险,入院后即开始进行俯卧位训练。方法:胸下垫枕头 20～30cm,开始每次 10～30min,每日 2～3 次,逐渐延长至每日 2～3h。

2.气管推移训练

保持上身直立,颈部中立位。并拢四指,将气管向左或右推(手术切口在右侧气管向左推,切口在左侧气管向右推),推移过程中患者可能出现反射性咳嗽、恶心、头晕等症状,嘱患者休息后继续,逐渐增加推移的时间和强度。此训练应循序渐进,最终达到推移气管 30～40min 为宜。

3.呼吸功能锻炼

术前指导患者练习深呼吸,例如吹气球、爬楼梯以及使用呼吸功能锻炼仪等,增加肺活量。指导患者戒烟,鼓励咳嗽咳痰,必要时使用超声雾化吸入。

4.物品准备

沙袋、薄枕,前路手术需备气管切开包。

5.皮肤准备

前路手术男患者需剃须,后路手术需剃头,范围由枕后至肩胛部。

6.心理护理

由于颈椎病伴有进行性肢体活动功能障碍,而且手术部位节段较高,容易发生高位截瘫或死亡,患者存在高度紧张和情绪不安,因此责任护士应了解患者病情,掌握情绪变化,关心鼓励患者,向患者及家属介绍疾病相关知识、治疗方案及手术必要性和预后,列举成功病例,消除患者顾虑,增强患者信心,配合治疗和护理。

(二)术后护理

1.监测生命体征

监测血压、脉搏、呼吸、血氧饱和度的变化,给予低流量吸氧,保持呼吸道通畅,注意观察前路手术患者的呼吸频率和节律,警惕有无血肿压迫气道,或出现喉头水肿导致呼吸困难。同时观察患者神志、面色、口唇颜色、尿量的变化。

2.脊髓神经功能的观察

由于手术的牵拉及周围血肿的压迫均可造成脊髓及神经的损伤,密切观察患者有无出现声音嘶哑、四肢感觉运动障碍、大小便功能障碍,及时发现并处理。

3.体位护理

手术后返病室时,由医生固定颈肩部,护士托肩、臀保持脊柱水平位搬动患者至病床。患者使用薄枕,颈部两侧使用沙袋固定制动。翻身时注意保持头、颈和躯干在同一平面,维持颈部相对稳定。

4.呼吸道观察

由于手术过程中对咽喉和气管的牵拉以及插管的刺激,术后可能出现痰多、咽部不适、吞咽和呼吸困难。指导患者进行正确有效的咳嗽,术后第 2d 遵医嘱抬高床头 30°,协助咳痰,痰液黏稠不易咳出、喉头水肿的患者可遵医嘱给予雾化吸入,每日 2～3 次,以稀释痰液,减轻水肿。

5.伤口引流的观察及护理

保持伤口负压引流的通畅、安全,防止引流管扭曲、折叠,检查引流管有无脱出,同时观察引流液的性质、颜色、量并准确记录,判断有无出血,若引流量多且呈淡红色,考虑脑脊液漏的发生,及时报告医生进行处理。

6.疼痛的护理

术后除手术创伤外,咽部亦会出现疼痛等症状,使用数字分级法对患者进行评估,除给予患者提供安静舒适的环境外,做好心理护理,同时根据医嘱使用止痛药,并指导患者服用润喉片以减轻患者咽部症状,尽量解除疼痛给患者造成的痛苦。

7.饮食指导

术后 6h 可以饮水,肠蠕动恢复后可从流食到半流食再到普食逐渐过渡,保证患者高热量、高蛋白质、高维生素、粗纤维素食物,增强患者体质,促进机体康复。

8.并发症的预防及护理

前路术后观察伤口周围及颈部是否肿胀,呼吸是否困难,面部有无青紫,以及时发现血肿,床旁常规备气管切开包,以备急需。动态观察四肢感觉运动变化,并与术前对比,询问患者有无头晕及枕后疼痛等不适,及时发现硬膜外血肿表现。同时注意压力性损伤、泌尿系感染、血栓的发生,并做好相关预防。

三、健康指导

(一)功能锻炼

患者在颈部制动的同时应尽早进行四肢功能锻炼。术后第1d,指导患者进行功能锻炼。双下肢直腿抬高至30°左右并保持5～10s,两腿交替进行,增强股四头肌力量;还应指导患者进行双足跖屈背伸运动,预防下肢静脉血栓形成。上肢除活动肩、肘关节外还可锻炼手指活动,如握拳、系扣子;若患者手部肌力减退,可应用握力器进行锻炼。坐起后可锻炼颈肩部肌肉,双手交叉至枕后向前用力,头颈向后对抗用力。上身直立,头颈部保持不动,双肩向后向上用力收缩肌肉5～10s后放松,每日2～3次,每次5～10min。

(二)颈托的使用

术后卧床2～3d后,可佩戴颈部支具下床活动,支具佩戴时要前片压住后片并妥善固定,松紧适中。注意保护皮肤。患者出院后遵医嘱佩戴支具3～6个月。

(三)下床指导

患者先侧卧,佩戴好支具以保护颈椎,然后逐渐将身体离开床面,同时双足下垂坐起,适应片刻,无头晕眼花等不适再站立行走,避免长时间卧床后突然站立引起直立性低血压而跌倒。

(四)出院指导

定期复查;伤口出现红肿热痛等异常时及时就诊;坚持四肢功能锻炼,劳逸结合,活动休息根据自身实际情况,同时使头部相对于躯干的位置保持正直。

第五节　腰椎间盘突出症

一、护理措施

(一)疼痛的护理

(1)安排患者睡木板床:让患者睡木板床,以便其脊椎呈一直线位置,可以减少脊神经根受压的可能。

(2)绝对卧床休息:绝对卧床休息是指患者大小便时均不应下床或坐起,卧床3周后戴腰围起床活动,3个月内不做弯腰持物动作。此法简单有效,可除去椎间盘所承受的重力,只是难以坚持。

(3)使用抗痉挛及镇痛剂:遵医嘱给予止痛药或肌松剂,以减轻患者的疼痛。若患者发生椎间盘突出的部位是在颈椎,则不应使用抑制呼吸中枢的止痛药(如吗啡等)。

(4)抬高膝部10°～20°。

(5)按要求使用低热度的热垫,以促进肌肉的放松。

(6)指导患者采用合理的方法从床上爬起来或睡至床上,以减轻不适感。①滚向一侧。②抬高床头。③将腿放于床的一侧。④用胳膊支撑身体起来。⑤在站起前坐在床的一侧,把脚放在地上。⑥腿部肌肉收缩使身体由坐位到站位。从站姿改为卧姿时则将上述每步的顺序倒过来,即可回到床上。

(7)指导患者避免弯腰动作,用髋、膝关节弯曲下蹲,而腰背仍保持伸直状态捡地上的物品。

(二)牵引患者的护理

牵引的目的是增加2个邻近椎骨间的距离,使突出的椎间盘恢复,使患者持续卧床休息,且能保持身体良好的卧姿,从而减轻肌肉的痉挛。根据患者脊柱病变的不同部位,可采用骨盆牵引或颈部牵引。对于牵引患者的护理要注意以下几个方面。

(1)做骨盆牵引之前,在髂嵴的两边应放一厚棉垫,再穿上大小适当的软性骨盆带,以使左右两边的拉力平衡。而做颈部牵引之前,则应在下颌与后枕部各放置一厚棉垫,再戴上一大小合适的头颈部软性牵引带。

(2)牵引的时间很长,因此应注意预防枕部、脊柱或肩胛部压力性损伤的发生。

(3)协助患者处理排泄物时,不可影响牵引的进行。

(4)对于刚开始牵引的患者,要多去巡视,预先考虑到患者可能随时需要的物品,将其随时需用物品放在患者手能拿到的地方,以及时满足患者的需要。特别要将铃、红灯开关或对讲机放在患者手能拿到的地方。

(三)椎间盘切除术患者的护理

1.术前护理

(1)精确完整地评估患者:如观察患者疼痛与感觉异常的情形及部位、站立的姿势与步态等,并记录之,以便与手术后患者的状况进行比较。

(2)依患者对手术的了解程度对手术进行适当的解释,如告知因手术部位水肿,故术后暂时仍有疼痛与麻木的感觉。

(3)教导患者滚木翻身法。

(4)术前训练患者在床上使用大小便器,以免术后在床上取平卧位,大小便不习惯。

(5)肌内注射选健侧臀肌,若两侧臀肌均疼痛,则应选反三角肌作为注射部位。

2.术后护理

(1)术后搬运:应由4人来协助完成搬运患者的工作,沿着患者的身体抓住患者身上的床单,将患者安放在硬板床上。搬运时要特别注意患者的脊柱不能弯曲。

(2)翻身:一般在术后3h可给予翻身,采用滚木翻身法,由2名护理人员协助进行术后的第一次翻身。教导患者双手交叉于胸前,双腿间放一枕头,2名护士站在患者的同一侧,其中一名护士支持患者的肩部与背部,另一名护士则支持患者的臀部及腿部,2人合力将患者翻向一侧,此时支持肩部与背部的护士走至床的对侧,支持患者的肩部及臀部以保持脊椎位置的平直,留在原位的护士则在患者的头下、背后、臀部及胸前各置一个枕头,以支持患者的相应部位。另外,也可事先在床上铺好翻身用的床单,若需将患者翻至右侧卧位,则把左侧床单尽量卷至患者身旁,护士走到患者右侧,然后抓紧对侧近患者肩部及臀部已卷起的床单,将患者翻至右侧,最后在头下、肩部、背后及胸前各放置一个枕头。

(3)观察:观察生命体征与伤口敷料有无渗血,髓核摘除术后观察引流管内的渗血量及渗液情况,有无脑脊液漏出,引流管一般24h后拔除。此外,还需评估患者下肢的皮肤颜色活动、温度及感觉,并将观察结果与手术前进行比较。如果发现异常,如引流量多或疼痛加剧,下肢感觉、运动障碍加重,应及时报告医生并协助处理。

(4)疼痛的护理:手术会造成术区水肿,因此患者会有暂时性的疼痛与肌肉痉挛,可视患者的情况,根据医嘱给予止痛剂。

(5)休息:根据手术情况,术后一般继续卧床1～3周。做开窗髓核摘除术者,卧床时间可缩短,如果手术复杂,椎板减压的范围广,脊柱的稳定性可能受损,则卧床时间可适当延长。

(6)锻炼:卧床期间要让患者坚持呼吸、四肢及脊背肌肉的锻炼,以预防肌肉萎缩,增强脊柱的稳定性,逐步练习直腿抬高,以防神经根粘连。

(四)健康教育

1.运动

其目的是强壮腰背肌肉,减少腰腿疼痛。

(1)半坐立运动:患者平躺于硬板床上,将其膝部一髋部弯曲,双手紧握置于脑后或双手平伸至膝部,然后让患者将身体向前屈曲,努力使其手或肘部趋向膝部,维持这个姿势约5～10s,然后再平卧。

(2)膝胸运动:要求患者采取半坐立运动姿势,然后以手环抱一侧或双膝往胸部屈曲,维持此姿势约5～20s,然后放松。

(3)加强脊椎旁肌肉力量的运动:当伤口愈合、身体状况良好时,即可开始脊椎运动来加强下背部肌肉的力量。患者取俯卧位,然后交替举起一侧腿,再同时举起双腿后放下,接着仰起头部,再同时举起双腿。

2.姿势

良好的体位可预防腰腿痛。

(1)双腿的使用方法。

1)当需长时间站立时,应让双腿轮流休息。

2)站立时收下颌,头抬高,背部平直,双臀夹紧。

3)蹲下时,应弯曲髋关节与膝关节,避免弯曲腰部。

4)抬举重物时,最好以滚、推、拉的方式代替,如无法替代,应髋膝弯曲下蹲,腰背伸直,重量尽量压在身体后,再用力抬起和迈步。

(2)坐姿。

1)正确的坐姿必须要有坚固和结构合理的椅背,椅背以平直最为理想。

2)椅子的高度以使两腿能自然垂到地面、膝关节高于髋关节为宜。

3)长时间坐于椅子上,可交叉双膝以减轻紧张,并收缩腹肌以挺直背部,尽可能保持颈部与背部呈一直线。

4)开车时,车座椅的靠背勿离方向盘太远,开车时要绑上安全带。

(3)躺姿。

1)侧卧时应弯曲膝关节。

2)平卧时,用平整的枕头支持头下或颈部膝部另置一枕头。

3)勿采用俯卧位。

3.劳动和运动保护

腰部劳动强度大的工人,应佩戴有保护作用的宽腰带。参加剧烈运动前要注意准备活动和运动中的保护。

第六节　肩关节周围炎

一、预防保健

注意肩关节局部保暖,随气候变化增减衣服,避免受风寒刺激。居室应保持干燥通风,避免潮湿。

二、热疗

采用微波、中药熏药、蜡疗等热疗时,注意观察,避免烫伤。

三、药物治疗

口服药物治疗的患者注意观察服药后的效果及反应。服中药后若出现唇舌手足发麻、恶心、心慌等症状时,及时停药并就诊。

四、功能锻炼

功能锻炼应循序渐进,持之以恒,关节运动幅度由小到大,并尽量达到最大限度,以不产生剧痛为原则。急性期以主动活动为主,方法有钟摆运动、爬墙训练、云手训练、耸肩环绕、双手托天等;粘连期除主动活动外,还需有被动性运动和上肢肌肉力量练习,每次练习 30～40min,除前期动作外,可增加持棒推送、滑轮牵拉、扶持牵拉,拉重增力等动作。

(一)钟摆运动

采取坐位或站立,弯腰,患肢尽量放松,手臂下垂,做左右摆动 10～20 次;再做划圈运动,患肢沿顺时针、逆时针方向各做划圈运动 10～20 次。随着关节活动的增加及疼痛的减轻,逐渐加大摆动活动范围和划圈幅度。

(二)爬墙训练

(1)双手指触墙,逐渐沿墙向上爬,直到患肢因疼痛或活动受限不能再向上为止。每日坚持做 5～10 次,不断增高。

(2)面向墙壁,足尖距墙约 20～30cm,患肢手指触墙,向上够,尽量爬高,还原,原地转。患肢侧面对墙壁,手指沿墙壁尽量向上够,还原,每日 5～10 次,以不增加疼痛为度。

(三)云手训练

患者站立位,双腿分立,与肩同宽,左腿向左侧迈一步,左上肢做顺时针旋转,同时右上肢做逆时针旋转,并在身体前方交叉,即原地做云手动作。云手训练的幅度由小渐大,重复 10～15 次,每日做 1～2 遍。

(四)耸肩环绕

屈肘 90°,两肩耸动,并做环绕动作,由慢到快,每日 10～20 次。

（五）双手托天

自然站立，双手掌心向上，中指相接置于小腹，手上提至胸口高度双掌翻转（掌心向下）下压，慢慢下压至小腹前，再慢慢上提至脸前翻掌（掌心向上），上提至头顶上，手臂伸直，手掌托天，两眼向上看。两手分开如抱球状后，再慢慢放下。每日 5～10 次，以不增加疼痛为度。

五、健康教育

（一）保护肩关节

注意肩部保暖；避免患侧肩部过度负荷，防止过多活动肩关节和使用患侧手提举重物，避免肩关节受伤。疼痛时注意休息，局部可自行按摩以放松肌肉；疼痛减轻时，尽量多使用患侧肢体进行日常活动。

（二）保持正确的睡姿

理想睡眠姿势为仰卧位，并在患侧肩下放置一薄枕，让肩关节呈水平位，使肩关节和软组织得到较好的放松与休息。一般不要患侧卧位，以免挤压患肩。健侧卧位时，在胸前放一薄枕，将患肢放在上面。俯卧位不利于保持颈、肩部的平衡与生理曲度及呼吸道的通畅，应避免。

（三）防止关节粘连

劳损或损伤后及时治疗，避免肩部长时间不活动。如肩部、上臂、前臂骨折固定时要根据病情做肩部的主动运动，偏瘫患者的患侧肩部应做主动或被动运动，以防肩部软组织粘连。

（四）坚持功能锻炼

坚持肩部的活动训练，恢复后可进行太极拳、太极剑、保健操等适合自身特点的体育锻炼。

第七节　高血压病

一、护理措施

（一）休息与体位

血压不稳定或症状加重时必须卧床休息，卧床休息时将头部抬高。当患者出现恶心、呕吐时，协助患者采取坐位或侧卧位，头偏向一侧，避免呕吐物呛入呼吸道而发生窒息。

（二）饮食与排泄护理

(1)给予低盐、低脂、清淡、易消化饮食，少食多餐，忌暴饮暴食，禁烟、酒。

(2)保持大便通畅，勿用力排便。

（三）病情观察

(1)需在固定条件下测量血压，测量前患者需静坐或静卧 30min。

(2)当发现患者血压急剧升高，同时出现头痛、呕吐等症状时，应考虑发生高血压危象的可能，注意监测其神志、心率、呼吸、血压等变化。

（四）症状护理

(1)当患者出现明显头痛，颈部僵直感、恶心、颜面潮红等症状时，应让患者卧床休息，并设法去除各种诱发因素。

（2）对有失眠或精神紧张者，在进行心理护理的同时配以药物治疗或针刺疗法。

（3）对有心、脑、肾并发症患者应严密观察血压波动情况，详细记录出入液量，对高血压危象患者应立即通知医生并让患者卧床、吸氧，同时准备快速降压药物、脱水剂等，如患者抽搐、躁动，则应注意安全。

（五）心理护理

了解患者的性格特征和引起精神紧张的心理社会因素，根据患者不同的性格特征给予指导，训练自我控制的能力，同时指导亲属要尽量避免各种可能导致患者精神紧张的因素，尽可能减轻患者的心理压力。

二、健康指导与康复

（1）保持平衡的心理和乐观的情绪，减轻精神压力，避免过度的喜怒哀乐和激动。

（2）养成规律的生活习惯，合理安排工作，劳逸结合，充足睡眠。

（3）合理膳食，提倡低盐、低脂饮食；戒烟限酒，少饮浓茶咖啡。定期检查血脂，肥胖者需控制体重。

（4）无明显脏器功能损害者，除保证足够的睡眠外可适当参加体育活动，如散步、做操、打太极拳等，不宜长期静坐或卧床。

（5）衣裤、领带不宜过紧，弯腰不要过度，不宜突然改变体位。

（6）冬季应注意保暖，室内温度应适宜，洗澡时避免受凉、水温过高或洗澡时间过长。

（7）高血压需长期治疗，应定期监测血压，遵医嘱服用降压药，避免突然停药或减药，药效欠佳或出现副作用时需在医生指导下调整用药。老年人降压不宜过快，有脑梗死病史者收缩压宜控制在 $140\sim159$ mmHg（$18.7\sim21.2$ kPa）。

（8）异常情况处理：血压升高或过低，突然眼花、头晕、恶心呕吐、视物不清、偏瘫、失语、意识障碍、呼吸困难、肢体乏力等立即就医。

第十一章 口腔疾病护理

第一节 牙龈炎

一、护理评估

(一)健康史

(1)患者有无全身性疾病,有无家族史、过敏史等。

(2)口腔卫生状况及卫生习惯。

(3)牙龈炎的治疗史,患者有无长期服用激素类避孕药病史等。

(二)心理－社会状况

(1)了解患者是否因牙龈慢性红肿、出血、口臭等产生压抑、自卑心理。妊娠者担忧疾病会影响到胎儿的健康和发育,极易产生焦虑。

(2)评估患者对疾病的治疗程序、配合方法、费用、预后的了解程度以及对口腔卫生保健掌握情况等。

二、常见护理诊断/问题

(一)牙龈组织受损

与牙龈炎症有关。

(二)舒适的改变

与牙龈红肿、出血等有关。

(三)自我形象紊乱

与口臭、牙龈红肿有关。

(四)知识缺乏

与缺乏牙龈疾病及自我护理的相关知识有关。

(五)焦虑

焦虑与担心疾病预后有关。

三、护理计划与实施

(一)护理目标

(1)患者了解牙龈病特点、治疗方法及预后。

(2)患者能掌握正确的刷牙方法和自我控制菌斑的方法。

(3)牙龈炎症逐渐减轻或消失,口臭消除。

(4)青春期牙龈炎患者纠正用口呼吸的习惯。

(5)完善临床护理质量管理,持续改进质量。

(二)护理措施

1.保持诊室清洁

治疗前予 0.2%氯己定液含漱 1min,减少洁治时喷雾的细菌数量,减少诊室的空气污染;尽量打开门窗,使诊室内空气流通。

2.龈上洁治术护理

(1)用物准备:超声波洁牙手机及龈上工作尖 1 套、慢速手机弯机头 1 个、抛光杯、抛光膏、3%过氧化氢液及 0.2%氯己定冲洗液。

(2)护理配合。

1)协助患者用 0.2%氯己定含漱清洁口腔。向患者解释术中可能引起的不适,如酸、痛、胀、牙龈出血等,取得合作。保持术野清晰,调节体位及光源,及时吸唾。

2)洁治:开机后根据牙石厚薄调节洁牙机频率和功率,踩脚踏开关,左手握持口镜牵拉口角,右手以握笔式握持洁牙机手柄,使龈上工作尖的前端与牙面平行或<15°角接触牙石的下方来回移动,利用超声振动击碎并震落牙石。对于牙间隙难以清除的牙石,可用手动洁治器清除;对种植牙应换特殊仪器,如塑料器械和钛刮治器等处理。

3)抛光:安装抛光杯于慢速手机弯机头上,蘸抛光膏于牙面进行抛光。可稍施压力使抛光杯的薄边缘伸入龈下,使牙面光洁无刻痕。

4)冲洗消毒:用三用枪进行口腔冲洗,并及时吸干液体。用 3%过氧化氢液及 0.2%氯己定冲洗液进行龈袋交替冲洗,嘱患者漱口。

(3)健康指导。

1)告知患者洁牙后短期内可能出现冷热敏感不适,随着时间的延长会好转。如果加重应随时就诊。

2)出血观察及处理:术后 24h 内有少量渗血属正常,术后当天勿进食过热食物。

3)预防感染:进食后注意漱口,保持口腔清洁,正常刷牙,预防感染。

4)准确记录:嘱患者 1 周后复诊。

第二节　牙周炎的护理

一、护理评估

(一)健康史

(1)患者有无全身性疾病,有无家族史、过敏史等。

(2)口腔卫生状况及卫生习惯。

(3)牙周疾病的病史。

(二)心理－社会状况

患者因口臭、牙龈红肿、出血可有自卑、焦虑心理,因疼痛患者可出现烦躁性格变化等。

二、治疗原则

通过洁治术、刮治术,彻底清除牙石,平整根面,控制菌斑,改善咀嚼功能,止痛,控制感染,脓肿切开引流,牙周手术。

三、常见护理诊断/问题

(一)牙周组织受损

与牙周组织炎症有关。

(二)舒适的改变

牙齿松动、牙根暴露、牙列缺失有关。

(三)自我形象紊乱

与牙龈红肿、牙齿松动、移位、脱落、戴义齿等有关。

(四)营养失调

与牙齿松动脱落及拔牙影响进食致机体摄入减少有关。

四、护理计划与实施

(一)护理目标

(1)牙周炎症减轻或消失,口臭消除。

(2)患者掌握保持口腔卫生、控制牙菌斑的方法。

(3)正常饮食,营养状况得到改善。

(二)护理措施

1.龈下刮治术(根面平整术)的护理

龈下刮治术通常在洁治术后待牙龈炎减轻、出血减少时进行。

(1)用物准备:麻醉药品,3%过氧化氢、0.2%氯己定冲洗液及含漱液、洁牙机手柄及龈下工作尖、龈下刮治器1套、超声洁牙机。

(2)患者准备:调节体位与光源,暴露术野,观察局部黏膜健康情况;告知患者术中配合事项,减少患者心理负担;协助患者用0.2%氯己定冲洗液含漱;协助医师进行局部麻醉。

(3)护理配合:安装洁牙机手柄及龈下工作尖并传递给医师。保持术野清晰,调节光源,协助牵拉口角,及时吸唾,及时吸除术区的血液。根据患牙的位置选择合适的刮治器并及时传递,用酒精棉球擦拭器械表面血液及肉芽组织。术区用3%过氧化氢、0.2%氯己定液交替冲洗,牙周袋、上药。密切观察患者全身情况,及时向医师汇报。

(4)健康指导。

1)指导患者正确刷牙及使用牙线、牙缝刷,控制菌斑。

2)麻醉过后可能会有疼痛,嘱患者按医嘱服用镇痛药,缓解疼痛。

3)术后患者休息半小时无明显渗血方能离开;术后不要反复吸吮或吐唾,以免口内负压增加,引起出血;术后当日可进食温凉软食或流质饮食,不宜进食过热过硬食物,防止出血。

4)按医嘱服用抗生素,并观察服药后有无不良反应;进食后注意漱口,保持口腔清洁,术后当天正常刷牙,预防感染。

5)嘱患者1周后复诊分区刮治,刮治完成后1、3、6个月复诊。

2.松牙固定术的护理

(1)用物准备:扁形不锈钢丝、钢丝剪一把、钢丝结扎钳2把(平头)、持针钳一把、推压器一支、黏结剂、复合树脂等。

(2)护理配合:保持视野清晰,及时调节光源、吸唾,协助暴露术野。选择合适直径的扁形不锈钢丝,长度为结扎牙长度的2倍(5cm左右),并从中央弯成U形,传递给医师。结扎钢丝时及时传递持针钳、结扎丝、钢丝剪、推压器等。选用光固化树脂加强固定,按复合树脂黏结修复术护理。

(3)健康指导。

1)指导患者保持口腔卫生的方法,严格控制菌斑。

2)嘱患者勿用患牙咬硬物。

3.牙周手术的护理

常用的牙周手术方法有翻瓣术、磨牙远中楔形瓣手术、骨成形术、骨切除术、植骨术等。

(1)用物准备:牙周手术包1个(内置骨膜分离器、龈下刮治器、牙周探针、骨凿、骨挫、小弯剪刀、线剪、吸唾管、刀柄、缝合用物1套、纱布等),手术刀,缝线,冲洗器,高速牙科手机,车针,冲洗器,刮治器,遵医嘱备特殊材料如人工骨、组织再生膜等。

(2)护理配合。

1)巡回护士。

①参考牙龈手术护理。

②需植入人工骨或组织再生膜者,应备好灭菌生理盐水。

2)洗手护士:洗手护士戴无菌手套,配合手术护理。铺孔巾,与手术区域相连形成一个无菌区,且方便手术者操作为宜。切口,递手术刀给医师进行切口,牵拉口角,暴露术野,及时用强吸管吸除术区血液,保持术野清晰。吸引器必须保持通畅,及时用蒸馏水抽吸冲洗管道,防止血凝块堵塞管腔。递骨膜分离器进行龈瓣的翻开,暴露病变区。递刮治器刮除暴露根面和病变处的肉芽组织,刮净牙根表面的牙石及牙骨质。手术部位冲洗时递0.2%氯己定与生理盐水给医师进行交替冲洗,及时清除术中刮除的结石及炎性组织。协助龈瓣复位,用湿纱布压迫,使之与根面贴合。协助缝合,缝合完毕检查口腔内是否有残留的物品,防止发生意外。协助在创口处敷牙周塞治剂。与巡回护士清点器械、敷料,确保无误。用湿纱布清洁患者唇周血渍,揭去孔巾,撤离手术用物。

(3)健康指导:嘱患者1周后复诊拆线,植骨术后10~14d拆线,6周复诊观察牙周情况。

4.牙周脓肿的护理

患者就诊时局部肿胀明显,疼痛难忍,甚至伴有发热等全身症状。接诊时应注意病情观察,安排优先就诊。体温异常者,注意监测体温变化,及时对症处理。需切开排脓时,遵医嘱准备局部麻醉药并协助注射,递11号刀片进行脓肿切开,递生理盐水、3%过氧化氢0.2%氯己定液交替冲洗,用棉球协助擦干脓血,递引流条置切口引流脓液。嘱患者24~48h内复诊,拔除引流条。

(三)健康指导

(1)保持良好的口腔卫生习惯。每天早晚两次彻底刷牙,每次3min。饭后漱口,少食糖类食物,不能口含食物睡觉。

(2)采用正确的刷牙方法,并定期到医院检查、治疗,及时清除菌斑。

(3)掌握牙线的正确使用方法。

(4)去除和控制与牙周疾病关系密切的不良因素,如积极改善食物嵌塞,对创伤的牙齿进行调整;有吸烟嗜好者应戒烟;预防和矫治错颌畸形。

(5)需定期检查预防复发。牙周治疗完成后,一般 2～3 个月后复查;每 6～12 个月做一次洁治术,维护牙周组织健康。

(6)保持均衡饮食,经常补充富含蛋白质、维生素 A、维生素 D、维生素 C 及钙和磷的营养食物,增强牙周组织对致病因子的抵抗力和免疫力。

第十二章　精神科疾病护理

第一节　恐惧症

恐惧症(phobia)是以恐惧症状为主要临床表现的神经症。患者对某种特定的客体、处境或与人交往时产生持续的和不合理的恐惧，并主动采取回避方式来解除。全国流行学调查显示在15～59岁居民中恐惧症患病率为0.059%，占全部神经症病例的2.7%，男女性别比例为1：2，城乡患病率相近。

一、病因与发病机制

(一)遗传调查

发现广场恐惧症患者的家属中有19%的人患有类似疾病，且女性亲属的患病率较男性亲属高两三倍。恐惧症患者具有一定人格特征，如害羞、被动、信赖、焦虑等。

(二)生化研究

约有50%的社交恐惧症患者，在出现恐怖的同时有血浆肾上腺素含量的升高，惊恐发作则无。

(三)心理—社会因素

精神分析理论认为，成人单纯性恐惧症来源于儿童时期曾有过的体验，随着年龄的增长，一般至青春期消失，但当人体因疾病而变得软弱或被新的精神刺激所诱发，过去经历过的恐惧就可能再现出来。条件反射理论认为恐惧症是由于某些无害的事物或情境与令人害怕的刺激多次重叠出现，形成条件反射，成为患者恐怖的对象，促使患者采取某种行为去回避它。如果回避行为使患者的焦虑得到减轻或消除，便合成为一种强化因素，通过操作性条件反射，使这种行为本身固定下来，持续下去。

二、临床表现

恐惧症的中心症状是恐怖，并因恐怖引起剧烈焦虑甚至达到惊恐的程度。恐惧症的共同特征是：①某种客体或情境常引起强烈的恐惧；②恐惧时常伴有明显的自主神经症状，如头晕、晕倒、心悸、心慌、战栗、出汗等；③对恐惧的客体和情境极力回避，因为要回避常影响正常的生活，愈是回避说明病情愈重；④患者知道这种恐惧是过分的或不必要的，但不能控制。

常见的临床类型有以下三型：

(一)场所恐惧症(agora phobia)

场所恐惧症又称广场恐惧症、旷野恐惧症、聚会恐惧症等，在恐惧症中最为常见，约占60%。多起病于25岁左右，35岁左右为发病高峰，女性多于男性。

患者看到周围都是人或空无一人时，会产生剧烈的恐怖，担心自己无法自控或晕倒，或出现濒死感或焦虑不安。有时候害怕较小的封闭空间，如害怕使用公共交通工具，如乘坐汽车、火车、地铁、飞机。害怕到人多拥挤的场所,如剧院、餐馆、菜市场、百货公司等;对高空、黑暗等产生恐怖,而不愿立足于高处,甚至不敢在高楼上居住,或不敢独自一人处于黑暗之中;害怕排队等候;害怕出远门等。严重的患者,可长年在家,不敢出门,甚至在家中也要人陪伴。有的患者在有人陪伴时恐惧症状有所减轻。

(二)社交恐惧症(social phobia)

社交恐惧症主要表现为在社交场合中出现恐怖,患者害怕出现在众人面前,在大庭广众面前害怕被别人注意,害怕会当众出丑,因此当着他人的面不敢讲话,不敢写字,不敢进食,不敢与人面对面就座,甚至不敢如厕,严重者可出现面红耳赤、出汗、心跳、心慌、震颤,呕吐、眩晕等。患者可因恐怖而回避朋友,与社会隔绝而仅与家人保持接触,甚至失去工作能力。

如果患者害怕与他人对视,或自认为眼睛的余光在窥视别人,因而惶恐不安者,则称为对视恐怖。如果患者害怕在与人相处时会面红或坚信自己有面红,则称为赤面恐怖。

(三)特定的恐惧症(specific phobia)

特定的恐惧症或称特定的单纯恐惧症。表现为对以上两种类型以外的某些特殊物体、情境或活动的害怕。单纯恐惧症症状恒定,多只限于某一特殊对象,但部分患者在消除对某一物体的恐惧之后,又出现新的恐惧对象。多起始于童年,女性多见。

1.物体恐惧症

患者主要表现为对某些特定的物体如动物等产生恐怖,患者害怕的往往不是与这些物体接触,而是担心接触之后会产生可怕的后果。如害怕猫、老鼠、狗、鸟类或昆虫等小动物。在青春期前,对动物恐怖的男女患者比例相近,成人后则以女性为多。有些患者表现为对尖锐物体的恐怖,而不敢接触尖锐物体,害怕自己或别人会受到这些物体的伤害。也有的患者可表现为害怕见到血液等。

2.自然现象恐惧症

对打雷、闪电、波浪等恐惧。对雷雨恐怖者,不仅对雷雨觉得恐怖,而且对可能发生雷雨的阴天或湿度大的天气也可能感到强烈的不安。甚者为了解除焦虑主动离开这些地方,以回避雷雨发生。以上各种恐惧症可单独出现,也可合并存在。

三、诊断标准

恐惧症是一种以过分和不合理地惧怕外界客体或处境为主的神经症。患者明知没有必要,但仍不能防止恐惧发作,恐惧发作时往往伴有显著的焦虑和自主神经症状。患者极力回避所害怕的客体或处境,或是带着畏惧去忍受。

(1)符合神经症的诊断标准。

(2)以恐惧为主,须符合以下 4 项:

1)对某些客体或处境有强烈恐惧,恐惧的程度与实际危险不相称。

2)发作时有焦虑和自主神经症状。

3)有反复或持续的回避行为。

4)知道恐惧过分,不合理,或不必要,但无法控制。

(3)对恐惧情景和事物的回避必须是或曾经是突出症状。

(4)排除焦虑症、精神分裂症、疑病症。

四、治疗要点

宜先采用药物控制焦虑或惊恐发作,然后用行为疗法消除其回避行为。

(一)行为疗法

行为疗法是治疗恐惧症的首选方法,用于各种恐惧症都可取得良好的效果。常用的有暴露疗法和系统脱敏法,以消除恐惧对象与焦虑恐惧反应的联系,并减轻或消除患者的回避行为。

(二)药物治疗

控制紧张、焦虑或惊恐发作,可选用丙咪嗪 150～250mg/天、苯乙肼 45～90mg/天或阿普唑仑 1.2～2.4mg/天。社交恐惧症患者,在进入公共场所或当众发言之前 1h,口服普萘洛尔 20mg,有良好的镇静作用,可使心悸、颤抖等症状减轻。焦虑、紧张情绪的减轻,可以增强患者接受行为疗法的信心。

(三)其他心理疗法

其他心理疗法如精神分析、领悟疗法、催眠疗法,以及支持性心理治疗等。

五、护理诊断

(1)社交障碍与社交恐怖有关。

(2)个人应对无效与缺乏信心、无助感有关。

(3)精力困扰与过度紧张有关。

(4)有孤立的危险与社交恐怖有关。

(5)自尊紊乱与因恐惧症状而自卑有关。

(6)情境性自我贬低与感觉自己无法控制局面有关。

六、护理措施

(一)心理护理

护士应以非评判性态度,认真倾听,多鼓励患者,及时肯定其进步。帮助患者认识其性格特点,认清各种负面想法,培养良好的个性。鼓励患者接触自己恐惧的事物和情景,根据患者的不同特点选用不同的方法:有的只是想象恐惧对象,有的真实面对;有的采用系统性脱敏方法,有的直接面对最高刺激,采取暴露疗法等。应鼓励患者主动反复练习,直至适应。患者接触恐惧对象时注意陪同,给予支持性心理护理。教会患者放松的方法,指导在面对恐惧对象和场合时,用放松方法对抗。鼓励患者参加工娱治疗,降低自我专注倾向,转移注意力。还可采用团体方式,让患者彼此讨论社交焦虑发病时情况及其带来的困扰,使患者知道自己的问题不是孤立的,并提供面对面与人交往的机会。

(二)观察

观察患者恐惧的类型、恐惧对象、恐惧发生时间,给予记录。观察患者睡眠情况、情绪变化,有无严重自主神经功能紊乱等,观察用药治疗后的不良反应。

(三)对症护理

患者出现恐惧情绪时,尽量安慰;欲昏厥时,可报告医师给予地西泮或普萘洛尔口服。对新入院患者,详细介绍住院环境和病友,消除其陌生感,尽快熟悉病房环境。患者产生焦虑时,应允许其来回走动,让其表达和倾诉。当患者为了避免紧张不安,产生回避行为时,护理人员要鼓励患者循序渐进接近恐惧对象,避免患者回避社会和社交而产生退缩行为。

七、健康教育

(一)患者

介绍疾病的相关知识,教育患者认识自己错误的认识方式,改变不良性格特征。循序渐进地使自己暴露在恐惧的对象和环境中,正视恐惧的体验,不回避害怕的对象。遵医嘱使用药物辅助治疗。

(二)家属

认识恐惧症特点,帮助家属明确患者恐惧的对象。帮助家属采取正确态度对待患者,鼓励及陪同患者接触恐惧的场合及对象。

第二节　焦虑症

焦虑症(anxiety)是以焦虑、紧张的情绪障碍,伴有自主神经功能兴奋和过分警觉为特征的一种慢性焦虑障碍。焦虑并非由于实际的威胁所致,其紧张惊恐的程度与现实情况很不相称。焦虑症是一种普遍的心理障碍,发病于青壮年期,女性发病率比男性高一倍。临床分为广泛性焦虑障碍与惊恐障碍两种主要形式。

一、病因与发病机制

焦虑症的起因,不同学派的研究者有不同的意见,这些意见相互补充。

(一)遗传

已有资料支持遗传因素在焦虑障碍的发生中起一定作用,如 Kendler 等(1992)研究了1033 对女性双生子,认为焦虑障碍有明显的遗传倾向,其遗传度约为 30%,且认为这不是家庭和环境因素的影响。但是某些研究表明,上述遗传倾向主要见于惊恐障碍,而在广泛性焦虑障碍患者中并不明显。

(二)生化因素

焦虑症患者有去甲肾上腺素(NE)能活动的增强,焦虑状态时,脑脊液中 NE 的代谢产物增加,使用 α_2 受体拮抗剂能使 NE 增加而致焦虑,而 α_2 受体激动剂对焦虑治疗有效。另外,许多主要影响中枢 5-羟色胺(5-HT)的药物对焦虑症状有效,表明 5-HT 参与了焦虑的发生,但确切机制尚不清楚。此外,苯二氮䓬类常用于治疗焦虑症取得良好效果,提示脑内苯二氮䓬受体异常可能为焦虑的生物学基础。

(三)心理因素

行为主义理论认为,焦虑是对某些环境刺激的恐惧而形成的一种条件反射。心理动力学理论认为,焦虑源于内在的心理冲突,是童年或少年期被压抑在潜意识中的冲突在成年后被激活,从而形成焦虑。焦虑症患者的病前性格大多为胆小怕事,自卑多疑,做事思前想后,犹豫不决,对新事物及新环境不能很快适应。在有生活压力事件或自然灾害发生的情况下,焦虑症患者比一般人更倾向于把模棱两可的,甚至是良性的事件解释成危机的先兆,从而出现焦虑症,压力事件还可使焦虑症状维持下去。

二、临床表现

焦虑症的具体症状包括以下特点,这些症状可以单独出现,也可以一起出现。①身体紧张:焦虑症患者常常觉得自己不能放松,全身紧张。②自主神经系统反应性过强。③对未来无名的担心:担心自己的亲人、财产、健康等。④过分机警:患者对周围环境充满警惕,影响了其他工作,甚至影响睡眠。

焦虑症有两种主要的临床形式:惊恐障碍和广泛性焦虑。

(一)惊恐障碍

惊恐障碍又称急性焦虑症,据统计约占焦虑症的 41.3%。发作的典型表现常是患者在日常活动中,突然出现强烈恐惧,对外界刺激易出现惊恐反应,常伴有睡眠障碍,如入睡困难、睡眠不稳、做噩梦、易惊醒。患者感到心悸,有濒死感,有胸闷、胸痛、气急、喉头堵塞窒息感,因此惊叫、呼救或跑出室外。

有的伴有显著自主神经症状,如过度换气、头晕、多汗、口干、面部潮红或苍白、震颤、手脚麻木,胃肠道不适等,也可有人格解体、现实解体等痛苦体验。发作并不局限于任何特定的情况或某一类环境,发作无明显而固定的诱因,以致发作不可预测。

发作突然,中止迅速,10min 内达到高峰,一般持续 5~20min,很少超过 1h。发作时意识清晰,事后能回忆发作的经过。此种发作虽历时较短暂,但不久又可突然再发。两次发作的间歇期,没有明显症状。大多数患者在间歇期因担心再次发病而紧张不安,并可出现一些自主神经活动亢进症状,称为预期性焦虑。

在发作间歇期,多数患者因担心发作时得不到帮助,因此主动回避一些活动,如不愿单独出门、不愿到人多的场所、不愿乘车旅行等。惊恐发作患者也可有抑郁症状,有的有自杀倾向,需注意防范。

(二)广泛性焦虑症(GAD)

广泛性焦虑症又称慢性焦虑症,是焦虑症最常见的表现形式。起病缓慢常无明显诱因,有显著的自主神经症状、肌肉紧张和运动性不安,患者难以忍受又无法解脱。

1.焦虑和烦恼

对未来可能发生的、难以预料的某种危险或不幸事件的经常担心是焦虑症的核心症状。患者常有恐慌的预感,终日心烦意乱,坐卧不宁,忧心忡神,注意力难以集中,对日常生活中的事物失去兴趣,导致生活和工作受到严重影响。尽管知道这是一种主观的过虑,但患者不能控制使其颇为苦恼。

2.运动性不安

表现为搓手顿足、来回走动,不能静坐等,手指和面肌有轻微震颤,精神紧张时更为明显。患者可出现紧张性头痛,常表现为顶、枕区的紧压感。有的患者肌肉紧张和强直,特别在背部和肩部,经常感到疲乏。

3.自主神经功能兴奋

以交感神经系统活动过度为主,如心慌、心跳加速、胸闷、气急、头晕、多汗、面部潮红或苍白、口干、吞咽梗阻感、胃部不适、恶心、腹痛、腹胀、腹泻、尿频等。有的可出现阳痿、早泄、月经紊乱和性欲缺乏等性功能障碍。

4.过分警觉

表现为惶恐、易惊吓、对声音过敏、注意力不集中、记忆力下降等。难以入睡和容易惊醒，同时可合并抑郁、疲劳、恐惧等症状。

三、诊断标准

（1）在过去 6 个月中的大多数时间里，对某些事件和活动（比如工作进度，学业成绩）过度担心。

（2）个体发现难以控制自己的担心。

（3）焦虑和担心与至少下面五个症状中的三个（或更多）相联系（至少有某些症状至少在过去 6 个月中的大多数时间里出现，在儿童中，只要一个症状就可以）：①坐立不安。②容易疲劳，难以集中注意力，心思一片空白。③易激惹。④肌肉紧张。⑤睡眠问题（入睡困难、睡眠不稳或不踏实）。

（4）焦虑和担心的内容不是其他神经症障碍的特征内容。

四、治疗要点

（一）心理治疗

可用认知疗法改善患者对疾病性质不合理或歪曲的认知，减轻患者警觉状态。采用系统脱敏、放松训练等行为疗法改善焦虑引起的躯体症状。两种方法可以结合使用。

（二）药物

1.苯二氮䓬类

是应用最广泛的抗焦虑药，作用强，起效快，较安全。如地西泮、氯硝西泮、阿普唑仑等。临床应用一般从小剂量开始，逐渐加大到最佳有效治疗量，维持 2～6 周后逐渐停药，停药不短于两周，以免反跳。为避免依赖，可和三环类抗抑郁药物合用。

2.丁螺环酮

对广泛性焦虑障碍有效，起效较苯二氮䓬类慢，较少产生药物依赖和戒断症状。

3.β－受体阻滞剂

如普萘洛尔 10～30mg，每日 3 次，口服，以减轻患者自主神经功能亢进导致的躯体症状，可与苯二氮䓬类合用。

五、护理诊断

（1）焦虑与担心再次发作有关。

（2）恐惧与惊恐发作有关。

（3）精力困扰与精力状态改变有关。

（4）有孤立的危险与担心发作而采取回避方式有关。

（5）睡眠障碍与焦虑有关。

（6）营养失调与焦虑、食欲差有关。

六、护理措施

（一）心理护理

建立良好的护患关系，在尊重、同情、关心患者的同时，又要保持沉着冷静的态度。帮助患者认识焦虑时的行为模式,护士要接受患者的病态行为,不进行限制和批评。鼓励患者用语言表达的方式疏泄情绪,表达焦虑感受。教会患者放松技巧,鼓励其多参加工娱治疗,转移注意力,减轻焦虑。

(二)观察

观察患者的面部表情、目光、语调、语气等,评估患者的焦虑程度、持续时间和躯体症状。观察用药后病情变化及睡眠情况。对伴自杀倾向的患者要严密观察,防止意外。

(三)生活护理

改善环境对住院患者的不良影响,保持病室安静整洁舒适,避免光线、噪声等不良刺激。尽量排除其他患者的不良干扰。关注睡眠环境,必要时根据医嘱使用催眠药物。观察用药的情况及不良反应,及时报告医师给予处理。饮食障碍患者,要合理安排饮食,鼓励进食。

(四)对症护理

对焦虑患者应耐心倾听其痛苦和不安,可按医嘱给予抗焦虑药物;改善患者的焦虑情绪和睡眠,鼓励患者参加力所能及的工娱活动和体育锻炼。患者出现坐立不安、血压升高、心率增快、口干、头痛等症状时,要说明这些症状往往随着焦虑的控制而缓解,并配合生物反馈疗法减轻躯体不适。

患者出现睡眠障碍时,注意保持生活规律,按时作息。避免导致患者情绪激惹的因素或话题,允许患者倾诉自己的情感、允许来回走动,发泄自己的情绪。

七、健康教育

(一)患者

介绍焦虑症的有关知识,寻找产生焦虑症的原因并避免。使患者明确躯体症状的产生原因,学会控制焦虑的技巧。积极参加各种活动,转移注意力。自信缺乏的患者要充分发挥自己的积极因素,提高自信。

(二)家属

介绍疾病相关知识,协助患者分析产生焦虑的原因。学会对患者支持的方法,主动督促患者参加各种社交活动。在焦虑发作时注意保护患者安全,并给予安慰。

第三节　强迫症

强迫症(obsession)是一种以强迫症状及强迫行为为主要临床表现的神经症,其共同特点为:①患者意识到这种强迫观念、意向和动作是不必要的,但不能靠主观意志加以控制;②患者为这些强迫症状所苦恼和不安;③患者可仅有强迫观念或强迫动作,或既有强迫观念又有强迫动作,强迫动作可认为是为了减轻焦虑不安而做出来的准仪式性活动;④患者自知力保持完好,求治心切。强迫症患病率约0.03%,女性发病率略高,通常在青少年期发病,也有起病于儿童时期。一般而言,强迫症预后不良,部分患者能在一年内缓解。病情超过一年者通常呈持续波动的病程表现,可长达数年。

一、病因与发病机制

(一)遗传因素

该症有一定的家族遗传倾向。研究表明强迫症患者中 A 型血型较高,而 O 型血型较低。家系调查表明,强迫症患者的一级亲属中焦虑障碍发病危险率明显高于对照组,但患强迫症的危险率并不高于对照组。患者组父母的强迫症状危险率(15.6%)明显高于对照组父母(2.9%),单卵双生子中的同病率高于双卵双生子。

(二)生化因素

有人认为强迫症患者 5-HT 能神经系统活动减弱导致强迫症产生,用增加 5-HT 生化递质的药物可治疗强迫症。

(三)器质性因素

现代脑影像学研究发现,强迫症患者可能存在涉及额叶和基底节的神经回路的异常。

(四)心理-社会因素

行为主义理论认为强迫症是一种对特定情境的习惯性反应,患者认为强迫行为和强迫性仪式动作可减轻焦虑,从而导致了重复的仪式行为的发生。生活事件和个体的人格特征(强迫型人格)在疾病的发生中也起了一定的作用。如工作环境的变化、处境困难、担心意外或家庭不和、性生活困难、怀孕、分娩造成的紧张等压力源的存在,可促发强迫症状。患者往往表现为墨守成规、优柔寡断、过分仔细、做事古板、苛求完美,力求准确的个性特征。但亦有 16%～36%的患者没有强迫性格。

二、临床表现

强迫症状是指一种观念、冲动或行为反复出现,自知不必要,但欲罢不能,为此十分痛苦。

(一)强迫观念

多表现为同一意念的反复联想,患者明知多余,但欲罢不能,这些观念可以是毫无意义的。

1.强迫怀疑

患者对自己行为的正确性产生疑虑,虽然明知这种怀疑没有必要,但却无法摆脱。如患者离家后怀疑屋门是否锁好、煤气是否关闭、电灯是否熄灭。在此基础上,患者出现强迫行为,总是疑虑不安,常驱使自己反复查对才能放心,严重时可以影响工作及日常生活。

2.强迫性穷思竭虑

对于日常生活中的琐事或自然现象,明知毫无必要,但无休止地思索。如患者反复思考"天为什么会下雨""先有鸡还是先有蛋"等,但更多的则是日常生活中遭遇某种事情后出现。

3.强迫联想

患者看到或在脑子里出现一个观念或一个词语时,便不由自主联想到另一观念或词语,而大多是对立性质的,此时叫强迫性对立思维。如看到"温暖"即想到"寒冷",看见"安全"便想到"危险",造成内心紧张。

4.强迫表象

患者头脑里反复出现生动的视觉体验(表象),常具有令人厌恶的性质,无法摆脱。

5.强迫回忆

患者对于经历过的事情,不由自主地反复显现于脑海中,虽然明知无任何实际意义,但却无法摆脱。

(二)强迫意向

在某些场合下,患者出现一种与当时情况相违背的念头,而且被这种意向纠缠。患者明知这是违背自己意愿的,但却无法控制其出现。如患者见到墙壁上的电插座,就产生"触摸"的冲动;站在高楼上,就有"跳下去"的冲动,但是患者决不采取行动。患者意识到这种冲动的不合理,事实上也不曾出现过这一动作,但冲动的反复出现却使患者焦虑不安、忧心忡忡,以致患者回避这些场合,损害社会功能。

(三)强迫情绪

强迫情绪表现为对某些事物的担心或厌恶,明知不必要或不合理,自己却无法摆脱。

(四)强迫行为

1.强迫性洗涤

因害怕不清洁而罹患某种传染病,患者接触某物后反复洗手,明知手已洗干净,无须再洗,但却无法控制。

2.强迫性检查

常常表现为核对数字是否有误,检查门、窗、煤气炉是否关好,如患者将门锁上后,担心未锁紧,用钥匙打开验证,每开一次都证明确实已锁牢,但仍不放心,如此反反复复数十次,患者甚感痛苦。

3.强迫性计数

与强迫联想有关的不可克制的计数。患者不自主地计数一些事物,如计数自己的脚步、路边楼房的玻璃窗、公路旁边的标志灯。患者自知无任何意义,但无法控制。

4.强迫性仪式动作

强迫性仪式动作是某种并无实际意义的程序固定的刻板的动作或行为,但患者欲罢不能。此种仪式性动作往往对患者有特殊的意义,象征着吉凶祸福,患者完成这种仪式从而使内心感到安慰。如一患者进门时先进二步,再退一步,表示能逢凶化吉;进门时要完成一套动作表示其孩子的病就能逢凶化吉,自己明知毫无意义,但若不做到则焦虑不安。

5.强迫性迟缓

临床少见。这些患者可能否认有任何强迫观念,缓慢的动机是努力使自己所做的一切都非常完美。由于以完美、精确、对称为目标,所以常常失败,因而增加时间。患者往往不感到焦虑。

三、诊断标准

(1)符合神经症的诊断标准,并以强迫症状为主,至少有下列1项:

1)以强迫思想为主,包括强迫观念、回忆或表象,强迫性对立观念、穷思竭虑、害怕丧失自控能力等。

2)以强迫行为(动作)为主,包括反复洗涤、核对、检查或询问等。

3)上述的混合形式。

(2)患者称强迫症状起源于自己内心,不是被别人或外界影响强加的。

（3）强迫症状反复出现，患者认为没有意义，并感到不快，甚至痛苦，因此试图抵抗，但不能奏效。

（4）社会功能受损。

（5）符合症状标准至少已3个月。

（6）排除其他精神障碍的继发性强迫症状，排除脑器质性疾病特别是基底节病变的继发性强迫症状。

四、治疗要点

（一）心理治疗

心理治疗可采取行为治疗、认知疗法、精神分析治疗等方法，如系统脱敏疗法、惩罚法。

（二）药物治疗

药物治疗主要采用三环类药物，如氯米帕明，对强迫症状和伴随的抑郁症状都有治疗作用。选择性5－HT再摄取抑制剂如氟西汀、氟伏沙明、舍曲林、帕罗西汀等均可使用。另外，伴严重焦虑者可合用苯二氮䓬类药物。难治性强迫症可合用卡马西平等心境稳定剂。

（三）精神外科治疗

对顽固难治而又引起患者极端痛苦的强迫症，可试用精神外科治疗。可破坏患者脑的某些部位如额叶内下侧、扣带回等，对减轻强迫症状和社会适应功能均有一定帮助，但须严格掌握对象。

五、护理诊断

（1）焦虑与强迫症状有关。

（2）睡眠障碍与强迫观念有关。

（3）社交障碍与强迫症状所致活动受限有关。

（4）保持健康能力改变与强迫行为有关。

（5）生活自理能力下降与强迫行为有关。

（6）皮肤完整性受损与强迫行为有关。

六、护理措施

（一）心理护理

护士应与患者建立良好的护患关系，给予患者有力支持，使患者获得安全感和信任感，能主动与医护人员配合。

在患者接受症状和相互信任的基础上，让患者参与护理计划的制订，使患者感到被关注和信任，减少焦虑情绪和无助感。帮助患者进行放松训练或进行生物反馈治疗，消除精神紧张及精神压力，转移注意力。用行为训练，如厌恶疗法等消除强迫行为及强迫思维。在患者的病情有所改善时，及时予以肯定和鼓励，让患者对疾病的康复抱有乐观的态度。

（二）生活护理

1.睡眠障碍

评估患者的睡眠状况并记录，做好交班。为患者创造良好的睡眠环境，维持病室的安静。白天督促患者多参加工娱活动，指导患者养成良好的睡眠习惯。必要时遵医嘱给予患者适量的催眠药物。

2.保持皮肤黏膜完整

每日详细评估患者洗涤处皮肤的情况,了解其损伤的程度,并做交班记录。洗涤时选择性质温和、刺激性小的肥皂,注意水温不能过热或过冷。

临睡前,在皮肤上涂上护肤的营养霜或药膏。为患者制订每日的活动计划,督促患者多参加工娱活动,转移注意力。尽可能避免让患者在有水的地方停留过长的时间,以减少患者洗涤的次数和时间。对症状顽固者应适当限定其活动范围和施行必要的保护。

(三)安全护理

在疾病久治不愈、反复发作的情况下,患者可产生悲观厌世的情绪,严重者可出现自杀观念和行为。首先应与患者建立有效的沟通,了解患者的内心体验,及时、准确地掌握患者的情绪变化,并采取必要的防范措施。注意沟通技巧,避免使用中伤性的语言和使用粗暴的行为去制止患者的强迫动作和行为。以支持心理治疗为主,坚定患者的治疗信心。观察患者有无反常行为和语言,对有强烈自杀企图和行为的患者进行保护性约束时,要向患者讲清保护的目的,避免患者误解为是对他的惩罚而出现极端的行为反应。

七、健康教育

(一)患者

介绍强迫症的有关知识。教导患者采取顺应自然的态度,学习应付各种压力的积极方法和技巧。进行自我控制训练和放松训练,学会用合理的行为模式代替原有的不良行为模式,减少强迫症状和焦虑情绪。转移注意力,多关注日常生活、学习和工作,多参加体育锻炼。

(二)家属

帮助家属了解疾病知识和患者的心理状态,正确对待患者。教家属配合患者实施自我控制的强化技能,协助患者安排生活和工作。

第四节　躯体形式障碍

躯体形式障碍是一种以持久的担心或相信各种躯体症状的优势观念为特征的神经症,常伴有焦虑或抑郁情绪。尽管症状的发生和持续与不愉快的生活事件、困难或冲突密切有关,但患者常否认心理因素的存在。本病女性多见,起病年龄多在 30 岁以前,为慢性波动性病程。

一、病因与发病机制

(一)遗传

部分研究认为躯体形式障碍与遗传易患素质有关。

(二)个性特征

此类患者多敏感多疑、固执、对健康过度关心。患者内向:孤僻,对周围事物缺乏兴趣,对身体变化十分关注,可能成为发病的人格基础。

(三)神经生理

正常个体一般不能感受人体内脏器官的正常活动,以保证个体将注意力指向外界,不为个体各种生理活动纷扰。而患者存在脑干网状结构滤过功能障碍,各种生理变化信息被不断感受,久而久之被患者体会为躯体症状。

(四)心理－社会因素

父母对疾病的态度、早年与慢性疾病患者生活在一起是发生躯体化障碍的易感因素。由于躯体症状较精神疾病更容易被别人接受,所以患者更趋向于将心理症状归为躯体原因。

二、临床表现

(一)躯体化障碍

临床表现为多种、反复出现、经常变化的躯体不适症状,症状可涉及身体的任何部分或器官,各种医学检查不能证实有任何器质性病变足以解释其躯体症状,常导致患者反复就医和明显的社会功能障碍,常伴有明显的焦虑、抑郁情绪。多在 30 岁以前起病,女性多见,病程至少 2 年以上。常见症状可归纳为以下几类。

1.疼痛

为常见症状。部位涉及广泛,可以是头、颈、胸、腹、四肢等,部位不固定。疼痛性质一般不很强烈,与情绪状况有关,情绪好时可能不痛或减轻。可发生于月经期、性交或排尿时。

2.胃肠道症状

为常见症状。可表现为嗳气、反酸、恶心、呕吐、腹胀、腹痛、便秘、腹泻等。有的患者可对某些食物感到特别不适。

3.泌尿生殖系统

常见的有尿频,排尿困难;生殖器或其周围不适感;性冷淡、勃起或射精障碍;月经紊乱、经血过多;阴道分泌物异常等。

4.呼吸、循环系统

如气短、胸闷、心悸等。

5.假性神经系统症状

常见的有共济失调、肢体瘫痪或无力、吞咽困难或咽部梗阻感、失明、失聪、皮肤感觉缺失、抽搐等。

(二)未分化躯体形式障碍

躯体症状的主诉具有多样性、变异性的特点,其临床表现类似躯体化障碍,但典型性不够,其症状涉及的部位不如躯体化障碍广泛,也不那么丰富。病程在半年以上,但不足 2 年。

(三)疑病症

疑病症又称疑病障碍,主要表现是担心或认为自己患有某种严重的躯体疾病,其关注程度与实际健康状况不相称。不同患者的症状表现不同,有的主要表现为疑病性不适感,常伴有明显焦虑抑郁情绪;有的则较单一或具体。

不管何种情况,患者的疑病观念从未达到荒谬、妄想的程度。患者因为这种症状而反复就医,各种医学检查阴性的结论和医师的解释不能消除患者的顾虑。

(四)躯体形式自主神经紊乱

患者的临床症状主要涉及受自主神经支配的器官和系统,心血管系统、胃肠道系统、呼吸系统和泌尿生殖系统。患者往往有自主神经功能紊乱的症状,如心悸、出汗、口干、脸发红或潮红、上腹部不适、震颤等;同时伴有部位不定、症状多样、描述不清的非特异性症状;而躯体检查和实验室检查都不能表明患者所述的器官和系统存在结构或功能的紊乱。

三、诊断标准

（1）符合神经症的诊断标准。

（2）以躯体症状为主，至少有下列 1 项：

1）对躯体症状过分担心（严重性与实际情况明显不相称），但不是妄想。

2）对身体健康过分关心，如对通常出现的生理现象和异常感觉过分关心，但不是妄想。

（3）反复就医或要求医学检查，但检查结果阴性和医师的合理解释，均不能打消其疑虑。

（4）社会功能受损。

（5）符合症状标准至少已 3 个月。

（6）排除其他神经症性障碍（如焦虑、惊恐障碍或强迫症）、抑郁症、精神分裂症、偏执性精神病。

四、治疗要点

对躯体化障碍主要的处理原则是帮助患者应对他们的躯体症状。处理的目标不是即刻缓解症状，而是帮助患者从慢性的功能障碍中康复。

（一）心理治疗

心理治疗是主要治疗形式。首先应给予患者支持性心理治疗，患者除叙述众多躯体症状外，漫长的就诊经历导致其情绪紧张而焦虑。医师要特别耐心倾听患者的倾诉，使患者对医师产生信任、对治疗抱有信心。纠正患者错误的认知，虽然病痛是其真实的感受，但并不存在器质性病变，对生命、健康不会带来威胁。

运用森田疗法使患者了解症状实质并非严重，采取接纳和忍受症状的态度，继续工作、学习和顺其自然地生活。要转移患者对疾病的注意，鼓励患者参加力所能及的劳动和其他社交活动。可协助患者增强对社会环境和家庭的适应能力，指导配偶和亲友对患者正确对待。对某些暗示性较强的患者可以试用催眠暗示疗法。

（二）药物治疗

可用苯二氮䓬类、三环类抗抑郁剂 SSRIs，以及对症处理的镇痛药镇静药等单纯心理治疗起效较慢，故抗焦虑、抗抑郁药宜尽早使用。用药时应选择不良反应较小的药物，以防干扰或加重原有的躯体症状，注意从小剂量开始，并应注意病情恢复后的巩固治疗。

（三）其他

针灸、理疗、气功等对部分患者有效，可以试用。

五、护理诊断

（1）有自杀的危险与抑郁情绪有关。

（2）睡眠型态紊乱与焦虑或抑郁情绪有关。

（3）营养低于机体需要量与抑郁情绪，食欲差有关。

（4）生活自理能力下降与抑郁情绪、无力感、无兴趣有关。

（5）社交障碍与情绪低落、无兴趣有关。

(6)角色紊乱与无自知力、否认躯体疾病的现实有关。

(7)预感性悲哀与自感将失去健康有关。

六、护理措施

(一)心理护理

护士应以温和友善、接纳的态度对待患者,鼓励患者表达自己的情绪和不愉快的感受,建立良好的护患关系。对患者的疾病及症状不应急于持否定态度,应当根据患者的不同情况,在综合治疗的基础上,采取系统的、循序渐进的方法,让患者了解疾病的病因、特点,进行耐心细致的指导,从而取得满意的效果。以积极和肯定的态度激励患者,充分调动患者的主观能动性。多给予正性评价。鼓励和督促患者多与外界交往,制订社会功能训练计划,在社交和工作学习中找到乐趣,增强战胜疾病的信心,并使其逐步适应社会和承担一定的社会家庭功能,为回归社会打下基础。

(二)生活护理

由于躯体症状常常干扰患者的日常生活,护士应协助患者更衣、洗漱、如厕等,同时鼓励患者尽最大能力自行完成。有睡眠障碍者,安排安静的病室,制订合理的作息时间,采取促进睡眠的技巧,保证患者睡眠。

(三)躯体不适的护理

躯体形式障碍患者多有明显的躯体不适且主诉多变,多为非特异性。应注意保持医护人员之间态度一致,勿过分关注、迁就患者,避免做过多的检查和随便给药,以免增强其病理信念。尽量分散患者对躯体症状的注意力,督促患者参加工娱活动,让患者在团体中感受到被他人接纳。避免同类患者住同一病室,以免症状体验相互影响,而强化症状。

七、健康教育

(一)患者

让患者了解本身疾病的性质、诱因、临床症状、治疗和康复事项。引导患者建立正确的健康观念,鼓励患者积极配合治疗,纠正其不良行为,调整生活节奏,合理安排工作、生活与学习。解释药物治疗的重要性,提高服药的依从性。教会患者减轻生活事件压力的方法,调整不良的情绪,增强心理承受能力。

(二)家属

向家属讲解疾病相关知识,使家属了解疾病与压力、情绪等的关系,理解患者,减少家庭内可能存在的各种应激源,主动配合医务人员,支持和督促患者完成药物治疗计划,帮助患者战胜疾病。

第五节　精神发育迟滞

精神发育迟滞(MR)又称智能发育不全,它是一组病因复杂、治疗困难的疾病,是以智力发育低下和社会适应困难为临床特征的心理发育障碍。起病于中枢神经系统发育成熟(18 岁)之前,也是导致残疾的主要原因之一。本病分为不同程度的精神发育不全和智能损害。我国儿童患病率在城市约为1‰,农村为1‰～2‰,男性略多于女性,以低收入、低文化家庭中常见。

一、病因与发病机制

本病病因复杂,从胎儿到18岁以前影响中枢神经系统发育的因素都可能导致神经发育迟滞,包括遗传因素,如脆性X染色体综合征、唐氏综合征,遗传代谢性疾病,如苯丙酮尿症、半乳糖血症、戈谢病、家族性黑蒙性痴呆、脂质沉积症、黏多糖病、脑白质营养不良等常见;先天性颅脑畸形,如先天性脑积水,家族性小头畸形、神经管闭合不全,围生期有害因素,如母孕期发生感染,受到药物、毒物、放射线和电磁波的刺激、妊娠期疾病和并发症、分娩期并发症、母亲妊娠年龄偏大、新生儿疾病等;出生后的脑损伤,不良的环境因素的刺激等都有可能导致精神发育迟滞。

二、临床表现

临床主要表现为不同程度的智力低下和社会适应困难。智力通常也称智能,用智商来反映。通常智商测查结果在85分以下为异常,其中70～85分为边缘智力水平,低于70分为精神发育迟滞。

WHO根据智商(IQ)将精神发育迟滞分为以下四个等级。

(一)轻度

轻度最常见,智商在50～69分,在全部精神发育迟滞患者中占85%。患儿发育早一期即可表现出智力发育较同龄儿童迟缓,特别是语言发育延迟,词汇不丰富,理解能力和分析能力差,抽象思维不发达。就读小学以后学习成绩差,经常不及格或者留级,最终勉强完成小学的学业。患者能进行日常的语言交流,但对语言的理解和使用能力差。通过专业训练后能从一些简单的非技术性工作,可学会一些谋生技能和家务劳动,有一定的社会交往能力,日常生活可自理。

(二)中度

智商在35～49分,在全部精神发育迟滞患者中占10%。患者从幼年开始智力、语言及运动发育明显落后于同龄正常儿童,词汇贫乏,阅读、理解计算能力差,抽象思维能力明显缺陷,缺乏学习能力,难以在普通学校学习,不能适应普通小学的就读。能完成简单劳动,但质量差效率低。在指导和帮助下可学会自理简单生活。某些患儿合并躯体缺陷或神经系统疾病。

(三)重度

智商在20～34分,在全部精神发育迟滞患者中占3%～4%。患者在出生后即可出现明显的发育延迟,经过训练最终能学会简单语句,但不能进行有效语言交流。不会计数,不能学习,不会劳动,日常生活需人照顾,无社会行为能力。可同时伴随显著的运动功能损害或脑部损害,常伴有神经系统异常,如癫痫、先天畸形等。

(四)极重度

智商在20分以下,在全部精神发育迟滞患者中占1%～2%。完全没有语言能力,对危险不会躲避,不认识亲人及周围环境,以原始性的情绪,如哭闹、尖叫等表达需求,生活不能自理,大小便失禁。常合并严重脑部损害,伴有躯体畸形。多在婴幼儿期因原有疾病或继发感染而死亡。

部分精神发育迟滞患者可能伴随一些精神症状，如注意缺陷、情绪易激动、冲动行为、刻板行为或强迫行为。有的患者同时存在一些躯体疾病的症状和体征，如先天性卵巢发育不全、先天性睾丸发育不全患者有第二性征发育障碍，结节性硬化患者有皮脂腺瘤、白斑、甲周纤维瘤和颗粒状斑等皮损，80%～90%患者可能有癫痫发作。

三、诊断标准

诊断需具备以下三个条件。

(1)智力明显低于同龄人水平，一般智商在70分以下。

(2)社会适应能力不足，个人生活能力和社会适应有明显缺陷。

(3)起病于18岁以前。

四、治疗原则

精神发育迟滞患者治疗非常困难，一旦发生很难逆转，关键在于早期发现、早期干预。监测遗传性疾病，做好围生期保健，避免围生期并发症，防止和尽早治疗中枢神经系统疾病是预防的重要措施。

主要治疗方针是以训练教育促进康复为主，药物治疗为辅。包括病因治疗、对症治疗和促进脑功能发育的治疗。

(一)教育训练

由学校教师、家长、临床心理治疗师及职业治疗师相互配合进行，根据患者智残程度、身体状况的不同，采取可行的教育训练和医学康复医疗综合措施，提高他们适应社会生活的基本能力和技能。包括协助轻度患者完成小学文化教育，并学会相应的社会功能，如辨认钱币、购物、打电话、看病、乘坐公共交通工具、基本劳动技能、回避危险和处理紧急事件等，并在少年期开始进行相应的职业训练，使其成年后能独立生活。

对于中重度患者，着重训练其生活自理能力或如何配合他人照料自己的生活及社会适应能力，如洗漱、换衣，与人交往的正确举止与礼貌。给予一定的语言训练，使其能尽量正确地表达自己的需求和愿望，避免受外伤等。对极重度精神发育迟滞患者几乎无法实施任何教育训练。

(二)药物治疗

1.病因治疗

适合于病因明确者。如对半乳糖血症和苯丙酮尿症给予相应饮食治疗，对先天性甲状腺功能低下者给予甲状腺激素替代治疗，对先天性脑积水、神经管闭合不全等颅脑畸形可考虑相应外科治疗，脆性X综合征采用叶酸治疗。

2.对症治疗

对于有明显精神症状的患儿，根据需要可选用适当的药物治疗。对活动过度、注意力障碍和行为异常者可采用抗精神药物治疗，如精神运动性兴奋、攻击或冲动行为、自伤或自残行为者可选用氟哌啶醇、氯氮平、奋乃静具有镇静作用的抗精神病药物。药物的治疗剂量视患者的年龄和精神症状的严重程度而定。对合并明显的注意缺陷和活动过多的患者，可选用哌甲酯或苯异妥因等改善注意缺陷的药物。

3.促进脑功能发育

主要有益智药和脑代谢改善药,如谷氨酸、r-氨基酸、吡拉西坦等。

五、护理评估

(一)主观资料

评估患者的智力水平、社会适应能力情感表达及行为方式等。

(二)客观资料

语言能力、生活自理能力、发病原因、以往健康状况和辅助检查结果等。

六、护理诊断

(1)受伤与认知、情感障碍有关。

(2)有冲动行为的危险与认知、情感障碍有关。

(3)生活自理缺陷(进食、沐浴、穿着修饰、如厕等)与智力低下有关。

(4)语言沟通障碍与语言发育障碍有关。

(5)社交障碍与社会适应不良有关。

(6)父母角色冲突、家庭角色改变与语言发育障碍、社会适应不良有关。

七、护理目标

(1)社交能力改善。

(2)语言沟通改善。

(3)自理能力增强。

八、护理措施

(一)安全和生活护理

(1)患儿的居室应安全、简单、整洁,室内严禁存放危险物品,制止影响患儿安全的一切活动,密切观察病情,保证患儿的安全。

(2)训练患儿生活的必要技能,如洗脸、洗澡、如厕、穿衣服、整理床铺、吃饭、洗碗、收拾餐具、扫地等,帮助患儿安排好日常生活,培养良好的习惯。

(二)保证营养

为患儿创造良好的饮食环境,保证患儿的饮食供给,餐前应使患儿情绪稳定,必要时协助进餐,以保证进食量的充分,防止发生营养不良,同时要纠正个别患儿暴饮暴食、偏食、挑食的行为。

(三)心理护理

精神发育迟滞的患儿一般比较胆怯,很难沟通,护理人员应该掌握正常儿童心理发展规律、掌握和熟悉患儿的病情,尽量与患儿建立良好的护患关系。对儿童的动作行为、语言进行早期观察。护理上采取督促、协助、替代等不同的方法进行有效沟通。保证治疗方案的实施。

(四)社会功能护理

护士应指导、协助并鼓励家长从符合孩子的智力水平的基础开始,循序渐进地进行早期训练。发现落后应做智力测验,进一步观察在哪些方面落后,尽早进行训练,包括动作、行为、发音、认知活动、思想品德、劳动技能。

轻度智力发育迟滞的患儿生活尚能自理,中、重度以上的患儿自理困难,理解力差,需要更多的帮助。但处于生长发育期的他们智力及其各项功能还在逐渐发展。所以,对精神发育迟滞患儿的训练应从早期开始。

通过提问、做游戏、做简单劳动等方式激发孩子的思维能力和认知能力,帮助他们认识周围的世界,适应周围的环境,促进语言及认知功能的发展。

(五)学校教育

由于患者的认知水平低,对事物的分析和处理能力差,往往会出现一些不自觉或不符合社会常规的行为和活动,甚至会出现犯罪行为。按照普通学校的品德教育的准则,尊重患者与严格要求相结合,集体教育和个体教育相结合,根据患者的不同情况进行不同处理。缺陷行为和不道德行为不是一回事,要区别对待,多给予他们鼓励、表扬,减少批评和惩罚。训练孩了自身保护和防御的能力。尤其是女性患儿,应指导与异性交往时的注意事项,避免性骚扰。

九、健康教育

(一)针对患者

为患儿创造社会化条件,使他们经常有机会能与正常儿童一起学习和游戏。根据患儿智力活动的水平,培养患儿生活的能力和简单劳动的技能,养成良好的个性和品质,培养患儿适应社会的能力,学习与人交往的技能,及时鼓励,增强患儿的自尊心、自信心和意志力。对有特殊需要的患儿,要提供特殊膳食。

(二)针对家属

从观念上正确对待,家属要正确面对现实,有正确的心态,帮助患儿享有正常儿童生活的一切权利,家长情绪不佳或遇到困难时,千万要冷静,不要迁怒于孩子;介绍精神发育迟滞患儿在生活上的特殊需要,指导家属如何满足患儿的特殊需要;指导家属教育精神发育迟滞患儿的知识与技巧,以科学的态度教育和训练患儿,无论精神发育迟滞有多严重,要充满爱心并接受他们,尊重他们;向家长宣传有关此病的预防知识,如产前诊断、围生期保健措施等,告诉家属教育性预防对精神发育迟滞患儿有着积极的作用,由于胎儿期和婴儿期是大脑和神经系统快速发展的阶段,是对儿童实施教育的最佳年龄,如在这一时期对患儿开展教育训练,则效果较好,若错过这一时期则可能产生难于弥补的损失。

十、护理评价

(1)社交能力是否改善。

(2)语言沟通能力是否改善。

(3)生活能否自理。

第六节　癔症

一、概念

癔症又称歇斯底里,是由于精神因素、不良暗示或自我暗示引起的急性发病。临床表现包括精神、神经和躯体多种症状,但检查时未能发现相应的器质性改变。可反复发作,但预后较好。

二、病因及发病机制

(一)社会心理因素

1.文化因素

近年来,癔症的发病率有下降的趋势,其原因不明,多认为文化较落后地区患病率较高。发病年龄在 16~35 岁,少数超过 40 岁。

2.心理应激

应激性的生活事件是神经症产生的直接诱因。

3.人格因素

如强迫人格,常有敏感、多疑、易受暗示、内向等。

4.心理冲突

内心冲突,如是离婚还是不离婚、为了维护自己的权利与领导吵架还是不吵架;两种情感之间,如对父亲既爱又恨。

(二)生物因素

生物因素包括遗传因素和神经生化因素,如人在焦虑时去甲肾上腺素增加等。

三、临床表现

(一)分离型障碍

分离型障碍是指不同精神活动之间的分离。包括癔症性意识障碍、情感爆发、癔症性痴呆、癔症性遗忘、神游症、癔症性精神病等。这些症状的出现,常给人以疾病的发作有利于患者摆脱困境、发泄情绪、获取别人同情和支持的感觉。

1.意识障碍(意识改变状态)

常为意识活动的狭窄,意识蒙眬状态,或"昏睡"。癔症性木僵(见于昏睡):呼之不应,推之不动,四肢发硬,僵卧在床,双眼紧闭,眼睑颤动,动其肢体有对抗感,强行张开其眼,见眼球巡视偏向某侧,有意回避检查。

2.情感爆发

常在精神刺激后急起表现。以尽情发泄为特点,如号啕大哭,或时而大笑,或笑而不止,大吵大闹,或声嘶力竭吐露愤懑,甚者扯头发,撕衣服,捶胸顿足。发作的长短可受周围的劝慰而发生变化。可自行缓解,多伴有选择性遗忘。

3.遗忘

常表现为发作后的局限性遗忘或阶段性遗忘,被遗忘的内容往往与精神创伤有关,常不能回忆某一段时间的生活经历,甚者否认既往的生活经历和身份。对整个生活经历遗忘者,称全部遗忘。

4.神游症

不仅记忆丧失,且从原地出走,被发现则否认全部经历,甚者否认其身份。

5.癔症性痴呆

又称假性痴呆,主要表现为两种形式。

(1)Ganser 综合征(罕见):常见于罪犯,对简单的问题给予近似的回答,如问"人有几只耳朵"? 答"3 只"。特征是近似回答,即有问必答,有答必错,错也近似。

（2）童样痴呆：表现为明显的幼稚行为，如患者的声调、表情和动作如儿童。

6.身份识别障碍

在不同时间以不同身份出现。

7.其他分离性癔症

如中国农村的所谓"走阴间""鬼神附体"。

8.癔症性精神病

为癔症性精神障碍最严重的表现形式。常在明显的心理创伤后急性起病，主要表现为意识障碍、行为紊乱、思维联想障碍或片段的幻觉妄想，以及人格解体症状。一般历时数日即止，尤其当得到迅速镇静和睡眠后，即可迅速恢复正常。恢复后无遗留症状，但可再发。

（二）转换型障碍

1.感觉障碍

包括感觉缺失、感觉过敏、感觉异常。常见有偏侧感觉麻木。有的患者感觉过敏，甚者头痛，无神经解剖的基础。

2.癔症性失明

突然双目失明或弱视，对光反应良好。有的表现"管视"。

3.癔症性耳聋

多在强烈的精神因素影响下，突然失去听力，缺乏器质性耳聋的证据。

4.癔症性抽搐

突然倒地、全身僵直，呈角弓反张，四肢不规则抖动，表情痛苦，可达 10～20min 甚至 1h，发作无咬伤唇舌，无跌伤，无大小便失禁。

5.癔症性瘫痪

以单瘫、偏瘫常见。瘫痪程度可轻可重，呈迟缓性。有的患者卧床并无明显瘫痪，但不能站立和行走，称癔症性立行不能症。

6.癔症性失音

患者保持不语，常用手势或书写表达自己的思想。不伴有唇、舌腭或声带的器质性障碍。可正常咳嗽，声带正常。

7.其他转化型障碍

如癔症性震颤，注意力集中时或别人看他时，明显加重。

（三）躯体性障碍

躯体性障碍多为女性。30 岁以前起病。可持续多年，一般至少 2 年。表现心血管、呼吸、消化生殖、内分泌、运动或感觉器官等各个系统的躯体症状。

（四）其他形式的癔症

流行性癔症、分离型癔症或转换型癔症可发生在一组人群中。

四、治疗

（一）心理治疗

心理治疗是治疗癔症的首选方法。帮助患者分析、认识病因，明确所患疾病是功能性的，可以治愈。由于患者易于接受暗示，所以心理治疗以暗示治疗常用，尤其对植索性躯体症状效果好。可采用催眠,用语言对其进行有针对性的暗示,训练其丧失的功能,可收到良好的效果。

(二)药物治疗

在癔症患者出现精神发作,兴奋状态或抽搐发作时,可注射氯丙嗪或安定作紧急处理。也可以适当服用些抗焦虑药,以增强心理治疗效果。

五、癔症护理

(一)护理评估

1.主观资料

(1)诱因,是否急性起病,情感爆发情况,是否时哭时笑,喊叫、吵闹等。

(2)情绪转变情况,迅速、缓慢、戏剧样表情动作。

(3)意识情况:范围的缩小或轻度的意识丧失,周围环境的感知障碍,定向力,情感反映等。

(4)活动情况:终日闭目卧床不动,呼之不醒,推知不动,痛觉的刺激反应减弱。

(5)遗忘:对一段时间的亲身经历完全遗忘。

(6)附体体验:声称被神、鬼、已故的灵魂、狐仙附体。

(7)痉挛发作情况:无规律性,呈阵发性四肢僵直或角弓反张。

(8)截瘫、单瘫情况,失语、失音症,感觉过敏、减弱、消失等。

(9)"痴呆"样症状,称幼童,声音、内容、表情、动作像幼童。

2.客观资料

(1)躯体评估。

1)意识、生命体征。

2)营养状况、睡眠情况、饮食情况、排泄情况。

(2)对精神疾病认识的评估:有无自知力。

(3)社会心理状况评估:有无明显的诱因,性格特征、家庭环境、经济状况、受教育程度、工作环境及社会支持系统。

(4)情绪状况评估:变化是否迅速,暗示性及自我暗示性强,情感爆发常伴有戏剧性。

(5)既往健康状况的评估。家族史、患病史、药物过敏史。

(6)治疗情况的评估:院外是否接受过治疗,用药情况、药物不良反应等情况。

(7)实验室及其他辅助检查:血、尿、便常规,血生化、心电图、脑电图检查结果。

(二)主要护理问题

1.精神障碍

精神障碍常因受刺激后,表现为大哭、狂笑、打滚、幼稚、喜怒无常、做作等为其特点。

2.运动障碍

运动障碍常因分离性运动障碍引起,患者表现为痉挛发作。发作时慢慢倒在地上,痉挛无规律或四肢挺直,并可出现瘫痪、站立不能、失语等。

3.感觉障碍

感觉障碍是由分离性感觉障碍引起,表现为感觉过敏、减退或消失,和某些感觉器官的障碍,如在精神因素和暗示的作用下可突然失明或失听。

（三）主要护理诊断

1.有暴力行为的危险

对自己或他人有暴力行为。与癔症发作时意识范围狭窄有关。

2.部分自理能力缺陷

相关因素：

（1）童样痴呆。

（2）木僵状态。

（3）癔症性瘫痪、失明、闭目不语等。

睡眠形态紊乱：与焦虑、抑郁、强迫思维、生活环境的改变有关。

营养失调：低于机体需要量与焦虑、抑郁等情绪状态及其导致的胃肠功能紊乱有关。

3.知识缺乏

患者和家属缺乏癔症的相关知识。

4.有失用综合征的危险

具体表现为：

（1）功能性癔症瘫痪长期卧床不能下床活动。

（2）癔症失明。

（3）癔症感觉障碍。

5.皮肤完整性受损

皮肤完整性受损与强迫洗涤有关。

（四）护理措施

（1）根据患者性格易感情用事。并富有暗示性的特点，应与精神症状丰富的患者分开管理，以免增加其症状的复杂性和顽固性。

（2）护理人员应与患者建立良好的护患关系，取得患者的信任，才能有利于患者的治疗和康复。

（3）接触患者时，要注意言语和态度。如对患者应亲切和蔼，言语谨慎，避免激惹患者的情绪。尽量满足患者的合理要求，但注意不要无原则地迁就患者。对表现造作，遇事好表现自己或爱挑剔的患者，要正确对待，不应鄙视，要耐心地说明解释，争取患者合作。

（4）患者情感爆发时，常会出现大声叫喊、哭闹不止，此时，护理人员应即排除无关人员的围观，避免引起患者激惹情绪的因素，要冷静地运用适当言语，劝阻患者的吵闹行为，稳定其情绪，使症状得到缓和。

（5）要以正确态度对待癔症性运动障碍的患者，不要厌恶，而是恰当的关心和体贴患者的疾苦，并做好对症护理。提高患者战胜疾病的信心。在护理患者时要注意观察有无器质性病变的迹象，为医生提供诊断参考。

（6）癔症性痉挛发作时，护理人员应保持冷静，不要惊慌失措，或过度关心患者，以免强化症状。注意保护性医疗制度，排除环境中的一切不良因素和刺激，配合医生做好暗示治疗。

（7）癔症患者有时也会采用自杀手段，博得别人的同情，从而会弄假成真，造成严重后果。故应预防患者自伤和自杀。要注意多观察病情变化和心理状态，做好心理护理。

（8）要帮助患者锻炼和纠正性格缺陷，让患者以正确的态度对待现实生活，正确对待疾病，培养开朗乐观的情绪，指出患者性格缺陷，增强患者治愈疾病的信心。

(五)健康教育

（1）向家属讲解癔症的发病诱因，发病特点，教会家属有效地应对癔症发作时的混乱情况，防止患者受伤。

（2）教会患者及家属防止便秘的方法。

1）定时做腹部按摩。

2）多喝水，每天保证 2000～3000mL 的水，要合理分布。

3）多吃蔬菜、水果。

4）必要时适当应用缓泻剂，如番泻叶、麻仁胶囊等。

（3）向家属和患者讲解本病不是器质性的，通过治疗是可以治愈的，减轻患者及家属的焦虑情绪，积极配合治疗。

（4）帮助患者充分认识自己，教会患者一些科学的适用的方法不断完善自己的性格，学会处理好人际关系。

第七节　心因性精神障碍

一、概念

心因性精神障碍是一种在严重或持久的精神创伤下引起的精神障碍。心因性精神障碍又称反应性精神病，是由急剧或持久的精神因素引起的精神异常。不包括心理生理障碍、神经症和性心理障碍。

其临床特点为精神因素是引起发病的直接原因，临床主要症状与精神因素有密切联系，当致病因素解除后，疾病可以恢复。病程大多较短，其病程和预后取决于精神因素能否及时消除。护理方面主要以心理护理为主，同时配合以生活护理，对症护理，对有自杀自伤企图者应加以防范，以防意外。

二、病因及发病机制

(一)病因

强烈的精神创伤性生活事件或持久的困难处境是本病发生的直接原因。如：①自然灾害，如特大地震、洪水暴发等；②家庭或生活的变故，如亲人去世，夫妻离异或长期感情不和；③人为伤害，如突然遭遇抢劫或凶杀等。

(二)发病机制

发病机制有三个阶段。

第一阶段：茫然休克状态。表现定向力障碍、注意力分散、迟钝等。

第二阶段：情绪障碍。表现明显的混乱，情绪变化不定。

第三阶段：修复阶段。生活和心理的调整重建，以达到再度平衡。

三、临床表现

临床表现主要分为急性心因性反应、持久心因性反应、精神创伤后应激反应。

(一)急性心因性反应

1.发病及持续时间

遭遇强烈的精神刺激后数分钟或数小时内发病,持续数小时至 1 周,个别患者时间略长,不超过 1 个月。

2.特征表现

不同程度的意识障碍,多为意识蒙眬或蒙眬状态。

3.其他

定向力、记忆力障碍,动作怪异,自杀或伤人,片段的幻觉、妄想。

(二)精神创伤后应激反应

强烈的、灾难性的精神刺激为发病的主要原因。

1.发病及持续时间

事件发生后数周内发病,一般不超过 6 个月。

2.特征表现

(1)精神创伤的体验反复出现,在梦中也经常呈现。

(2)抑郁心境:对周围事物反应迟钝,情感麻木,回避与人交往,尤其是回避与创伤性事件有关的人和事物。易激动,发脾气,注意力不集中,难入睡等。

(三)持久心因性反应

1.发病及持续时间

病程一般在 3 个月以上。

2.特征表现

(1)敏感多疑,对周围人不信任。

(2)易伤感、好哭泣、感到委屈。

(3)生活习惯、行为模式、人格有明显的改变。

四、治疗和预防

(一)药物治疗

可根据患者的症状表现选择用药的种类,如以焦虑抑郁症状为主的患者,可选用地西泮、阿米替林、氟西汀、阿普唑仑等;如表现精神运动性兴奋的患者,可选用少量抗精神病药及安眠药,如氯丙嗪、氟哌啶醇、奋乃静、地西泮等。由于疾病本身有自发缓解的可能性,所以不主张大剂量使用。

(二)心理治疗

(1)接触患者时尊重患者,对患者的症状表现采取理解接纳的态度,能够耐心地倾听患者的叙述,接受患者的情感释放。

(2)对患者进行认知矫正,对灾难性应激源,指导患者恰当认识灾难的性质和程度;对心理上的散失感指导患者接受现实,改善患者的"糟糕至极"的思维模式。

(3)指导患者家属给予积极、全面的社会支持,以缓和患者的创伤性反应。

(4)尽快离开应激环境,减少患者接受的应激刺激。

(5)开展定期心理咨询,加强应付刺激和社会适应的能力,有助于预防疾病的复发。

五、心因性精神障碍的护理

(一)护理评估

1.主观资料

(1)主诉和感觉:如主要的精神症状、病程、就诊的理由等。

(2)精神检查。

1)意识情况,定向力,主动接触和被动接触,记忆力,注意力,智能,合作情况,日常生活和睡眠情况等。

2)认知活动:幻觉、妄想、思维活动。

3)情感活动:情绪低落等。

4)意志行为活动:伤人、毁物、自杀等。

2.客观资料

(1)病室资料。

1)现病史:精神刺激因素诱发急剧或持久。

2)个人史:发病前的个性特征,性格懦弱、胆小怕事、敏感多疑、感情用事等。

3)既往史:药物过敏史、躯体疾病史、既往的诊断,治疗、用药及疗效。

4)家族史:精神病家族史。

5)其他:年龄、受教育程度、社会文化背景等。

(2)护理检查:生命体征、营养状况等。

(3)心理、社会因素:直接引起精神障碍的心理、社会因素等。

(二)主要护理问题

(1)意外事件的发生是由严重应激反应及适应障碍引起。表现为患者自责自罪,极易发生自身伤害行为,且因自知力缺失,不安心住院,易出现外走。

(2)拒食是由于幻觉和妄想引起以被害和关系妄想多见,由于幻觉和妄想支配,患者可出现拒食、睡眠障碍等情况。

(3)意识障碍表现为蒙眬或恍惚状态,意识范围缩小,注意力不集中,定向困难,对周围事物理解困难。

(4)生活自理能力下降是由兴奋状态引起。表现为患者自理能力下降,饮食、起居均需督促,而反应性木僵患者则完全丧失了生活自理能力。

(三)护理诊断

1.有暴力行为的危险

对自己或他人有暴力行为。

(1)与极度焦虑、情绪抑郁、自杀行为有关。

(2)与过度警惕、敏感多疑有关。

2.有受伤的危险

(1)与感知觉迟钝、呆滞、步态不稳等行为异常有关。

(2)与生活不能自理、营养缺乏有关。

3.生活自理缺陷

(1)与意识障碍有关。

(2)与木僵状态、思维障碍、焦虑、恐惧有关。

4.急性意识障碍

(1)与急剧和强烈的精神刺激有关。

(2)与大脑代偿功能减弱有关。

5.绝望

(1)与情绪低落有关。

(2)与长期处于应激状态有关。

6.个人应对无效

与明确的应激源引起的应激反应有关。

(四)护理措施

1.加强生活护理

(1)个人卫生：此类患者生活懒散，应做好晨晚间护理，督促患者按时起床、洗漱。定时为患者理发、洗澡、更衣，保持清洁整齐。对反应性木僵患者，要做好各项基础护理工作，防止发生并发症。

(2)饮食护理：对患者一般采用集体进食，特殊情况如与宗教信仰有关的应区别对待，尽量满足患者的要求。对兴奋躁动、暴食，或不知饥饱；有迫害妄想的患者因怕饭中有毒常常拒食，应重点照顾诱导进食，必要时强迫进食，鼻饲或输液，以供给营养和保证生理的需要。

(3)睡眠的护理：患者的睡眠极为重要，失眠常可预示病情的恶化，护理人员必须认真观察患者的午睡、晚睡情况。护理失眠患者除服用必要的药物外，应尽量使环境安静，光线适宜，合理安排作息时间，使生活有规律，养成按时睡眠习惯。

2.对症护理

针对临床上表现出的不同精神症状可以采用不同的护理方法。对处于兴奋状态患者可配合用抗精神药物控制兴奋，护理上重点注意预防患者冲动、伤人、毁物。对焦虑不安、失眠的患者可以配合适当镇静安眠药物，如地西泮(旧称安定)类药物来延长生理睡眠时间，帮助患者改善情绪，促进大脑功能恢复。另外，此类患者常伴有疲乏无力、食欲缺乏及躯体不适，护理时要耐心听取患者主诉，关心患者给予对症护理。当患者病情有所缓解，在患者能够接受的情况下，可以鼓励患者参加适当的文娱活动，以分散其内心痛苦的体验，提高生活的兴趣，有利于康复。

3.对消极抑郁、自杀、自伤患者的护理

严重应激反应及适应障碍的患者，由于受持续的精神刺激而紧张不安，消极抑郁患者时常唉声叹气。对前途感到茫然，无信心，对以往的爱好失去兴趣，疏远周围的人和事，整日双眉紧锁，沉默寡言，不愿参加正常的社交活动，社会行为退缩。长期如此，可以使患者的各种行为逐渐衰退，不能适应社会生活。护理人员必须多与患者谈心，体贴入微地关心和照顾患者的生活，鼓励和督促其参加适当的文娱活动，比如下棋、打扑克、看电视、听比较轻松愉快的音乐等使患者感到生活的温暖和幸福,从而转移患者的病态心境和痛苦的体验,重新树立对生活的信心和兴趣。长期抑郁消极的患者很可能在自罪自责的体验中自伤或自杀,必须提高警惕,严加防范。

自伤、自杀:心因性妄想患者,有极严重的迫害妄想,认为与其被人害死,不如自己死了干净。严重抑郁消极的患者认为生不如死,活着在世上是多余的,或认为自己罪大恶极,不配活在世上等,结果导致自杀。医务人员在发现患者有自杀的可能时,除了加强进行思想工作,积极防范,严格保管危险品,定期检查床垫下和衣服内危险物品外,还应多与患者谈心,随时掌握患者的病情变化,丝毫不能放松警惕。如发现患者采取自杀行为时,应保持镇静,争分夺秒地抢救,同时,尽可能地将患者隔离,以免对其他患者造成不良影响。

4.严防患者外走

由于大部分患者入院时自知力缺失,所以不肯住院。有消极观念的患者。因医院内防范严密,想乘机出走,寻找自杀机会。有的则因为不适应医院生活而外走。对于有出走史或发现有出走企图的患者,应加强巡视,严格交接班,使工作人员做到心中有数,有的放矢。患者集体出入病区时,应控制在工作人员的视线范围内。定期不定期地收集危险品,及时巡视病区的门窗安全,加强环境防护。工作人员还必须深入病区,了解患者的内心活动和思想动态,有针对性地进行劝解和说服,一旦发生出走,应立即组织寻找,并分析原因吸取教训。

5.做好服药护理

此类患者在自知力恢复前因否认有病或受其他症状支配而拒绝服药,有的因为长期抑郁而存集大量药物一次吞服而达到自杀目的。必须做好服药护理工作,严防患者留药,藏药。同时,还应注意观察服药反应,及时发现服药反应,给予及时处理。

6.院外社会关系指导

众所周知,精神刺激对反映精神病的发生和发展起着主导作用,长期的人际关系紧张或家庭成员关系不和、工作不顺心等不利于病情的好转和康复。精神药物只能控制患者的精神症状,改变不了患者精神刺激的环境和个体心理特征。

在疾病恢复期,治疗和护理仅仅针对患者是不够的。家庭是心理应激和社会支持的重要策源地,我们必须将治疗和护理工作扩大到患者的家属和婆媳、父母、夫妻、朋友、同事、组织甚至更大的范围,使他们正确认识反应性精神病,尽可能地调整或改善环境,避免或消除精神刺激,在患者周围造成一个活跃、友好、安全的环境和气氛,从而激发患者的兴趣和希望,帮助患者摆脱病态消极心境,增强自己的独立意识和参与意识,尽可能地恢复往日的自尊和自信。

7.心理护理

反应性精神患者多数都有不同程度的个性缺陷和障碍,如胆小怕事,孤僻内向,心胸狭窄,急躁任性,好胜自卑,或情绪波动大,攻击性强等。这些性格特征容易造成人际关系紧张和情感障碍。在日常生活中,人类面临着各种各样的刺激因素,无论是长期的,还是突然的,每个人都有可能遭遇危急情况或特殊的生活事件,造成一过性的高度神经紧张或持续精神紧张状态,他们对身心健康的维持极为不利,尤其是对具有易感素质的反应性精神患者甚至可能导致复发。

为了摆脱紧张的精神生活造成的痛苦,在患者出院时,针对其个性特点,我们要特别叮嘱患者及其家属,在日常工作和生活中,有意识地锻炼和加强患者的修养,使其具有心胸开阔、热情开朗、乐观向上的心理素质,运用哲学和心理学知识,掌握客观事物的发展规律,理解人际交往的社会心理活动规律,使患者逐步恢复其正常家庭生活及社会生活。

另一方面,要求患者通过调整自身的心理适应机制,从而改变对挫折的认识和情绪反应借以减少痛苦,求得内心平衡,预防反应性精神病的复发,可指导患者使用以下方法。

(1)选择性地忽视,告诉患者有意不去注意过去的挫折和精神痛苦,对伤心事不去感知,不去接触,不去回忆,不去求索。

(2)对不健康的情绪反应如愤怒、焦虑、抑郁、悔恨等主动克制。

(3)假定发生的事与自己无关,冷眼旁观,满不在乎。

(4)重视自己的优点和成就,以自己的长处比别人的短处,从而恢复自信心与自尊心。

(5)改变精神上获得满足的方式,积极参加文娱体育活动,寻找业余爱好,如下棋、跳舞、练习书法等。

(6)向亲友倾诉内心苦闷,使郁闷感情获得疏泄;或寻求心理咨询专科医生,询问心理热线电话等,获得安慰与同情。

总之,大量的过度的刺激造成精神紧张不利于疾病的康复,人又不可能完全与社会隔绝,只能根据个性特征与工作生活的需要,适当地改善自己的心理应激机制,调整自己良好的情绪,恢复健康的精神生活。

(五)健康教育

1.对患者的健康教育

(1)躲避刺激:尽量回避刺激源。

(2)选择性的忽视:教会患者刻意不去注意自己的挫折和精神痛苦,对伤心的事不感知、不接触、不回忆。

(3)转移刺激:帮助患者学会有意转移注意力的方法。如与人交谈、出去散步、旅游、听轻音乐、看电视、作画等自己感兴趣的事情。

(4)意志控制法:加强道德修养,对不健康的情绪反应主动克制,减少发怒、悔恨等。

(5)释放法:向亲朋好友诉说每日的苦闷,使郁闷的情感获得疏泄,心理咨询等。

(6)升华法:改变精神上获得满足的方式,把不良的情绪转化为科学、教育、艺术等事业而奋斗的力量。

2.对家属进行的健康教育

(1)帮助家属懂得患者出院后仍需要继续治疗,坚持服药,不要随意减量或骤然停药,观察患者用药后的反应,妥善保管好药物。

(2)定期到医院复诊。

(3)日常生活,安排合理、规律的日常生活,饮食合理,保证睡眠。

(4)重建社交能力。

第十三章 医学科研绪论

第一节 科学技术与科学研究

人类社会的发展与进步，离不开科学技术的推动，尤其是当今万物互联的技术经济与信息时代，科学技术已经成为第一生产力！因此，每个人都需要学习并掌握一定的科学知识和技术，才能适应时代而生存与发展。特别是医学生和医学科技工作者更是如此，不但要具有广博的人文科学与自然科学知识和技能，更应具备基本的科学素养与科研能力，并能够自觉维护科学的纯洁性。

一、科学与技术

（一）科学

科学一词最早出现在 19 世纪下半叶，由日本明治时代启蒙思想家福泽瑜吉首次把 science 译为"科学"，基于当时西方的"science"都是"分科之学"。中国古代科学被称为"格致之学"，1893 年康有为最早将"科学"一词引进中国，从此科学一词便在我国广泛使用。

传统意义上的"科学"常常被理解为"静态的知识与学问"。达尔文认为"科学就是整理事实，从中发现规律，做出结论"。法国《百科全书》的定义是："科学首先不同于常识，科学通过分类，以寻求事物之中的条理。此外，科学通过揭示支配事物的规律，以求说明事物。"《中国大百科全书·哲学》："科学是以范畴、定理、定律形式反映现实世界多种现象的本质和运动规律的知识体系。"《自然辩证法百科全书》："科学就是反映客观世界（自然、社会和思维）的本质联系及其运动规律的知识体系，组织科学活动的社会建制。"《简明牛津词典》中科学的定义是"系统的、有条理的知识"。《辞海》定义为"科学是关于自然，社会和思维的知识体系"。

科学是知识发展到一定程度的产物，其本质特征为：①合乎逻辑：如生老病死现象。②可验证：可证实或证伪，具有重现性和重复性。③着重普遍性规律：客观现象中的某些特例是不能用科学来解释的，绝不能因此而怀疑科学甚至于否定科学，科学研究强调推广应用价值。④阐述因果关系：科学研究不仅仅是发现问题，指出"有什么"，更重要的是要能解释"为什么"，而这个过程也往往是医学科研的创新过程。

现代科学已经形成了内容丰富多样、门类齐全、结构完整的庞大体系，一般可分为基础科学、技术科学和应用科学三类。

（二）技术

技术是人类利用和改造自然的方法、技能和手段的总和，是人们利用现有事物形成新事物，或者改变现有事物功能、性能的方法。技术具有明确的使用范围和被其他人认知的形式和载体，如原材料（输入）、产成品（输出）、工艺、工具、设备、设施、标准、指标、计量方法等。《史记·货殖列传》："医方诸食技术之人，焦神极能，为重糈也。"宋代陆游《老学庵笔记》卷三载："忽有一道人,亦美风表,多技术……清代侯方域《再与贾三兄书》:"盖足下之性好新异,喜技术,作之不必果成,成之不必果用,然凡可以尝试为之者,莫不为之。"

技术的基本特征包括:①技术是人类基于实践的一种有意识的活动而非自然界的天然产物。②社会需求是技术的目的。③技术是以客观规律为基础,又是客观规律的运用。④技术是包括物质手段、非物质因素和技术文化的整体和体系。

(三)科学与技术的关系

科学和技术是两个密不可分、容易混淆、并且在一定条件下可以互相转化的概念,二者是辩证统一的整体,几乎被看作是同一范畴,但二者的任务、目的和实现过程等不同,科学主要表现为知识形态,技术则具有物化形态。科学提供物化的可能,技术提供物化的现实。科学上的突破叫发现,技术上的创新叫发明。科学是创造知识的研究,技术是综合利用知识的研究。

二、科学研究

(一)概念

科学研究简称为科研,就是对未知事物、未知现象及已知事物的未知规律进行探索的过程。英文"research"寓意"反复探索",是有意识地对客观事物进行观察与分析的认识活动。

探索与创新是科研活动和一般性劳动活动区别所在,探索是为了获得对未知事物和现象的认识,发现其运动的规律;创新是在已经获取的认识基础上,建立新的理论,发明新的技术,研制新材料、新产品。探索是手段,创新是目的。

科学研究中往往存在强者愈强、弱者愈弱的马太效应,因此,科研工作者应当注意扬长避短,独辟蹊径,在模仿和学习的基础上进行创新,在好的思路上不懈地努力,确定自己的核心竞争力,实现超越与突破,通过不断累积和创新,推动科学技术的发展。

(二)目的

科研是以已知求未知的过程,运用严密的科学方法,从事有目的、有计划、有系统的认识客观世界,探索自然界未知领域中的物质运动现象和规律,创造新理论、新技术。科研的基本特征为客观性、系统性与创新性。其主要目的有:

1.描述事物的现状

主要研究方法有文献研究、现况调查等,如描述某种疾病的"三间分布"(时间、空间、人群间分布情况),为进一步分析性研究提供方向。

2.发现事物的内在联系和本质规律

主要研究方法有文献研究、病例对照调查、队列研究、实验或试验研究等,分析现象间的统计联系与因果联系。

3.发展科学理论和技术

在上述一系列科学研究的基础上,发展科学理论和创新技术,是科研的落脚点与成败标志。

(三)科研的类型

科研工作分类方法很多,根据科技活动类型,一般可将其分为基础研究、应用研究和开发研究等三种类型,三者在特定专业领域的科学研究体系中协调一致地发展,体现了科学理论知识向物质生产领域转化和发展的基本过程,同时,生产力的发展与创新,也必须以科学理论知识为基础和支撑。

三、医学科研

(一)概念

医学科学研究就是采用科学方法探索人体健康和疾病的本质及规律,阐明影响健康的因素,探索疾病的发生机理、诊断、治疗和预防控制措施,以提高生命质量。

由于医学研究主要以人为研究对象,人不仅有生物学属性,还有精神、心理活动和明显的社会属性,所以医学科研较其他的自然科学研究更具复杂性和困难性,不仅具有自然科学的属性,而且兼有社会科学的属性。

(二)目的

医学科研同其他科学研究一样,也是认识客观事物,探索未知的创造性活动。由于医学现象的随机性、模糊性、不确定性和不稳定性,使得医学科研具有创新性、复杂性和不确定性等鲜明特征。

人体医学研究的主要目的是提高对疾病病因学和发病机理的认识,改进预防、诊断和治疗方法,提高人类生命质量、推动医学科学的发展。即使是已被证实了的最好的预防、诊断和治疗方法都应不断地通过研究来检验其有效性、效率、可行性和质量。

(三)医学科研的类型

医学科研可以采用多种方式分类,根据分类方法的不同,医学科研的类型也有不同的表述。

四、中医科研

中医药学是我国有着两千多年悠久历史的传统医学,其理论体系科学而系统,临床实践经验丰富,为中华民族的繁衍昌盛做出了极为卓越的贡献。

中医科研属于医学科研的范畴,又具有中医药特色,充分发挥中医学优势,促进中医学现代化,为人类的健康保健事业做出更大的贡献,是现代中医科研的重要任务。而在研究工作中培养良好的科学思维,掌握基本的研究方法,对研究和发展中医学理论具有重要的意义。

追溯历史,两千多年前中医学的代表作《黄帝内经》中便有了许多医学科研内容的记载,例如解剖形态、临床诊疗研究方面的记载等。此后,历代文献中有许多关于临床研究、解剖研究和动物实验方面记录,对推动中医学的发展发挥了重要的作用。

(一)古代中医科研

科学的发展离不开科技进步的支持,中医学也不例外,纵观中医学的发展历史,每当学术理论迅速发展之时,医学科研必然发挥着重要的作用。中医的临床研究早在远古时期就开始探索,《史记·补三皇本纪》记载:"神农氏……始尝百草,始有医药。"这也是最早期的人体医学试验。《本草图经》(宋代)记载:"相传欲试上党人参者,当使二人同走,一与人参含之,一不与,度走三五里许,其不含人参者,必大喘,含者气息自如者,其人参乃真也。"已经较好地体现了现代科研的基本要素与基本原则。临床试验是几千年来中医学科研的主要形式,历代大量的方书、医案均是临床试验成果的体现,医案集的出现是临床研究的一大进步,能够体现医家诊断、治疗疾病独特的思路和方法,不仅有助于研究前人的经验,更能对临床实践发挥重要的指导作用。

　　历代医家在注重临床研究的同时,也开展了一些动物实验研究。如王充在《论衡·道虚》中说:"致生息之物密器之中,覆盖其口,漆涂其隙,中外气绝,息不得泄,有倾死也。"即是用动物实验的方法来证明呼吸空气对维持生命的重要性。在古代若怀疑某物有毒,则常给牲畜食之,若死则证明此物有毒,即是简单的毒理实验。

(二)现代中医科研

　　20 世纪 50 年代以来,我国政府非常重视把现代科学技术、现代医学方法应用于中医科研工作中,遵循对照、随机、重复、均衡、盲法等科研工作的基本原则,采用统计学分析方法,使研究结果更加准确可靠,便于重复和推广应用,更容易找出有普遍性的规律。经过几代人的不懈努力,在中医基础理论和临床研究方面均取得了一系列重要成果。对脏腑、阴阳、气血津液等的功能和本质进行了深入的研究,取得了大量有价值的研究成果。利用各种物理、化学、药物、生物等技术方法,复制了一批病证动物模型,如阴虚证、阳虚证、气虚证、血虚证、脾虚证、温病卫气营血证等,采用现代技术手段和相关指标揭示证候的病理本质。对中医治则治法的研究,如活血化瘀法的研究,揭示了该法对血液流变学、血凝学、血小板、微循环、血管活性因子等方面的作用机制,阐明了活血化瘀法对改善机体免疫功能、抗炎、抗病原微生物、镇痛等方面的作用。对清热解毒治法的研究,证明了该法对病原微生物的抑制、杀灭作用,调整机体免疫功能,解热、抗炎、改善血液流变性质、改善微循环和血凝过程、抗休克、保护组织细胞、增强脏器功能等作用。

　　临床研究是临床实践的重要依据之一,中医辨证论治原则有利于临床个体化治疗,但因其难以标准化而限制了普遍应用,尤其是从循证医学的基本原理及提供临床科学证据的角度看,中医药的应用实践中的确存在一些尚待解决的问题,如中药的有效性、安全性缺乏足够的实验数据,中医药的临床试验缺少大样本随机对照资料,缺少既符合中医药防治疾病特点、又得到学术界认可的评价指标体系与评价方法,在方法设计与报告质量方面存在的问题大大降低了中医药临床研究的可靠性和真实性,导致其研究成果的利用率和转化率低下。尽管中医药的很多疗法已在多个国家和地区得到应用,但尚未得到西方医学界的承认,并被归类为"缺乏有效科学证据的医学技术或方法"。随着循证医学在国内的引入、推广和普及,越来越多的科研人员开始意识到,在中医药临床研究数量增长的同时,更加需要重视其方法学质量的高低,只有高质量的研究才能为临床实践提供可靠的、科学的依据。

(三)中医科研的主要特点

　　中医学源远流长,与现代西医学相比,具有独特的理论体系和鲜明的学术特色。因此中医科研也应遵循中医学特有的理论和实践规范,保持和发扬中医学的特色和优势,促进中医学理论的发展。

　　1.以中医学理论为指导

　　中医学的理论经过数千年的考验,其科学性和实用性毋庸置疑。中医科研只有以中医学理论作为中医科研设计的指导思想,在深入、全面、正确地理解中医学理论的前提下,辅以现代医学技术和方法,才能保证中医科研的正确方向,揭示中医学理论的本质,提高临床诊疗水平,研究结论必须融入中医药理论之中,才能推动中医学的发展。中医学在阴阳五行、脏腑经络、气血津液等基础理论指导下,经过长期的临床实践,形成了以辨证论治为核心的临床诊疗体系,中医科研应以中医学理论为指导,重视证候研究,可以借鉴现代医学手段,开展研究工作。但是,如果完全以西医的思维模式和认识来套中医研究,对中医学的发展是无益的。如中医的"肾"和西医"肾"的概念是不一样的,中医学中肾的概念较为广泛,主藏先天之精与生殖有关,主水与泌尿有关,主纳气与呼吸有关,肾强筋骨与运动有关,如果单纯运用西医"肾"的概念,仅从生殖、泌尿的角度来研究中医学中的肾显然是不够的。此外,中医科研不能只限于验证中医理论,也应注重中医学理论的不断创新和发展。中医理论的传承是保留精华、突出重点,创新是科研突破口,但不等于全面否定经典理论。

2.整体性

整体观是中医学理论的核心,人体是由脏腑、经络、气血津液等组成的有机整体,这些不同的物质结构和功能活动又都是人体整体生命现象的组成部分,且在生理上相互联系,以维持其生理活动上的协调平衡,在病理上则相互影响和转变,从而产生复杂的病理变化。

3.复杂性

中医科研的对象主要是人,而人是复杂的生物体,既有生物性又有社会性。而中医学的学术体系尤其重视人与自然、社会的和谐统一,强调天人相应,在中医科研中除了立足于人的生物学因素外,更应重视心理因素、自然环境因素、社会环境因素等对健康的影响,再加上中医理论体系和中药方剂成分的复杂多样,使得中医科研更具复杂性。

4.伦理合理性

中医科研涉及人类的切身利益甚至于生死存亡,某些重大传染病甚至于对社会的稳定和发展有着重要的影响。因此,中医科研人员必须具有高尚的职业道德和严谨的科研作风,遵循知情同意等伦理学原则,确保不得有损于人体健康。

5.实践性

中医学来自于诊疗疾病的临床实践,人们在长期的医疗实践过程中,总结、积累了一整套预防及诊治疾病的中医学理论、方法和措施。实践性既是中医科研的基础,也是中医科研的目的。

五、科研道德规范与学术不端行为

(一)科研道德规范

科研人员必须坚持严谨治学、潜心研究、献身科学、积极进取、锐意创新,树立良好学术风气,为科研事业做出贡献。"药物临床研究质量管理规范(GCP)"的两个基本原则就是科学性和伦理合理性,两者相辅相成,缺一不可,不科学的临床研究必然是不符合伦理的,不符合伦理的研究也必然失去其科学性。世界医学会《日内瓦宣言》将"我的患者的健康将是我首要考虑的因素"等表述来约束医生,《国际医学伦理守则》也宣布:"医生应当根据患者的最佳利益向患者提供医疗。"因此,临床研究中应当遵循基本的伦理原则,并获得上级伦理委员会批准后方可实施研究。

1964年6月,在芬兰的赫尔辛基召开的第18届世界医学协会联合大会上,发布了《世界医学协会赫尔辛基宣言》,简称《赫尔辛基宣言》,确定了尊重、不伤害、公正、有利等涉及以人为受试对象的生物医学研究的基本伦理原则,并在后续的多次联合大会上进行了修订,也是关于人体试验的第二个国际文件,比《纽伦堡法典》更加全面、具体和完善。医学研究必须遵守的伦理标准是:促进和确保对人类受试者的尊重,并保护他们的健康和权利。在医学研究中,医生有责任保护研究受试者的生命、健康、尊严、完整性、自我决定权、隐私,并为研究受试者的个人信息保密。保护研究受试者的责任必须始终由医生或其他健康保健专业人员承担,而绝不是由研究受试者承担。只有在以下条件下,结合医疗进行医学研究的医生可以将他们的患者纳入研究:研究的潜在预防、诊断或治疗的价值可证明此研究正当,而且医生有充分的证据证明,参加这项研究不会给作为研究受试者的患者带来不良的健康影响。因参加研究而遭受伤害的受试者,必须确保为其提供适当的补偿和治疗。

《赫尔辛基宣言》主要以医生为对象,但世界医学会鼓励参与涉及人类受试者的医学研究的其他人遵守这些原则。即便是动物实验,也应当确保动物实验的正当性和实验动物福利,要通过动物实验的伦理学审查,并遵循"3R"原则:替代、减少、优化。在饲养、使用过程中,要善待实验动物。

(二)学术不端行为

1.概念

学术不端行为是指在建议研究计划、从事科学研究、评审科学研究、报告研究结果中的捏造、篡改、抄袭、剽窃、恶意的一稿多投、伪造学历或工作经历等违背科学共同惯例的行为。抄袭是将被抄袭者的文字不加修改地移入自己的作品当成自己的成果发表;剽窃是指将被剽窃者的文字或学术观点,经过改造后移入自己的论著,并当作自己的成果发表。

2.常见的学术不端行为

近年来,全国多所高校和科研院所相继卷入学术造假事件,论文撤稿数不断上升,关于学术腐败、项目造假、论文抄袭等的举报和揭露不胜枚举。

目前常见的学术不端行为主要有:

(1)抄袭、剽窃、侵吞他人学术成果。

(2)篡改他人学术成果。

(3)伪造或者篡改数据、文献,捏造事实。

(4)伪造注释。

(5)未参加创作,在他人学术成果上署名。

(6)未经他人许可,不当使用他人署名。

(7)其他学术不端行为。

3.预防与控制

为进一步加强高等学校学风建设,惩治学术不端行为,我国教育部发出"关于严肃处理高等学校学术不端行为的通知"。通知指出,发生在少数人身上的学术不端行为,败坏了学术风气,损害了学校和教师队伍形象,必须采取切实措施加以解决,绝不姑息。通知要求,高等学校对本校有关机构或者个人的学术不端行为的查处负有直接责任。要遵循客观、公正、合法的原则,坚持标本兼治、综合治理、惩防并举、注重预防的方针,依照国家法律法规和有关规定,健全对学术不端行为的惩处机制,制定切实可行的处理办法,做到有法可依、有章可循。

近年来,学术期刊版权也面临着数字化出版的严峻挑战,侵犯作者版权的抄袭行为、盗版印刷、一稿多投、学术期刊出版中的版权约定不合理等问题日益严峻。为此,各学术期刊编辑部应采取联合行动共同抵制那些侵犯学术期刊和作者权益的行为,以及违背学术道德、无视学术规范的学术失范行为。自觉维护正常的学术环境,倡导优良的学术风气,促进学术事业的健康发展。建议推广使用学术文献不端检测系统,对抄袭、一稿重复发表等行为零容忍,加大版权保护和抵制学术不端行为的宣传力度,推动全社会形成版权保护和抵制学术不端行为的良好道德舆论氛围。

第二节　医学科研的基本方法

医学科研的方法多种多样,但基本方法主要有文献研究法、调查研究法和干预研究法。本节只做简介,具体应用详见教材相应章节。

一、文献研究法

文献研究是指搜集、鉴别、整理文献,并通过对文献的研究形成对事实的科学认识。科学研究需要掌握相关领域的研究动态、前沿进展,了解前人已取得的成果、研究的现状等,因此需要充分地检索资料,进行文献阅读与分析。通过对文献资料的挖掘整理,不仅能够为医学科研提供研究资料、研究方法,还可对研究工作的思路发挥重要的指导作用。文献研究既可以作为一种独立的研究方法应用,也是其他研究中必不可少的辅助方法,贯穿在各类科研的始终。

中医学的古今文献,浩如烟海,汗牛充栋,是中医科学研究的重要内容之一。名医学术思想和临床经验普遍以文献典籍的形式流传,名医学术经验是将中医理论、前人经验与当今临床实践相结合的典范,是中医药学宝库中的瑰宝,但由于其内容的深奥、复杂、形式灵活多变,不便于学习、传承和发展,因此将名医的学术思想通过科研的方式转化成科研成果,既有利于学习、传承和发展,也便于评价和推广应用,以培养高素质的中医人才,提高临床诊疗水平,推动中医学术进步和理论创新。

二、调查研究法

调查研究属于观察性研究,研究者不需要采取干预措施,只需搜集适当的数据资料,而这些资料为客观存在的结果或条件。调查研究分为横向调查和纵向调查。横向调查是指研究者收集某一时间点上的一组指标的观察结果。纵向调查则是在某一段时期内反复地获取一个或一组指标的观察结果,以了解其在不同时间点上的变化,如逆时方向的病例对照调查、顺时针方向的队列调查等。调查研究也可按研究者需求分为描述性调查和分析性调查。描述性调查通常是描述在某一情况下所观测的结果,如横向调查;分析性调查则是为了寻找某一情况的形成因素,例如找出某一病因,解释所获得的发现或观察到的结果,如纵向调查。

三、干预研究法

调查研究是在自然条件下的观察性研究,研究者不需要采取什么干预措施,而干预研究法则是在人为控制条件下,研究者需要采取一定的干预措施,观测、评价干预措施的效力及其相关的数据资料。根据研究的场所和干预措施作用的对象,可分为实验研究和试验研究两大类。

(一)实验研究

实验研究一般指的是以实验室为主要场所、以人体以外的其他客体为研究对象,如实验动物、植物、微生物、药物、标本、人体排泄物等。医学科研中常需要进行动物实验,采用生物学、物理学、化学等技术方法在实验动物身上进行科学实验,研究实验过程中动物发生的生理、病理变化以及产生这些变化的机理,从而为医学科学服务,是临床研究的前提和前期工作基础。实验动物是指以实验研究为目的而进行培育的,对所携带的微生物进行控制并具有明确的遗传背景,专门用于科学实验的动物。动物实验须在具备相应仪器设备的实验室,由经过培训的、具备实验技术操作能力的技术人员进行,动物实验的最终目的是通过对动物本身生命现象和疾病现象的研究,进而推导到人类。

(二)试验研究

试验研究一般指的是以人体为研究对象,如临床试验和社区人群试验。

1.临床试验试验场所

主要在医疗机构、研究对象主要为某种疾病现象的患者或健康志愿者的医学研究,揭示研究因素(新药、新疗法等)对人体的作用、不良反应,或探索药物在人体内的吸收、分布、代谢和排泄规律等。临床试验的目的是为了探寻疾病的诊断、治疗和预防措施。通常把参加临床试验的人员称作"志愿者"或"受试者",志愿者可以是健康的人,也可以是某种疾病现象的患者,主要根据试验的性质和目的而定。如某种新药正式上市前,为了解这个药物的临床疗效和副作用情况,研究人员在征得患者同意的前提下,给患者使用该药物,经过一定的时间后,观察用药后的反应。临床试验必须符合医学伦理的要求,即必须尊重志愿者的人格,保障其权益,不能单纯为了临床试验而对其生命造成危害,并且受试者在试验期间,可以不需要任何理由退出试验。

2.社区人群试验试验

场所主要在社区、研究对象主要为社区人群的预防医学研究。以"环境－人群－健康"为模式,以疾病为目的,运用中西医学理论和方法研究自然环境、社会环境对健康影响的规律,制定疾病预防的策略与措施,其目的是预防与控制疾病、保障人民健康、延年益寿、提高生命质量。随着医学模式向生物－心理－社会医学模式的转变和发展,预防医学研究日益显示出其在医学科学中的重要性。

第三节　医学科研的基本步骤

医学科研过程是发现问题、分析问题、提出方案、解决问题的过程,虽然每个研究课题性质、目的各不相同,但往往离不开下列基本的研究步骤:文献检索→选题与建立假说→设计→实施→统计分析→撰写研究报告与论文等。

一、文献检索

文献检索是指将信息按一定的方式组织和存储起来,并根据信息用户的需要找出有关信息的过程。狭义的文献检索仅指从信息集合中找出所需要的信息的过程,即信息查寻。目前主要采用手工检索与计算机检索相结合的手段,以文献中的数据、事实或者某个课题相关的文献进行检索。

科研选题之前需要阅读大量相关文献,充分了解国内外相关研究现状与发展趋势,以指导科研选题。在确定选题后,科研设计、实施、统计分析、撰写研究报告与论文等各个环节,依然需要随时检索相关文献,以确保科研课题的顺利完成。完成科研任务后,在后续的科研成果鉴定、登记、报奖时,也需要进行文献检索。因此,文献检索贯穿于科研工作的始终。

二、选题与建立假说

选题就是确立研究目标和方向,提出研究什么问题,并且对问题可能的答案做出猜想与假设。选题是科研工作的至关重要的一步,直接决定了课题的立项、科研工作的成败和成果水平的高低。美国著名物理学家阿尔伯特·爱因斯坦指出:"提出一个问题往往比解决一个问题更重要,因为解决一个问题也许仅是一个数学上或实验上的技能而已,而提出一个新的问题,新的可能性,从新的角度去看旧的问题,却需要有创造性的想象力,而且标志着科学的真正进步。

在日常医疗卫生工作中,可能会碰到一些用现有的科学知识无法很好解释的现象和问题,从而形成探索问题、寻求答案的初始意念,虽然可能是局限的、粗浅的,甚至于是错误的,但往往可以为科学研究提供线索和思路。有了初始意念,提出了问题,再通过深入细致地查阅文献,了解该问题的理论依据、价值和意义、研究动态和发展趋势。在此基础上,对所获取的资料和信息进行分析对比,使所提问题系统化、深刻化,找出问题的关键所在,为立题提供理论和实践方面的科学依据。

假说是根据已知的科学事实和科学原理,对所研究的问题提出的一种推断和解释。假说以简明扼要的理性语言,来描述尚未证实的学说,并提出所要研究问题的假定性答案,建立科学假说。根据假说内容,进行科学构思,从而确立研究课题的题目。

建立假说是科研选题的核心环节,科研工作就是不断地提出假说、检验假说、修正和发展假说的过程。德国著名思想家弗里德里希·恩格斯指出:"只要自然科学在思维着,它的发展形式就是假说。一个民族要站在科学的高峰,就一刻也不能没有理论的思维。"

任何一种科学理论在未得到实验确证之前表现为假说,有的假设还没有完全被科学方法所证明,也没有被任何一种科学方法所否定,但能够产生深远的影响,这种现象中医学领域广泛存在。

三、科研设计

科研设计是指围绕课题选题,进行构思、计划,设计课题研究方案,包括课题的国内外研究现状、科学假说、目的意义、技术路线、研究指标与内容、方法步骤、时间安排、人员分工和经费预算等一整套研究方案。科研设计解决怎样研究的问题,提出验证猜想或假设的活动方案。其意义在于展示课题研究的创造性、探索性,增强科研过程的科学性,使误差控制在最低限度,保证科研结果准确、结论可靠。21世纪初,人用药品注册技术规定国际协调会议(ICH)发布的ICHQ8指出,质量不是通过检验注入到产品中,而是通过设计赋予的,并提出了"质量源于设计"这一理念,强调"在可靠的科学和质量风险管理基础之上的,预先定义好目标并强调对产品与工艺的理解及工艺控制的一个系统的研发方法"。严谨的科研设计一定是专业知识与统计技术的完美结合,是科研成败和科研质量的重要保障,也是本书讨论的重点所在。

四、科研实施

科研实施是根据研究方案,采取观察、实验与调查等研究方法,获取研究数据和材料的阶段。科研课题立项后,就要开展各项研究工作,把研究计划付诸行动实施。根据研究课题的性质和目的不同,可以分别采用观察、调查和干预等手段实施研究。

五、数据统计分析

课题研究工作结束后,所获得的一系列研究结果,如数据、图形、实物(如切片、照片)等,如何挖掘出这些资料的内在规律,排除偶然性,发现必然性,以透过现象看本质规律,就必须借助于统计学工具来进行分析。数据统计分析就是通过对所获取的研究资料进行整理,采用统计学方法进行数据分析,揭示各因素之间的相互关系,为后期总结分析、归纳推理、抽象概括和推断研究结论提供依据。

六、报告与论文撰写

通过对研究结果的数据统计分析,运用科学的思维方法,把客观的研究结果,上升为理性认识,从研究结果中推导出科学的结论,对课题的科学假说进行分析验证、修改补充或者否定,对研究工作进行总结,撰写研究报告或论文。

研究报告是各类研究课题最基本的、标志着课题完成的通用表现形式,课题完成后都必须写出研究报告作为完成课题研究的主要技术资料。研究报告一般包括工作报告和技术报告。工作报告主要介绍课题的立项情况、研究背景、计划执行情况、研究结果情况和存在的问题、下一步的打算等。技术报告是成果的核心材料,反映的是课题研究的全部技术内容,主要介绍课题的研究背景、课题界定、课题研究的预设目标、课题研究的理论支撑、课题研究的方法设计、课题研究的基本过程、课题的研究内容、课题研究成果、不足和思考等。

科研论文是根据有价值的科研课题写作的具有原创性和独到性的论文,论文的形式体现了论文质量和作者的学术修养与文化教养。根据国家标准局《科学技术报告、学位论文和学术论文的编写格式》的有关规定,一份完整的课题研究论文一般包括:标题、摘要、关键词、引言、正文、参考文献、附录等。

第四节 循证医学概述

循证医学(EBM)是20世纪90年代发展起来的一门新兴交叉学科,已经广泛应用于医疗卫生事业服务和科学决策管理等领域。循证医学是一种理念、思维方式和实践过程,是培养临床医生的临床科学思维、观点与方法,提升全面思考和决策临床问题的能力,实现终身自我教育的重要工具。

一、循证医学概念

循证医学又称循证医学实践,或实证医学,中国港台地区译为证据医学,即遵循证据的医学实践过程,是指在从事医疗卫生服务过程中,有意识地、明确地、审慎地利用当前所获得的最好的研究证据,进行科学决策的医学实践过程。1992 年,加拿大 McMaster 大学的 David Sackett 教授首次提出"循证医学"的概念,"循证医学指出医疗实践和卫生决策与实践(甚至包括其他类型的社会决策)应该基于对证据效能的系统检索和严格评价"。

1996 年,David Sackett 教授在《英国医学杂志》上发文,将循证医学明确定义为"明确、明智、审慎地应用最佳证据做出临床决策的方法"。

2000 年,David Sackett 教授在新版《怎样实践和讲授循证医学》中,再次定义循证医学为"慎重、准确和明智地应用当前所能获得的最好的研究依据,同时结合临床医师个人专业技能和多年临床经验、考虑患者价值和愿望,将三者完美地结合制定出患者治疗措施"。

实施循证医学的基本条件就是最佳的科研证据、高素质的临床医生、临床流行病学的基础和现代的医疗措施。

二、循证医学的产生

传统医学并非不重视证据,更不是反对寻找证据。实际上传统医学十分强调临床实践的重要性,强调在实践中善于寻找证据,善于分析证据并根据这些证据解决临床实际问题。医疗工作从本质上来讲,历来就是"循证"的,如神农氏尝百草、辨证施治等,但传统医学强调的证据和循证医学所依据的证据并非一回事。在传统医学的模式下医师详细询问病史、系统体检,进行各种实验室检查,力求从中找到有用的证据(阳性发现),医师试验性地应用治疗药物,观察病情的变化,药物的各种反应,从而获取评价治疗方法是否有效、是否可行的证据。传统的"循证"更多地取决于医生的主观判断,缺乏对证据的评价和分级。而循证医学则强调慎重、准确和明智地应用当前所能获得的最好的研究依据,有严格的证据审核评价机制,使循证更加客观公正、理性、规范。

现代循证医学的产生,主要基于以下时代背景:

(一)疾病谱的改变

20 世纪中叶,随着预防接种、消毒杀虫和抗菌药物的普及应用,传染病发病率逐年下降,威胁人类健康和生命的主要问题已从传染病和营养缺乏等转变为与环境、心理和社会因素有关的肿瘤、心脑血管疾病和糖尿病等慢性非传染性疾病。人类疾病谱发生变化,疾病从单因性疾病向多因性疾病转变,其相应的治疗也就变成综合性治疗,在思考如何给予患者最佳治疗问题的过程中,促进了循证医学的产生。

(二)临床流行病学的发展

随着临床流行病学原理和方法在临床研究中被广泛应用,随机对照试验(RCT)被公认为评价临床疗效最有效的方法,产生了大量临床随机对照试验的研究结果。但是,尽管使用的都是随机对照试验,不同研究者针对同一个问题得出的结果却大相径庭,出现了随机对照试验结果的多样性,面对各种不相同的结果,临床医师应该相信谁? 如何产生总体结论? 如何解决临床医师无所适从的问题已经成为当务之急,促使综合评价方法的产生和发展。

(三)系统综述和 Meta 分析等统计学方法的应用

1.Meta 分析

是 1976 年由心理学家 Class 首次提出的统计学方法,并首次将其运用于教育学研究领域中对多个研究结果的综合定量分析。后来,这一研究方法被应用于医学领域。

2.系统综述

是针对某一具体临床问题,全面系统地搜集已发表或未发表的临床研究,采用临床流行病学严格评价文献的原则和方法,筛选出符合质量标准的文献进行定量或定性合并,得出可靠的综合结论。

如何系统地总结以往的研究成果,为临床循证决策提供高质量证据日益受到重视,若没有明确科学的方法去收集、选择、评价临床研究资料,而仅单纯采用统计方法将多个临床研究进行合成并不能保证结论的真实性和可靠性。系统综述和 Meta 分析已被公认为客观评价和合成针对某一特定问题的研究证据的最佳手段,通常被视为最高级别的证据。系统综述不一定都有 Meta 分析过程,有 Meta 分析的也不一定是系统综述。

(四)计算机和网络技术的普及和提高

计算机和网络技术是 20 世纪科技发展的重要标志之一,计算机和网络技术、国际 Cochrane 协作网(CC)和世界各国 Cochrane 中心网的建立与发展,为临床医生快速地从光盘数据库及网络中获取医学证据,提供了现代化技术手段。

三、循证医学的发展

(一)国外循证医学发展

1992 年国际 Cochrane 协作网成立,这是一个国际性的非营利性的民间医疗保健学术团体,协作网为全世界范围的用户提供信息、论坛和联络点,鼓励支持用户参与制作、保存、传播和更新医疗卫生领域的防治措施,以促进系统评价在医疗实践、健康保健、医疗决策者和用户中的广泛应用,促进 21 世纪的临床医学从经验医学向循证医学转变。Cochrane 协作网倡导的十大原则是:相互合作、热心奉献、避免重复、减少偏倚、及时更新、力求相关、推动实践、确保质量、持续发展、广泛参与。Cochrane 协作网徽标,由一个圆圈及围绕圆圈的两个粗体同心半环图构成。圆圈中心每一横线代表一个临床试验结果的可信区间,横线越短则试验精度越高。垂直线即等效线(代表 OR=1)将圆一分为二,可用于判断结果差别有无统计学意义,以区别治疗效果,一般来说具有疗效的试验结果分布于垂直线左侧;若横线落在垂直线右侧,则表明治疗结果无效。横线与垂直线相接触或相交,则表明该 RCT 中的不同治疗措施间效果差异无统计学意义。这个微标源于研究"氢化可的松治疗先兆早产能否降低早产儿死亡率"这一问题的 Meta 分析,1972—1991 年,先后报道了 7 个 RCT 结果,但这 7 个报道结论并不一致,那么该疗法是否利大于弊,根据单个的临床试验结果难以确定。采用 Meta 分析的方法把之前的 7 个研究结果合并,根据上面的解释可以看出:氢化可的松的确可降低新生儿死于早产并发症的危险,使早产儿死亡率下降 30%～50%,使得产科医师充分认识到该项治疗措施的效果。

目前,全世界有 14 个 Cochrane 中心,约 50 个专业协作网,100 多个协作组织分布在 20 多个国家中。Cochrane 协作网所属成员国的 Cochrane 中心均采用此图作为中心的标志,并可对图中菱形适当变动,以体现国别和象征意义。中国循证医学中心的标志最下面的菱形是个小熊猫。

(二)中国循证医学发展

从 20 世纪 80 年代起,我国连续派出数批临床医师到加拿大、美国、澳大利亚学习临床流行病学,有多名医师跟随 David Sackett 教授查房,学习如何用流行病学观点解决临床问题,形成循证医学的雏形,并在部分高校建立了临床流行病学培训中心开展工作。

1996 年,上海王吉耀将 Evidence Based Medicine 翻译为"循证医学",发表了我国第一篇关于循证医学的论文"循证医学的临床实践"。

1996 年,四川大学华西医院引进循证医学和 Cochrane 系统综述,创建了中国循证医学中心,1997 年 7 月获正式批准,开始在全国推广循证医学理念和系统综述。1999 年,中国循证医学中心正式注册成为国际 Cochrane 协作网的第 14 个中心,成为国际 Cochrane 协作网的成员之一和中国与国际协作网的唯一接口,2001 年 10 月成立中国循证医学香港分中心。

四、循证医学核心思想

循证医学的核心思想就是任何医学决策实施应尽量以客观科学研究结果为依据,临床医疗方案的确定和处理、临床实践指南及医疗卫生决策的制定都应依据当前最好、最新的研究结果,同时结合个人、群体的专业经验,充分考虑被实施决策方(如患者)的权利、期望和价值取向,兼顾医疗卫生环境的实际情况。

五、循证医学的基本原则与特点

(一)循证医学的基本原则

循证医学遵循的基本原则如下:

1.基于问题的研究

从实际问题出发,将问题具体化为可以回答的科学问题,按照 PICOS 原则将问题拆分为:

(1)P:关注什么样的人群/患者。

(2)I:采取什么样的干预措施。

(3)C:对照措施是什么。

(4)O:结局指标有哪些。

(5)S:纳入哪些研究设计。

2.遵循证据的决策

以科学的方法设计临床试验,然后通过统计学的方法得出结论,作为临床决策的证据,这就是循证医学的思路。这种方法的原理就是,遵循证据的思路是理性的,证据的获得也是理性的,那么根据理性的证据通过理性的方法,就可以获得可以接受的结论。

3.关注实践的结果

循证医学实践包括循证基础实践、循证公共卫生实践和循证临床实践等。循证医学临床实践基本步骤:提出临床问题→获取研究证据→证据初筛与评价→将研究证据与临床实践相结合→评价循证医学实践的结果。

4.后效评价

后效评价是指对应用循证医学理念从事医疗活动后的效果进行评价。针对临床具体患者的实际情况,提出问题后,通过检索搜集有关证据,并在严格评价的基础上应用于患者,以评价解决患者的具体临床问题后的效果。后效评价是循证临床实践的最后一步,也是检验循证临床实践效果的关键环节,只有经过了后效评价,才真正完成了循证医学实践的全过程。

(二)循证医学的基本特点

循证医学的基本特点如下:

1.证据及其质量是循证医学的决策依据

高质量证据的共同特点是:科学与真实,系统与量化,动态与更新,共享与实用,分类与分级,肯定、否定与不确定证据等。

2.临床医生的专业技能与经验是实践循证医学的基础

临床医生是实践循证医学的主体,具备专业知识和临床经验是循证临床实践的技术保证,对疾病的诊断和对患者的处理都是通过医生来实施的。

3.充分考虑患者的期望或选择是实践循证医学的独特优势

传统医学的"循证"与决策主要取决于医生的主观判断,而在循证临床实践过程中,医生要充分尊重患者的价值取向、愿望和需求,医生任何诊治决策的实施,都必须获得患者的接受与合作,从患者角度思考问题,从患者的利益出发,让患者拥有充分的知情权,取得患者的良好合作,确保在诊疗过程中有良好的依从性,形成医生与患者的诊治联盟,患者平等友好地参与、合作是循证医学临床实践的关键。

六、循证医学的基本内容

循证医学实践主要包括循证基础实践、循证公共卫生实践(实践循证卫生决策)和循证临床实践等。

(一)循证基础实践

循证医学实践在基础医学研究领域的应用。

(二)循证公共卫生实践(实践循证卫生决策)

实现循证医学不但是医生的责任,更是医疗卫生决策者和管理者的责任,是国家和社会的责任,宏观和群体的医疗卫生决策也必须遵循证据。循证公共卫生实践的基本要素包括证据、资源和资源分配中的价值取向等。

(三)循证临床实践

医生针对个体患者的病因、诊断、治疗和转归等临床问题进行的循证医学实践,如循证内科实践、循证外科实践、循证护理实践、循证药学实践、循证中医临床实践、循证检验实践等,其基本要素包括医生、患者、证据和医疗环境。

七、循证医学的目的

循证医学的根本目的是解决临床问题,主要体现在以下几个方面:

(一)阐明发病与危险因素

为了解疾病和防治工作提供依据。

(二)提供可靠的诊断依据

提高诊断的准确性,有利于疾病的早期发现、诊断和治疗。

(三)筛选

当前最科学、合理的治疗措施,帮助医生为患者进行正确合理的治疗。

(四)疾病预后的判断

分析和应用促进患者康复的有利因素,改善患者预后,提高生存质量。

(五)提供

可用于卫生管理的最佳研究证据,促进管理与决策的科学化。

第十四章 医学科研选题与假说

第一节 医学科研选题

培根指出:"如果你从肯定开始,必将以问题告终;如果从问题开始,则将以肯定告终。"科研选题是对整个科研工作全部内容和目标的高度概括,它关系到科学研究的方向、目标和内容,影响着科学研究的途径和方法,决定着科研成果的水平、价值和发展的途径,集中体现了科研人员的科学思维能力和科学研究水平。

一、医学科研选题概述

科研选题指在特定的、具体的科学领域中,选择和确定那些尚未认识而又应探索和解决的科学问题,作为自己研究的对象。科研选题是科研工作的战略决策,确定研究对象、选择研究方法、取舍观察指标、处理资料和分析结果都由此展开。科研选题也是医学科研工作的第一步,是科研的重要环节。在医学科研实践中,选题决定研究的主要方向和目的,关系科研成果的大小和成败。

二、医学科研选题原则

(一)科学性原则

科研选题必须遵循客观事物发展规律,以客观事实和科学理论为基础。确定课题前,应阅读大量文献,了解有关研究方向的历史和最新研究进展,吸取他人实践经验。医学科研选题要有充分的医学理论基础和依据,同时选题要科学、符合逻辑。立足于科学知识和科学事实的选题,是保证医学研究具有科学性的必然条件。

中医科研选题,应当坚持以中医药理论为指导思想,密切结合临床实际,充分运用现代科学方法,正确处理现代医学科学和发展中医药特色的关系,突出中医药的特色和优势,使中医整体观念、理法方药和辨证论治等特色得到传承和发扬。

中医学有其自身的科学内涵和学术结构,有其独特的思维方式、理论和方法,保证科研选题的科学性和先进性;以临床疗效为基础,将基础理论与临床研究相结合,以保证设计方案的实用性和可行性;以继承和发扬提高中医学为目的,在继承基础上创新,以保证科研设计的创造性和前瞻性。

(二)创新性原则

科研选题必须先进、新颖。首先,要弄清楚此研究方向已取得的进展,明确科研的起点才能把继承和创新结合起来。创新是科研课题的灵魂,没有创新就没有科研的必要。理论性研究课题需建立新概念,提出新见解,对前人的研究有所发展或补充;应用性研究课题则需把基础性研究的成果转化为新技术、新发明,促使成果的实用化。

(三)实用性原则

科研选题应符合社会需求和科学理论的发展观,具有一定实用价值。社会需求是应用型或开发型研究范畴,科学理论发展需求属基础型研究。另外,实用性原则还应考虑理论与实践、基础与应用、理论研究与总结经验的关系。医学科研选题也要求从防治疾病、经济发展、医学理论的发展角度出发,选择具有实用性和应用前景的课题。

(四)可行性原则

科研选题必须与主客观条件相符,从研究内容到研究方法都要具有可行性,保证所进行的课题能按计划完成并取得预期成果。主观条件包括研究者的知识结构、研究经验以及科研思维能力;客观条件包括实验场地、实验仪器设备、经费支持和研究时间等。因此,选题时必须从研究者本身实际出发,结合现有水平和技术条件选择可以实现的课题。

三、医学科研课题来源

医学科研选题应立足学科,结合现代科学技术、方法,采用多层次、多角度、立体、综合的思路选题。常见的课题来源包括以下几个方面:

(一)医学理论与实践难题

(1)常见多发的疑难病,如恶性肿瘤、心脑血管病、糖尿病综合征等慢性病的防治。

(2)常见的老年病(如阿尔茨海默病等)以及老年保健、养生及抗衰老的研究。

(3)预防医学、环境医学、心理医学及康复医学的基础理论及应用研究。

(4)药物开发利用、剂型改良及质量控制等研究。这些问题的解决,能在一定程度提高人民群众的健康水平,推动医药事业发展。

(二)学科交叉点

基础理论与应用的结合及各学科的横向交叉渗透常产生新发现。如中医临床辨证为肾阳虚证的患者,西医诊断发现其大都有下丘脑-垂体-性腺轴功能低下的情况,故研究目的就是探讨肾阳虚证与机体下丘脑-垂体-性轴功能的关系,研究成果将为肾阳虚证的诊断提供客观的检查数据,同时也为现代医学诊断为下丘脑-垂体-性腺轴功能低下的患者提供了中医治疗方法。

(三)从临床实践出发选题

临床工作中经常会面临一些无法用现有的知识和技术给予解释的新问题,这也是选题的重要来源。例如蓝光照射疗法的发现,1958年英国护士在护理黄疸患儿时观察到睡在窗边的新生儿黄疸消退得快,医生科里莫敏锐地发觉这是一个很有价值的问题,后经潜心研究,发现自然光线中有一种能够使游离胆红素转化为结合胆红素的蓝光。

(四)从前人研究的基础出发选题

也就是在继承前人或他人实践经验和研究成果的基础上进行选题。一般来说,研究进展具有一定的规律性,分析前人的研究经验可发现创新性的研究思路,基于原有的课题开展更系统、深入的研究。此外,在他人研究中发现的阴性或相互矛盾的结果也是研究的可拓展之处,这些不确定因素也是科研人员选题灵感的一大来源。

第二节　医学科研假说

恩格斯指出："只要自然科学在思维着,它的发展形式就是假说。"科研假说作为科研立题的核心,发挥着指导科研的关键作用,但其正确与否,必然要通过科研实践来证实。医学科研应先有其假说,后才有设计、调查、实验、临床观察等工作,后续工作是验证假说的根本途径。因此,建立假说是科研选题、设计的核心环节。

一、假说的概念与特征

假说是根据科学事实和科学原理,通过科学抽象和逻辑推理等科学思维方法,对所研究的自然现象及其规律提出的一种假定性推测和说明,是自然科学理论思维的一种重要形式。假说的构成要素包括前提、相关概念和论述,具体而言是以客观事实和科学理论为前提,对未知概念和规律进行推断的暂时性假设。建立假说是医学科学研究的基本方法,也是发展科学理论的一种途径。科研假说具有科学性和推测性的基本特征,而不是毫无根据的臆断。

(一)科学性

假说是在观察事实和研读文献的基础上,以一定的确实可靠的关于研究对象的事实材料为基础,经过科学逻辑的判断和推理而形成的。正是由于假说立足于既有的科学知识和科学事实,这是假说产生的前提条件,即假说的科学性。

(二)推测性

假说的基本思想和主要论点,是根据不够完善的科学知识和不够充分的事实材料推想出来的,它还不是对研究对象的确切可靠的认识。假说是由已知到未知,再将未知转化为已知的过程。任何假设都是基于对外界各种现象的猜测,并不是确切可靠的认知,因而有待于进一步通过科学研究来检验或证实。

二、假说的形成方法与建立步骤

科研假说的形成应在客观事实前提下以科研思维作为基础,运用逻辑思维法方法,包括比较、分析、综合、概括、抽象、归纳、演绎等,逐步推理形成。常见思维方法有以下三种:

(一)比较分类法

比较法是确认认识对象间异同点的思维方法,分类法是根据认识对象的异同点将认识对象区分为不同类别的思维方法。比较与分类互为前提、互为因果。比较研究可进行空间比较、时间比较、同类比较及质与量的比较,进而揭示事物间的不同点。分类法是在比较的基础上,将事物分为不同的类别。

(二)分析综合法

分析是将整体分解成多个局部成分或将复杂事物分解为简单要素、把动态事物先按静态事物进行研究,以便于认识和理解的方法。而综合往往需要将复杂的线变为易于分析的点,并重新将众多的结果综合为线,这个综合过程是对复杂事物现象的规律性做出的合理解释,综合与分析是相反的思维过程。分析的方法可以用定性分析、定量分析、结构分析和层次分析等。综合的方法包括概念综合、模型综合、原理综合等。

(三)归纳演绎法

归纳法是由个别事实到一般原理或结论的思维方法,演绎法则是由一般原理推出个别认识或结论的思维方式。归纳法又分为求同法、求异法、剩余法、共变法及类比法等手段。其中,求同法亦称"契合法"或"唯一契合法",是对研究的对象,寻找在不同的场合中出现的一个共同的情况的方法。例如,在 19 世纪,人们还不知道为什么某些人的甲状腺会肿大,后来人们对甲状腺肿大盛行的地区进行调查和比较时发现,这些地区的人口、气候、风俗等状况各不相同,但有一个共同的情况,即土壤和水流中缺碘,居民的食物和饮水也缺碘。由此得出结论:缺碘是引起甲状腺肿大的原因。此外,通过归纳得出的规律和理论的必然性需要应用演绎加以论证,演绎源于归纳。

三、假说的检验与发展

假说的验证过程通常以假说为前提,逻辑性地提出一些可以直接加以验证的推论,该推论被证伪则假说就被推翻,推论被证实则假说得到一定程度的支持。假说的验证过程就是不断地对原来的假说进行修正,将已被证伪的内容删除掉,将新发现的内容加以补充,从而一步一步接近真理。

科学假说检验的唯一标准是以事实为依据。特别是当科研假说与研究结果发生矛盾时,应当对科研假说进行修正或放弃。研究者应保持细心、谨慎和求实作风,谨慎检验科研假说中哪些符合事实,哪些不符合事实,以正确判定科研假说的适用范围和可能存在的局限性,并及时修订科学假说,以便科研假说的进一步检验完善。

四、假说的作用

(一)科学假说是形成和发展科学理论的必经途径

科学假说并非科学认识的目的,而是人们认识自然界事物本质和规律常用的理论思维方法和手段。科学理论发展的历史就是假说的形成、发展和假说之间的竞争、更迭的历史。科学假说是人们将认识从已知推向未知,进而变未知为已知的必不可少的思维方法,是科学发展的一种重要形式。

(二)假说是发挥思维能动性的有效方式

科学研究是一种目的性很强的探索活动,且不可避免地具有很大的盲目性,科学假说的提出与应用可以增强科学研究活动的自觉性,进而减少盲目性,是提高科学研究探索效率的一种行之有效的方法。

(三)提出科学假说可以通过科学争论促进学术繁荣

任何一种客观事实和规律,都可以从不同角度,运用不同的科学方法进行研究,进而产生不同的科学假说。这些科学假说可以通过争论,使事实真理从不同侧面、不同深度得到充分地挖掘和探讨,从而为更高层次的统一理论铺平道路,使科学工作者突破固有思维模式的障碍,开阔视野,促进科学研究向纵深发展。

第十五章 医学科研设计的基本要素

科研设计是医学科学研究中的重要组成部分。完善科学的实验设计方案能够有效指导实验的顺利开展,合理安排实验观察内容,以较经济的人力、物力和时间获得相对准确可靠的结果。完善的科研设计要求我们明确科研设计中的基本要素,遵循随机、对照、重复、盲法和均衡等设计原则。其中,研究对象、处理因素和试验效应组成科研设计的"三要素",在任何一项实验中都包括这三个基本要素。这些要素一般都应反映在科研项目的题目中,如"观察某降压药物的降压效果",研究对象是高血压患者,降压药物为处理因素,试验效应指标是血压值。"三要素"在整个实验设计中的安排与处理是否科学、合理、完善,是科研设计中的关键问题。

第一节 处理因素

处理因素是指在医学科学研究中,有目的地作用于研究对象的因素,又称被试因素、研究因素或特异性影响因素,是根据不同的研究目的而给研究对象施加的各种干预措施。处理因素可以是研究对象本身相关的特征,如性别、年龄、职业、遗传、心理等内因,例如"性别和年龄与心肌梗死患者死亡的关系",性别和年龄就是处理因素;也可以是生物、化学、物理或地理等外因,生物因素如细菌、病毒、真菌和寄生虫等,化学因素如药物、毒物、有害化学品等,物理因素如高温、地热、噪声、辐射等,地理因素如碘缺乏、高氟、自然疫源地等。按是否可由研究者控制,则将处理因素分为自然存在和人为干预两大类。自然存在的处理因素是客观存在的,包括各种环境因素如气温、湿度、声音、社会环境等,体内因素如年龄、性别、健康状况、疾病等。人为干预的处理因素是指研究者从外部施加的,如治疗的药物、手术、检查、健康教育、心理咨询等。

处理因素又有数量因素和质量因素之分,所谓数量因素,就是因素水平的取值是定量的,如药物的剂量、药物作用的时间等,在实验中取哪些水平需要认真考虑,水平选取过于密集,实验次数就会增多,许多相邻的水平对结果的影响十分接近,不仅不利于研究目的的实现,而且将会浪费人力、物力和时间;反之,该因素的不同水平对结果的影响规律则不能真实地反映出来,易于得出错误的结论。在缺乏经验的前提下,应进行必要的预实验或借助他人的经验,选取较为合适的若干个水平。所谓质量因素,就是因素水平的取值是定性的,如药物的种类,处理方法的种类等,应结合实际情况和具体条件,选取质量因素的水平,不能不顾客观条件而盲目选取。一项科学研究中必须选择和明确合适可行的处理因素。

一、处理因素的选择

处理因素的选择与确定对研究结果的意义至关重要。选择什么作为处理因素,取决于实验目的。如研究某种疫苗对某病的预防保健作用,该疫苗是被试因素;研究某种降压药对高血压病的降压效果,此药为处理因素;研究吸烟与肺癌是否有联系,作为危险因素的烟草与吸烟的历史、数量应为处理因素。在选择处理因素时,研究者容易犯的错误是抓不住实验中的主要处理因素,选择过多或过少的处理因素,因此研究者应在研究设计前,先充分查阅文献,了解所研究领域的研究基础和相关信息,再根据研究目的的需要,以及人力、物力及时间的实施可行性,选定合适的主要处理因素。

科研中必须明确处理因素与混杂因素。所谓混杂因素,是指非有意作用于研究对象身上,而在研究中可能起干扰作用的因素,或称非处理因素。由于混杂因素往往干扰研究结果,产生混杂效应,影响处理因素产生效应的对比和分析,因此,在科研设计时要结合具体研究注意区分处理因素和混杂因素,并设法控制混杂因素,消除干扰。如研究某种药物的疗效,该药起作用的固有成分为处理因素,而药物的形状、颜色、剂型、给药途径以及医务人员的服务态度等均可对疾病的疗效起影响,即为混杂因素。又如"维拉帕米对大鼠肺动脉内,皮细胞黄嘌呤氧化酶活性的影响"研究,维拉帕米是处理因素,但是细胞数量、细胞外钙离子浓度、氧分压、次黄嘌呤含量、pH、温度等作为混杂因素均可影响黄嘌呤氧化酶的活性,因此实验组与对照组除处理因素不同以外,所有这些混杂因素都应当保持齐同。科研设计三原则(对照、随机、重复)就是为了消除混杂因素的影响,使处理因素的特异性作用显现出来。

二、处理因素的数目与水平的选择

处理因素作用于研究对象引起的效应与处理因素的数目和水平有关。在科研中,处理因素数目和水平的选择,取决于实验目的。一般来说,一项科研的处理因素不宜过多或过少。过多的处理因素容易导致实验分组和研究对象数量的增多,实验误差难以控制,而过少的处理因素则使得研究工作缺乏足够的深度和广度。

例如研究某种新药的疗效:设计为一种处理因素,即新药治疗(实验组)与传统治疗(对照组),这种单个处理因素设计目标明确,简单易行,但由于处理因素过于单一,所能观察到的结果和说明的问题较少,影响研究的深度和广度,使结论受到一定的限制。如果设计为两种处理因素,即新药治疗组、新药加传统治疗组和传统治疗对照组,这样不仅能明确新药的疗效,而且又能看出新药加传统治疗是否有协同作用,有效扩大了实验结果的信息量。但如果处理因素过多,不仅使科研设计复杂化和工作量负担大,而且可能对研究结果造成影响和对结果分析带来一定的困难。处理因素也不宜过强,处理因素过强可能引起损害或中毒,过弱则不可能观察到应有的效应。例如观察一个新的药物效应,必须确定剂量—效应关系的存在;如果没有剂量—效应关系,那么这是一种非特异性作用。在最小有效量与最大安全量范围内,研究目的不同,使用剂量也应有所不同。例如:进行药效筛选实验,希望不要漏掉有效药物,那么应选择最大安全量,通常采用半数致死量的1/10左右。若研究药效的影响因素,则应采用半数有效量,因为在这个水平药效曲线的斜率最大,如某因素对药效有影响,则可明显地反映出来。假如进行毒性实验(如烹调油烟毒性实验),则应选择超过最大安全量的不同剂量,以分别找出半数致死量与最小致死量。但若进行两种药物的药效比较实验,则两者均应采用多个不同剂量,以便对两个药物的剂量—效应曲线进行较全面的分析。

处理因素的水平即一个处理因素有程度、剂量、方法、时间、空间、性质等方面的不同。如观察静脉注射葡萄糖对动脉血压的影响,可取三个因素,即葡萄糖的浓度、温度和注射速度。

每个因素各取三个水平,即三种浓度、三种温度和三种注射速度。这种多因素多水平实验,则要用拉丁方设计。否则,实验次数与工作量将大大增多。依照处理因素与水平的数目,可产生四种不同类型组合,实际也就是四类不同的实验。研究人员应根据自身实验目的设计合理的实验方案。

1.单因素单水平

这是科研中常见的实验类型。如"夏枯草提出物对原发性高血压患者降压作用的观察"就属单因素单水平实验。优点:这类实验的条件较易控制,相对简单易行。缺点:结果信息量小,试验效率较低,所能说明的问题较少,若有多个因素待试时则进度太慢。

2.单因素多水平

这属于单因素多群组的实验。如比较同一刺激不同强度的反应,比较不同剂量药物对某病的疗效观察,属于这类实验。特别是珍贵药物、毒性较大的药物或新药剂量的最佳选择,往往需要采用这类实验。如"不同分子量肝素对大鼠内毒素血症的疗效比较",便属于这类实验。

3.多因素单水平

此种设计方案通常用于比较不同药物、不同疗法、不同复方、同一复方中的不同单味中药、同一单味中药中不同有效成分的疗效,或者比较不同因素在某一疾病中的作用。如中西医结合研究中,比较中药与西药联合的疗效,就属于这类实验。

4.多因素多水平

事物之间的联系是复杂的,生物效应更是如此。在许多情况下,应当考虑多个因素联合作用。在多因素联合作用中,到底哪个或哪几个因素是主要的? 哪个或哪几个因素是次要的?它们彼此之间有无交互作用? 回答这些问题,就应当采用多因素多水平实验。例如研究酶学实验的最佳反应条件、探索联合用药方案、研究中药复方等,多因素、多水平便是常用的实验类型。当然,随着处理因素数目和水平的增多,必然导致实验分组及研究对象数量的增多,进而可能导致实验误差难以控制,因此研究人员必须根据研究目的进行合理设计,此时一般设计往往难以达到要求,应该考虑特殊设计,如拉丁方设计、正交设计、均匀设计等。

在医学研究中,通常会考虑多种处理因素以得到更丰富的信息和更客观全面的实验结果。但同时,研究中所涉及的诸多结果中往往存在复杂的联系和影响。几种因素联合使作用增强,称为协同作用,反之使作用减弱则称之为拮抗作用。例如,为研究药物联合针灸治疗类风湿性关节炎的疗效,设立了单独接受药物组(布洛芬片+氨甲蝶呤片)或针灸组作为对照,证实联合治疗组的疗效优于其中任一单独治疗的疗效。由此可见,在多因素实验中,每个处理因素单独作用时可能对实验结果产生一定影响,但多种处理因素联合作用时,其结果不一定是各个处理因素的简单叠加,而应考虑各处理因素间是否存在复杂的交互作用。

三、处理因素的标准化

处理因素的标准化就是保证处理因素在整个研究过程中保持一致和稳定,按照同一标准进行。处理因素本身特征如给药剂量、刺激强度、频率、数目与水平等的确定,在正式设计之前应提出初步思考,再通过科技查新、预备实验、综合分析,拟出科学、合理的设计方案,使处理因素在实验设计中得以准确全面地表述。处理因素一经确立,在整个研究过程中应保持一致和稳定,其性质、剂量、(药物)批号、剂型、加工方法(如煎煮的先后顺序、温度、时间,提纯方法等）；与给药途径（口服，皮下、肌肉、静脉注射，灌注），都应明确规定，施加方式、条件、时间应标准化和固定化。如观察一种药物的疗效，药物名称、性质、成分、使用剂量、疗程、生产厂家、药物批号、出厂日期以及保存条件等都应前后一致。

观察手术的效果，手术者的操作方法、步骤、熟练程度也应基本一致。如研究过程中使用药物剂量有改变、手术方法有改进等处理因素非标准化，所得结果不会相同，甚至会出现相反的结果，导致所得结果出现偏差，难以分析说明，甚至可能得出错误结论。因此，在设计时应制定出具体的措施和方法，保证处理因素标准化。

四、混杂因素的控制

在科研设计时，一般来说，确定处理因素较为容易。而充分估计到各种混杂因素是需要认真考虑的。如研究避孕药的动物实验，实验组与对照组各种条件都相似，设计合理，但两组效果还是无显著性差异。后经仔细检查发现是因为对照组动物饲养笼的位置很低、光线黑暗、通风不好等混杂因素，对实验结果产生了一定影响。又如研究减肥药，除药物作用外，诸如年龄、性别、饮食、职业、运动量、工作环境、心理因素等均可能影响减肥效果。因此，在确定处理因素后，还要充分估计到自然存在和人为干预的各种混杂因素，并在设计中加以消除。

对于混杂因素，一般可通过设立对照的方法加以控制。通过对照组的设立，使得实验组和对照组间除处理因素不同外，其他条件尽量一致，以此区别和控制混杂因素，排除混杂因素产生的效应，减少误差，确保处理因素效应的真实性和可比性。此外，不可借用之前的实验结果或其他资料作为本次实验的对照，各组实验必须同步进行。为此，只有准确预判可能的混杂因素，才能设计好实验对照，准确合理的实验对照可使组间的混杂因素影响互相相等或抵消，充分保证组间均衡可比，进而提高实验结果的真实性和可靠性。

第二节　研究对象

一般来说，在医药科研实验中，研究对象主要有人、动物、植物及微生物等，其次还有人或动物的材料。根据具体情况可以采用整体作为研究对象，即在完整的机体内进行实验（整体实验）；也可以采用器官、组织、细胞、亚细胞甚至分子作为研究对象，即体外实验（离体实验）或者先体内后体外的实验（半体内实验），究竟在什么层次上进行科研，必须服从于科学假说的需要。

一、研究对象的确定

研究对象的确定主要取决于实验的目的。如研究参考值（正常值）范围，应当选择健康人作为研究对象，通常需要在不同性别与年龄间分别选择较多的健康人或"相对健康者"（未患有影响该指标的疾病和未患有重要脏器疾病的人）。如果研究某种药物的疗效或某种诊断方法的优劣应选择患者作为研究对象。以人体、动物或药物作为研究对象时，应有明确的规定和要求，这在科研设计中应充分考虑。

(一)人

人体是医学研究中常选用的对象。人体实验研究是在基础理论研究和动物实验后与临床应用前的中间环节,是医学科研的重要手段。以人体为研究对象时,实验设计首先须符合并通过生物医学研究机构的伦理审查。在设计过程中,应考虑个人条件如种族、性别、年龄、嗜好、生活习惯、居住地区的外环境和其社会因素如职业、居住条件、家庭情况、心理状况等。

如果是选择患者为研究对象时,筛选合格的病例是人体观察的重要环节之一,其中要考虑患者的病种、病型、病期、病程、病情、诊断方法和诊断标准等。最基本的要求是正确诊断、正确分期及正确判断病情等。无论选择正常人或患者为研究对象,都应注意"纳入和排除"的标准。如研究慢性气管炎时,纳入标准为每年连续咳嗽两个月,连续两年或两年以上者;或者连续咳嗽三个月以上者为慢性气管炎患者;排除标准应是肺结核、支气管扩张等其他原因引起的长期咳嗽患者。

(二)实验动物

在医学科研实验中进行动物实验是一项重要的方法,它对生命科学研究不可或缺,已逐渐成为许多学科发展的基础,推动了诸多领域取得突破性进展。常用的实验动物有:小鼠、大鼠、豚鼠、兔、狗、鱼、蛙、猴、猫、鸡等。实验动物的选择涉及经费开支、研究方法、研究结果及实验成败,更关系到课题的科学性与可靠性,因此研究者须阅读大量相关文献,了解实验动物学知识,以便正确选择实验动物种类。

一般来说,须选择与人的功能、代谢及疾病特点相似的动物,利用实验动物与人类某些相近的特性,通过动物实验对人类疾病的发生、发展及规律进行推断和探索。选择近似人体反应的高等动物作为研究对象,其研究结果的实际意义好,但这并不是一条通用的规律。实验中还应根据实验目的和设计要求,结合动物的习性、解剖学、生理学及病理学特点等,参考已有的经验和资料,合理地选择动物种类。

另外,同一种类的动物其不同个体之间对某一处理因素的反应也有差别。因此,还要注意动物个体包括年龄、性别、体重、营养和健康状况等的选择。性别的选择,有些实验雌雄均可;但有些实验对性别有特殊要求,只能选择雌性或雄性,如子宫内膜异位症模型的动物只能选择雌性动物。为了排除由于性别的不同对实验产生的影响,最好选用同一性别动物或每组动物雌雄各半。年龄和体重的选择,一般来说,年幼动物比成年动物较为敏感,应根据研究任务的不同来选择适龄的动物。如诱导免疫耐受,一般选择胎鼠或幼鼠,而开展老年医学研究,则通常须选代谢和功能反应接近老年的老龄动物。对于健康状况的选择,实验动物必须是健康的。判断标准是:发育正常,体形丰满,四肢长短与活动匀称自如,被毛浓密有光泽,运动迅速而有力,食欲良好等。为了确保动物真正健康,应该检查眼睛、鼻腔、外耳内有无分泌物,皮肤有无损伤、脓疡、湿疹,消化道有无呕吐、腹泻,神经系统有无震颤、麻痹现象。必要时做一些有关化验检查,多次测体温、量体重,尽量排除潜伏性疾患。

(三)样品或药物

用样品或药物作为研究对象时,要注意品种、批号、有效期、用量等因素的影响。用离体器官、活体组织、分泌物、体液等作为研究对象时,应考虑取材条件、部位、新鲜程度和保存、培养情况等。以细胞作为研究对象是近现代医学科研中广泛应用的重要生物技术,通过细胞实验有利于观察细胞周期、细胞分裂、细胞增殖与分化、细胞凋亡与坏死、细胞间相互作用、细胞迁移及其相关信号通路调控机制等细胞生物学行为,从而更精确了解生物体的生长、发育、分化、繁殖、运动、遗传、变异和衰老等基本生命现象。

值得注意的是,尽管原代细胞与人或动物的反应特性相似,但依然难以精确模拟体内环境,难以真实反映机体的整体调节,且来自不同个体的细胞间也有较大差异,随着培养时间的变化其反应也不够稳定。传代细胞的反应较稳定,但其反应与人或整体动物的反应有一定区别,且不同细胞株的特点也各不相同。研究者须熟练掌握细胞生物学知识,根据实验目的选择合适的细胞作为研究对象。

二、研究对象的条件

作为研究对象,必须同时满足两个基本条件:必须对处理因素敏感;对处理因素反应比较稳定。因此,在观察新药的临床疗效试验中,应当选择中等程度中青年患者,只有这样才能显示有效率高低的差别。如降压药的研究对象若选轻度高血压患者,他们对药敏感,但患者本身血压波动较大,反应并不稳定;如选重度高血压患者反应虽可能稳定,但对药物不敏感;而中度高血压患者大多能满足这两个基本要求。故观察药物的降压效应,宜选中度高血压患者作为研究对象。其次,研究对象必须具有可能性,不仅易于取样,安全性好,而且应当以有利于患者诊治为原则。

存在以下情况之一者,不宜作为一般临床科研的研究对象:

(1)存在影响反应结果的并发症。

(2)危重状态。

(3)多种疗法无效。

(4)机体反应性和(或)致病因素与一般病例不同。

(5)不能配合者。

但是若专门研究并发症、危重症或顽固性(难治性)病症,则理所当然地应以这类患者作为研究对象。动物的选择应有针对性地注意种类、品系、年龄(月龄)、性别、体重和营养状况等。为保证实验效应的精确性,某些动物的生活环境也要严格要求。例如,动物实验时,要求受试动物均为同种属、同性别、同体重、同窝者,因为这些条件可能影响实验结果,必须控制一致。

三、研究对象的纯化

所谓研究对象的纯化,即应考虑研究对象构成的均匀性,减少个体差异,提高样本的同质性。首先,研究对象的具体指标应是明确的,且不受其他因素的影响。如在临床科研中,要求研究对象的症状、体征、辅助检查结果具有典型性与代表性。其次,疾病病史明确(尤其是传染性疾病),符合流行病学规律(如某病的潜伏期、隐性感染,预防接种史等)。第三,疾病诊断与病情分级的标准务必按照有关规定,且表现具有典型性,非典型的特殊病例不宜作为受试对象,因为特殊病例提示机体或致病因素与一般病例存在差异。第四,研究对象要有可靠的依从性,中途不可间断。故研究对象的病情一般应是中等的,若因病情过重,死亡率很高,不易反映处理因素的疗效;若病情过轻,稍加处理即可痊愈,难以区分不同被试因素的优劣。因此,只有通过对病情中等病例得到肯定结论后,才会扩大观察轻、中、重三类不同病情患者。

四、研究对象的依从性

研究对象的依从性是指他们按预定计划接受处理因素的合作程度。在医学科研中,尤其是在临床科研中,患者由于其心理、社会、经济等多方面的原因而可能出现忘记服药、中途退出实验或换组等不依从的表现,从而干扰实验计划的完成。因此,提高研究对象的依从性是十分重要的。良好的医风医德,细致认真地工作态度,充分关心体贴受试患者,做好患者的思想工作,使患者建立对医务人员的充分信任与依赖的心理状态,可明显地提高患者(研究对象)的依从性;控制实验时间不要过长,实验程序不能太过繁琐,也可提高患者(研究对象)的依从性。依从性是相对的,绝对的依从只有在麻醉动物实验中才能见到。在实验设计时,应制定一旦出现不依从情况的补救措施。

第三节　试验效应

处理因素作用于研究对象所产生的相应效应或反应,即为试验效应。试验效应通过具体检测的效应指标来体现,也被称为反应指标或研究指标。一项科学研究的结果就是从这种反应即效应指标中显现出来。因此,合理的效应指标是实验设计科学性的体现,是实验结果准确性、特异性和客观性的体现,是保证科研获得成功的又一重要条件。效应指标与科研课题是一致的,如研究肺的功能,即应采用能反应肺功能的效应指标;研究心脏的功能,即应采用能反应心功能的效应指标。

一、效应指标的分类

效应指标按其主客观性质可分为定量指标(量反应)和定性指标(质反应)两大类。定量指标是指可以用各种仪器测量的客观指标,如血压、心率、血糖、血气分析、呼吸动力学指标、肌肉收缩程度、各种蛋白质和核酸的测量等。随着医学仪器及计算机技术的发展,这类指标逐渐增多。这些指标能在数量上反映变化特点,较为客观、准确、精确,统计学分析的效率较高,应当尽可能多用,这类指标的数据也称为计量数据。定性指标是指指标的数值不能以定量的方法获得,仅能根据某种反应出现与否作为指标,如症状的有与无、生存与死亡、治愈与未愈、有效与无效、呕吐、惊厥等。这类指标只能反映某些性质的变化,难以判断反应的程度,这类指标的数据称为计数资料。在科研中,定量与定性指标之间有时可相互转换,以满足不同统计分析方法的要求。

另有一类客观存在但以主观形式表达的指标,如形态学上对各种复杂病理形态变化的程度和用于某些精神神经症状的评价,如疼痛、愉快、兴奋、忧愁、焦虑、抑郁、痴呆、疼痛等感觉指标,这些指标可以通过受试者的主诉记录下来。

效应指标按其变量性质可分为计量指标、计数指标和等级指标三大类。计量指标指实际测量得到数值,有度量衡的单位,又可分为连续型(血压值,血糖值等)和离散型(红细胞计数、单位面积内细菌菌落的个数)两种。计数指标是按照研究目的将资料分类并计数所得到的指标,常用能反映效应的指标有发病率、死亡率、治愈率、阴性率、缓解率、复发率、毒副作用等。

等级指标没有具体数量,也没有量纲,但可区分程度或严重性的类指标,严格讲仍属于定性指标,如制定疗效的痊愈、显效、好转、无效;检验结果(-)、(+)、(++)、(+++)等。

效应指标按最终分析指标可分为绝对效应和相对效应两大类。如发病率属于绝对指标,而发病率比则属于相对指标。

二、效应指标的选定

效应指标的选择,根据实验内容和目的合理确定所选指标的多少和种类。效应指标可以是一个也可以是多个指标,选用多少指标、选用哪些指标会根据研究所涉及的专业知识、研究基础、仪器设备条件、所投入的工作量及经费情况等综合考虑。此外,许多效应只采用单一指标检测来判断结果容易导致其可信度不足,因此往往采取两种或多种指标联合验证。选择效应用指标时应注意以下几个问题:

(一)客观性

客观性即效应指标应是客观存在的,可以通过一定的方法测量或记录,可以用客观方法测量与记录,如体温、血压、心率、心电图、血细胞计数等都是客观存在的指标。另一类属于客观存在的主观指标,如疼痛、愉快、兴奋、忧愁等感觉指标,这些可以通过受试者的主诉记录下来。主观指标易受心理状态与暗示程度的影响,并且感觉器官的感受往往由于背景条件与对比诱导可发生较大的差异,因此,在科研中应尽量少用。倘若一项课题的全部结果都只是主观指标,那么,它的可靠性就值得怀疑。当然,有些主观指标,可采取多人分别观察、盲法(可防止偏见)判定,而后采用加权平均值法,以减轻主观因素的影响。因此,在医学科研中主要应选择客观指标,但必要时也可正确地选用合适的主观指标。

(二)特异性

特异性即指标的排他性。所选效应指标能准确地反映处理因素的作用效果,不易受混杂因素的干扰,确实代表所研究的现象。如研究高血压的疗效,血压作为效应指标很特异,而头痛、头昏不能作为主要指标,因为不够特异。又如研究钩端螺旋体病,体温作为诊断指标不够特异,因为很多疾病都有体温变化,而用血液细菌学培养与血清凝溶实验就很有特异性。

(三)关联性

关联性指所选用的指标必须与所研究的目的具有本质性联系,能够确切地反映处理因素的效应。指标的选择可通过查阅文献资料或理论推导来确定,也可通过预备实验或用标准阳性对照来验证。所选指标是否符合关联性的要求,往往反映科研工作者的专业知识与技术水平。

(四)精确性

精确性包括指标的精密度与准确度的双重含义。准确度是指观察值与标准值(真值)的接近程度,也就是说,准确度是测定正确性的量度。精密度是指重复观察时观察值与其平均值的接近程度,平时强调实验结果的可重复性,就是在相同条件多次取样测定结果的精密度。评价效应指标,主要看准确度,准确度差则不可取,如精密度差,则容易影响准确度。在设计时应首选既准确而又精密的方法,精确性的选择受测量仪器和方法的影响,有赖于预实验加以确定。

(五)可能性

可能性是指效应指标在技术上有可能做得到。在选择效应指标时,除考虑客观性、特异性、合理性、灵敏性及精确性之外,还要考虑在技术上容易掌握、经过努力能够办得到的指标。如一些需要高科技和设备的指标,在选择时就要考虑是否能获得所需的设备和技术。

三、误差及其控制

在医学科研活动中,不可能对所有的实验对象进行观察或检查,只能通过抽样方法进行研究,由于研究对象的个体差异、内外因素的影响,样本的有限性,认识能力和目前观测技术的限制,以及一些假象的迷惑,可能会产生没有真实地反应事物变化的本质,即研究结果偏离了客观真实的情况。由任何原因造成的这种偏离都可称其为误差,误差虽然不可能消除,但如果把误差控制在一定的限度内,研究结果依然可以反映真实情况;如果研究者对这个问题不予考虑、不予控制,即使对这些资料作了统计处理,得出具有明显效果的结论,但由于误差的存在而经不起重复,终究会导致错误的结论。所以,研究者认识和掌握研究中的各种误差的性质、来源、规律以及控制误差的方法,将对科研工作有着非常重要的意义。

(一)定义

误差,泛指测量值与真值之差。在医学研究中,由于多种原因,使得研究结果和真实情况往往有一定差异,有时甚至得出错误结论,就是由于误差而造成的。误差就其来源和性质的不同可归纳为两类,一类是随机误差,另一类是系统误差。误差虽然是不可避免的,但在医学研究中应尽量减少这两种误差的出现,以提高研究结果的真实性。

(二)随机误差

随机误差,是一类不恒定的、随机变化的误差,可由多种尚无法控制的因素引起。如可以是测量方法本身的随机变异,也可以是被测定的生物现象的随机变异以及抽样过程中产生的抽样误差。随机误差虽是不可避免的,但可以通过对测量仪器的选择、统计技术的应用等加以控制或估计其大小。

随机误差没有固定的方向,一般总是在真值左右,主要来源于:

1.随机测量误差

是指在同样条件下,用同一方法,对同一研究对象的某项指标(如血清、尿等)重复进行测量,在极力控制或消除系统误差后,每次测量结果仍会存在出现差异的现象。随机测量误差是不可避免的,没有固定倾向,而是有高有低,所以也叫做偶然误差,受测量仪器的准确度与精密度和测定次数的影响,准确度与精密度高的仪器,随机测量误差小;当测定次数增多时,这种误差也可以相互抵消或减少。

2.抽样误差

医学研究不可能对总体中的每个个体都进行观察或测量,一方面是由于总体很大甚至是无限的,另一方面,即使总体有限,限于人力、物力、财力、时间等因素,不可能也没必要逐一研究,常通过从总体中随机抽取一定的样本,通过对样本中每个个体的观察或测量的结果来推论总体。由于生物间个体差异的存在,抽得的样本指标并不恰好等于总体指标,这种在抽样过程中所造成的样本指标与总体指标间的差异,称为抽样误差。虽然抽样误差也是不可避免的,但抽样误差是有规律可循的,可以通过统计学手段估算其大小或通过增加样本含量使其降低。

随机误差是不能消除的,但可以通过采取一些措施来控制或减少:

(1)选择符合要求的测量方法或工具。

（2）按统一的标准进行多次重复测量。

（3）改善研究设计和抽样方案。

（4）增加样本含量。

（5）统一调查的时间和/或被调查者的生理状态等。

（三）系统误差

系统误差，是指由各种已知或可控制的因素造成的研究结果或推论有倾向性地偏离真实值的误差。系统误差是医学研究中有可能克服、也应尽量努力去克服的误差，它可以产生在研究过程的任何一个阶段，常呈倾向性地偏大或偏小，多次重复测量及增加样本含量可以减少随机误差，但不能减少系统误差。

系统误差在医学研究中主要来源于以下几个方面：

1.人为因素

在医学研究中，参与研究的各类人员（包括调查者、实验操作者、数据录入者等）有意或无意间由于个人的原因而带来的误差。如操作者对滴定的终点颜色偏深或偏浅的确定；对仪器的指针位置的判断；血压测量时对收缩压柯氏音第Ⅰ时相、舒张压柯氏音第Ⅴ时相临界点的判断；实施调查时，调查员由于更希望得到阳性结果，而对病例组、暴露组、实验组给予的特别关注；调查对象对调查的问题由于个人原因回答不准确或给予欺骗性的回答；在数据录入阶段由于数据录入错误；实验或调查方法选择不当等。

2.测量因素

是指在研究指标测量时由于测量仪器或量具的不准确、试剂不纯、测量手段不标准、操作人员的技术不熟练等因素造成的误差。如使用未经校正的测量（或计量）仪器及容量器皿、未经标定的试剂；本应用分析纯却使用了化学纯的试剂等；进行血压测量时最好选择台式血压计，而电子血压计在袖带捆绑时，传感器的位置稍有偏差即会带来较大误差。此外，调查时所用问卷设计的科学性、记录的完整性、调查的方式、态度等也可产生数据信息的误差。

3.环境因素

包括测量环境和调查环境。医学研究中许多指标需进行测量，测量时对测量的环境有一定要求，如温度、湿度、风速等的要求，当与所要求差别较大时，将带来一定的误差；调查环境同样重要，如在进行老年人生活满意度调查时，儿女在场与不在场可能会出现不同的回答；又如，在进行男性公民吸烟情况调查时，其妻子在场与不在场也会给予不同的回答。

由于一种因素引起的系统误差，其大小、方向一般是固定的。在重复调查（测量）时，系统误差可以重复出现。因此，增加样本量和重复次数，不能减少系统误差。但如果采用统一标准，提高调查（测量）者的技术水平，以及加强工作责任感，系统误差是可以消除的。

（四）随机误差与系统误差的区别

随机误差和系统误差在误差的来源、对研究结果的影响、误差的控制等方面是不同的，随机误差来源于测量工具、个体间的变异以及不同抽样方法，其虽没有固定方向和固定大小，但可用统计学方法检验或量化。如可通过改善研究设计、增大样本含量、改善测量方法或工具来减少。系统误差常来自于对象选取、测量和统计学分析等的方法缺陷，有固定方向和固定大小，且大多数难以用统计学方法来检验和量化，只能根据相关专业知识来推测和判断。系统误差往往需要根据误差的来源以及对结果影响的规律,从优化研究设计,校正测量方法与工具,科学严谨的实施,合理的资料整理、分析、解释与发表等途径采取针对性的措施避免和控制。

如果一项研究随着样本量的增大,其误差明显减小,则此误差为随机误差;而不受样本含量的影响,无论样本含量是增还是减,依然存在的误差即是系统误差。如以测量血压为例说明随机误差与系统误差的关系,由技术熟练的医师进行某人群血压测量,用动脉内插管的方法得其平均血压为 80mmHg,此法虽然准确,但实际应用有困难;对同一人群再用台式血压计进行测量,得其平均血压为 90mmHg,两者之间的差即为系统误差,是由于使用的器械和测量方法的不同造成的;而无论是单用动脉内插管还是单用台式血压计测量的血压依然有差别,是由于个体血压瞬间的变化和测量中的偶然因素造成的,为随机误差。

(五)误差的控制

在医学科学研究中,从研究设计,试验实施到结果分析、解释的整个过程都可能出现不同程度的误差。因此,应在研究设计阶段分析可能会发生的误差及其原因,并在各个环节中可采取如下措施加以控制误差。

1.严格按随机化原则抽样和分组

采用随机化方法,使研究对象有均等的机会被抽取到样:本中及分配到各个处理组及对照组中,可以避免各种非处理因素对实验结果造成的影响。常用的随机抽样和分组方法包括单纯随机法和分层随机法。只有做到真正随机化才能达到预期的实验目的。

2.合理设置对照

通过对照组的设立,使得实验组和对照组间除处理因素不同外,其他条件尽量一致,以此区别和控制混杂因素,排除混杂因素产生的效应,减少误差,确保处理因素效应的真实性和可比性。对照有多种形式,如空白对照、标准对照、自身对照等,研究者可根据实验内容和目的合理设置对照。

3.保持组间均衡

组间均衡要求对照组除了与实验组接受的处理因素不同外,其他方面(如年龄、性别、病情类型、动物的体重、窝别等)应尽可能与试验组相同,这样各组所获实验结果才具有可比性,才能正确反应处理因素的作用,使结论具有说服力。

4.充分利用交叉的方法

交叉也是控制误差的方法。如在进行多人共同操作的试验中,研究者应交叉进行,如两人各操作实验组的一半和对照组的一半,避免由于个人操作的差异所致的实验误差。

5.实验结果的重复验证

在相同条件下进行多次研究或多次观察,可提高实验结果的可靠性和科学性。由于实验中误差不可避免,只有在同一实验条件下对同一观测指标进行多次重复测定,才能估计出误差的大小,结果分析才能更好反映客观事实。例如,测量血压时须反复测量数次,取平均值。

6.选择合适的样本含量

从理论上说,样本含量越大抽样误差越小,但也不是样本越大越好。当样本含量增加,不仅增加了实际工作中的困难,也增加了实验条件的控制难度,反而会增加了系统误差出现的可能性,甚至还会造成不必要的浪费。因此,有必要正确估计一个实验的最少观察例数,即样本含量的估计。

7.实验操作的标准化

在实施过程中,应对实验涉及的方法和流程规定具体要求,保证实验操作的标准化。如处理因素一经确立,应在整个研究过程中保持一致和稳定;在选择受试对象时,应规定严格的纳入、排除标准;试验效应指标的收集及处理流程、实验结果的分析和评价均应有具体规定,并在实验全过程中严格遵守,不能自行更改。

第十六章　医学科研设计的基本原则

　　科研设计是医学科研工作中极其重要的一步,合理的科研设计是科研工作顺利进行的有力保证。在实际科研工作中,处理因素容易受到其他混杂因素的影响(如年龄、性别等),导致效应指标无法真实、完整地呈现出来。对实验进行科学合理的设计,可使科研实验误差最小化。以较短的实验周期和较低的实验成本,得出科学的结论。一般实验设计需遵循随机、对照、均衡、重复和盲法原则,以保证研究结果的可靠性和重复性。

第一节　随机的原则

　　随机原则是医学实验的重要原则,是保证组间均衡可比的重要手段,应贯穿实验设计和实施的全过程。

一、定义与作用

　　随机是指通过随机方法使每一个受试对象有同等机会被抽取,并且有同等机会被分配到不同的组别。医学实验中的随机化原则主要包含三种含义,即随机抽样、随机分组和顺序随机。

　　随机抽样用来保证样本的代表性,使实验结果具有普遍推广性;随机分组可以获得有均衡性的实验组和对照组,提高组间可比性。

二、随机的方法

(一)随机抽样方法

1.单纯随机抽样

　　是指从总体全部研究对象中,利用随机方法(如随机数字)抽取部分个体构成样本,也称简单随机抽样,是其他各种抽样方法的基础。

2.整群抽样

　　是先将总体分成若干个互不交叉、互不重复的群,然后以群为单位抽取样本的一种抽样方式。进行整群抽样时,要求各群都有较好的代表性。整群抽样的抽样误差一般大于单纯随机抽样,故需增加50%左右的样本量。

3.系统抽样

　　又称等距抽样,是把总体观察单位按一定顺序分为若干个部分,从第一个部分随机抽取固定位次的观察单位,再从每一部分中抽取相同位次的观察单位,全部抽取观察单位组成样本。

4.分层抽样

　　是按总体人口学特征(如年龄、性别)或影响观察值变异较大的某种特征(如病情、病程)将观察单位分成若干层,不同层采用一定的抽样方法、独立进行抽样后组成样本。

(二)随机分组方法

1.完全随机化分组

利用抽签、掷币、随机化数字表等方法直接将样本随机分配到各个实验组,完全随机化是随机分组方法的基础。应用随机数字表分组基本步骤如下:

(1)编号:将 N 个单位从 1 到 N 进行编号。

(2)获取随机数字:从随机数字表中任意一个数字开始,按同一方向获取每个实验单位的随机数字。

(3)求余数:随机数字除以组数求得余数,整除则余数取组数。

(4)确定组别:按余数分组。

(5)调整:例如共有 n 例待调整,需要从中抽取 1 例,则续查 1 位随机数,除以 n 后得到的余数作为所抽单位的序号(若整除则余数为 n)。

2.区组随机化分组区

组随机化也称为配伍组设计,是配对设计的扩大。它是先将受试对象组成配伍组或区组,然后每个区组内受试对象随机分配到各处理组,每组分别给予不同处理方式,比较组间及组内效应的差异。区组随机属于两因素设计,不仅能观察处理因素间的差异,也能评价区组间差异对实验效应的影响。

3.分层随机化分组

将研究对象按某些特征如年龄、性别等分成若干层,在不同的层中随机地将实验对象分配到实验组和对照组,以提高组间可比性。

方法:

(1)根据研究对象的某个非处理因素对样本进行分层。

(2)各层进行随机分组,分别合并成为各处理组。

第二节 对照的原则

没有比较就没有鉴别,任何事物间的差异都是比较出来的,比较的基准就是对照。

一、定义与作用

对照是指研究过程中,设定可供比较的组别。设置对照是控制混杂因素的重要手段,可以平衡非处理因素在实验中的影响,通过与对照组的比较能够准确地评价处理因素的效应。

当处理因素作用于个体时,由于各种混杂因素的影响,产生的实验效应往往较为复杂,不能直接、准确反映实验结果。个体的生物学差异如年龄、性别、职业等因素会导致同一疾病在不同个体的表现不一。除生物属性外,人还具有一定的社会属性,所以当研究对象是人时,其产生的效应可能更具复杂性。例如,霍桑效应是指研究对象因成为研究中受关注的目标,而改变行为的一种倾向,其改变与处理因素无关。当患者偏爱中医药的治疗时,则中医药治疗往往更有效果。此外,安慰剂效应、疾病的自愈倾向等因素都会影响最终观察到的实验效应。鉴于上述问题，为避免偏倚，必须设立对照。

医学研究中设立对照的意义主要包括以下几个方面：

(1)科学地评定药物疗效或干预措施效果的有无及效果的优劣。

(2)排除非研究因素对疗效的影响。

(3)确定治疗的毒副反应。

(4)控制各种混杂因素，消除和减少误差。

二、对照的分类

(一)空白对照

即对照组不施加任何措施。例如观察乙肝疫苗的预防效果，实验组接种该疫苗，对照组不施加任何干预，即空白对照。临床实验中，设置空白对照有时会违背医学伦理原则，不建议采用此种对照方式。

(二)安慰剂对照

是指使用外形、颜色、大小等与实验组相似的药物干预对照组。安慰剂对照可以避免实验设计者和研究对象的心理因素所引起的偏倚，其在临床研究中常用于无有效药物治疗的疾病。

(三)实验对照

是指对照组采用空白对照，但要对照组的操作与实验组一致。例如评价板蓝根预防学生流感的效果，试验组服用该药，同时每天对教室进行紫外灯消毒；对照组不吃该药，但仍需每天对教室进行紫外灯消毒。

(四)标准对照

是采用目前公认有效的常规治疗手段做对照组。标准对照是临床试验中最常见的一种对照形式，可在不违背医学伦理学原则的前提下，最大限度控制混杂因素对实验效应的影响。

(五)自身对照

是指对照和实验在同一受试对象身上实施。如用某药物治疗高血压，可以选择一组新发高血压患者，进行用药前、后血压测量值的比较，从而说明药物降压效果。自身前后对照设计简单，但不适用于有自愈倾向的疾病。

(六)历史对照

是指用过去研究的结果做对照。一般是指适用于非处理因素影响较小的少数疾病。

第三节　盲法的原则

盲法原则主要应用于临床试验，为降低主观因素对实验结果的影响，尽量避免参与人员知道具体分组和治疗情况。

一、定义与作用

盲法是指研究者(包括试验设计者、操作者、疗效测量者等)和研究对象(正常人、患者及其家属)的一方或多方均不知道研究分组的情况，也不知道接受的是试验措施还是对照措施。在科研工作中,上述人员不知分组,可对提出的假说做出可靠的、无偏倚的论证。

二、盲法的分类

根据设盲对象的不同,盲法可分为单盲、双盲、三盲和非盲法(开放性试验)。

(一)单盲

只有研究对象不知道研究的分组情况,其他人员均知道分组情况。该设计可避免研究对象的主观偏倚,同时方法简单,易操作,且研究者可对治疗过程中可能发生的意外问题及时处理,保障研究对象安全。但是试验设计者、实施者的主观偏倚仍然存在。

(二)双盲

指研究对象和试验实施者不了解分组情况,只有试验设计者和统计分析人员知晓分组情况。其优点是避免了研究对象和试验实施者的主观偏倚,但当研究对象出现严重的不良反应或治疗意外时,很难及时停止试验,给予准确处理措施。

(三)三盲

试验研究对象、试验实施者、统计分析人员都不了解分组情况,只有试验设计者知晓分组情况。一般新药临床试验要求采用此法。

(四)开放性实验

试验研究对象、试验实施者、统计分析人员都了解分组情况。该方法评价试验效应须有客观评价指标。适用于无法实施盲法的试验,如外科手术治疗、行为疗法等。

第四节　重复的原则

为了保证研究样本中所获取的信息和研究结论能外推至具有同一性质的其他患者,要求研究样本应具有相应的总体代表性且样本量要足够大。重复原则是保证科研成果可靠性的重要措施之一。

一、定义与作用

重复是指为提高科研的科学性,相同条件下进行多次研究或多次观察。重复包括三个角度:整个试验的重复;用多个研究对象进行重复;对同一研究对象的重复测量。一般说来,整个试验的重复可用来说明试验的可靠性,而后两种重复要求样本量要充足。

二、决定重复样本数的因素

重复并非越多越好,太多的样本量会导致伦理学和经济问题,还增加了非随机误差。重复样本数主要与以下几个因素有关:

(1)实验/试验设计类型。

(2)主要变量的性质。

(3)检验统计量、Ⅰ型和Ⅱ型错误等。

第五节 均衡的原则

均衡原则可以更好地避免偏性,减少误差,提高实验的精准性。各组间均衡性越好研究结果的真实可信程度就越高。

一、定义与作用

均衡指对照组除处理因素与实验组不同外,其他非处理因素(如年龄、性别、动物体重等)应尽可能与实验组相同。均衡的作用是使得各组间具有可比性。

二、基本方法

在医学研究中,随机化分组的目的是实现"组间均衡"。随机分组后,组间动物的种系、性别、年龄、体重等特征原则上可以达到一致。此外,实验组与对照组所使用的仪器设备、药品、给药途径、给药时间等其他因素也应保持一致,才能有效减少实验误差。例如,实验组动物每天上午 7 时灌胃给药,对照组实验动物应在同时间、地点以相同方式给药等。

参考文献

[1]宋丽娜.现代临床各科疾病护理[M].北京:中国纺织出版社,2022.

[2]翟丽丽,李虹,张晓琴.现代护理学理论与临床实践[M].北京:中国纺织出版社,2022.

[3]栾彬,李艳,李楠,等.现代护理临床实践[M].哈尔滨:黑龙江科学技术出版社,2022.

[4]章芯霞.现代临床常见疾病护理[M]北京:中国纺织出版社,2021.

[5]赵云,等.现代护理学精要[M].西安:陕西科学技术出版社,2021.

[6]胡荣.现代儿科护理学精粹[M].西安:陕西科学技术出版社,2021.

[7]苗雨丹,苗玲.外科护理学[M].北京:人民卫生出版社,2021.

[8]周晓丹.现代临床护理与护理管理[M].北京:科学技术文献出版社,2021.

[9]徐明明.现代护理管理与临床护理实践[M].北京:科学技术文献出版社,2021.

[10]胡三莲,高远.实用骨科护理[M].上海:上海科学技术出版社,2022.

[11]徐贝贝,刘怡,毛素芳,等.新编临床常见病护理[M]青岛:中国海洋大学出版社,2021.

[12]叶冬青.医学科研方法第2版[M].合肥:安徽大学出版社,2021.

[13]吴骋,贺佳,郑加麟.医学科研设计与统计分析[M].北京:中国统计出版社,2020.